U0134007

求真学堂

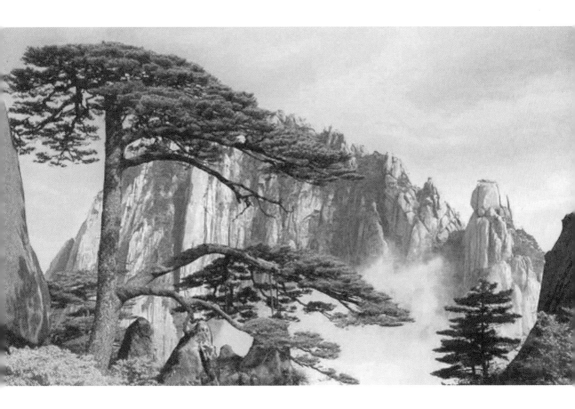

新安医海摆渡人

方咏涛 五十年临证实录

方瑞英 主编

李 哲 方元勋 副主编

全国百佳图书出版单位

中国中医药出版社

·北 京·

图书在版编目（CIP）数据

新安医海摆渡人：方咏涛五十年临证实录 / 方瑞英
主编；李哲，方元勋副主编 . —北京：中国中医药
出版社，2023.12
（求真学堂）
ISBN 978-7-5132-8315-1

Ⅰ.①新… Ⅱ.①方… ②李… ③方… Ⅲ.①中医
临床—经验—中国—现代 Ⅳ.① R249.7

中国国家版本馆 CIP 数据核字（2023）第 135311 号

中国中医药出版社出版

北京经济技术开发区科创十三街 31 号院二区 8 号楼
邮政编码 100176
传真 010-64405721
山东临沂新华印刷物流集团有限责任公司印刷
各地新华书店经销

开本 710×1000 1/16 印张 15 彩插 1.75 字数 308 千字
2023 年 12 月第 1 版 2023 年 12 月第 1 次印刷
书号 ISBN 978-7-5132-8315-1

定价 108.00 元
网址 www.cptcm.com

服务热线 010-64405510
购书热线 010-89535836
维权打假 010-64405753

微信服务号 zgzyycbs
微商城网址 https://kdt.im/LIdUGr
官方微博 http://e.weibo.com/cptcm
天猫旗舰店网址 https://zgzyycbs.tmall.com

如有印装质量问题请与本社出版部联系（010-64405510）

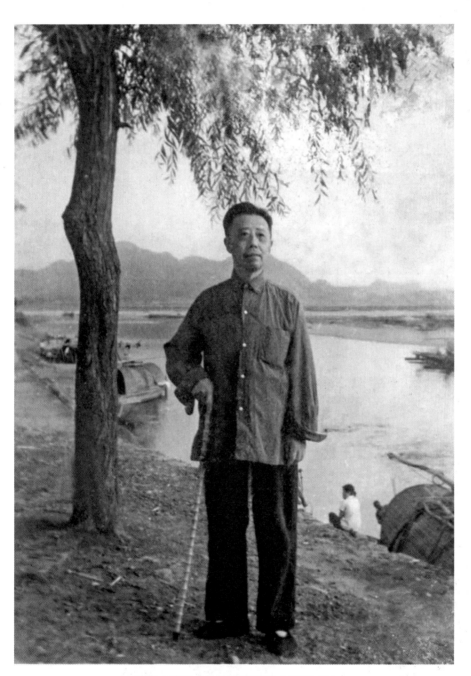

晚年方咏涛先生在新安江畔（1973 年）

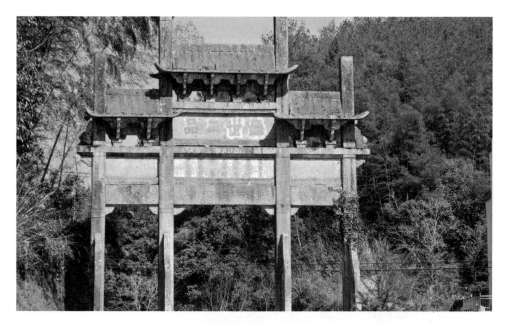

方氏家族三世二品牌坊

方咏涛先祖方良曙任云南布政史府尹，万历八年（1580年）建三世二品坊，位于忠堂村村口。

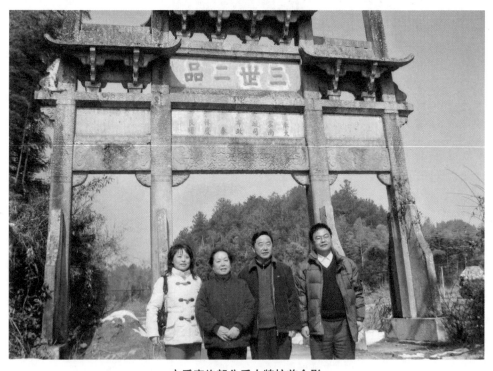

方氏家族部分后人牌坊前合影

左1方咏涛孙女方向群（ICU主任医师），左2方咏涛媳刘学华（内科主任医师），右2方咏涛独子方元勋（儿科主任医师），右1方咏涛孙方向宏（高级工程师）。

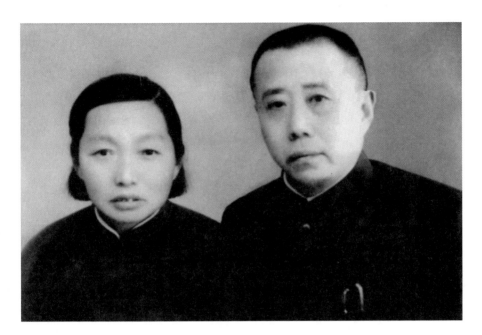

方咏涛先生夫妇

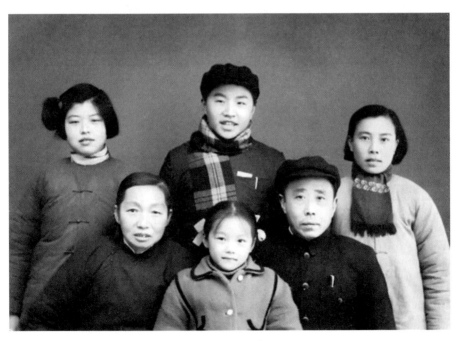

方咏涛先生全家福

前排：左1方咏涛夫人程懿范，左2孙女方向明，右1方咏涛先生。

后排：左1方咏涛先生次女方瑾英，左2独子方元勋，右1长女方瑞英。

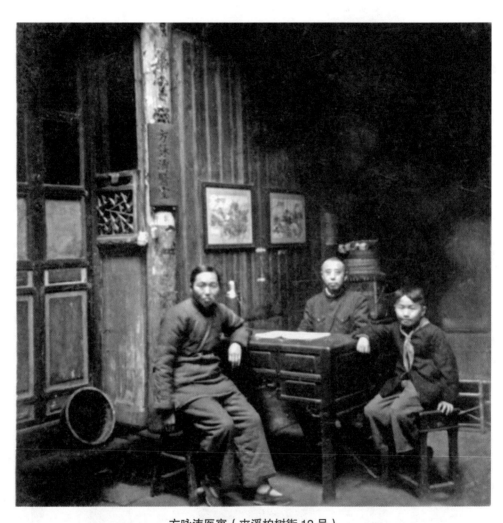

方咏涛医寓（屯溪柏树街 12 号）

左 1 方咏涛先生夫人程懿范，左 2 方咏涛先生，右 1 独子方元勋。

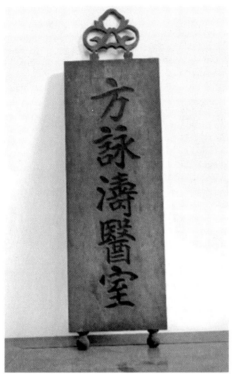

方咏涛医室（屯溪柏树街 12 号）牌匾

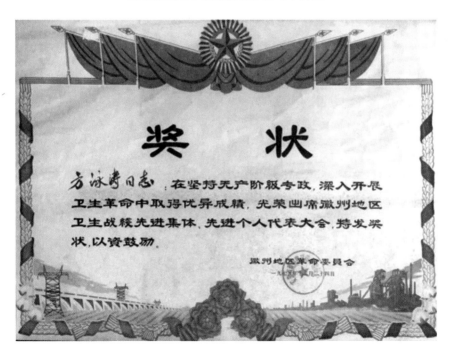

徽州地区颁发奖状（1975 年）

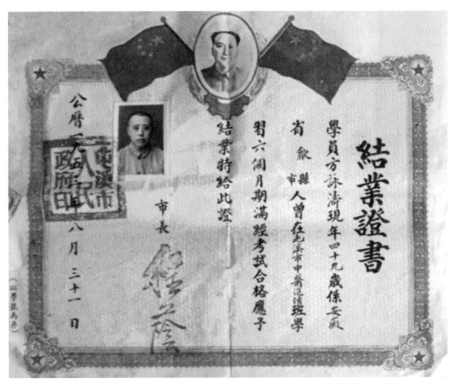

屯溪市人民政府颁发的进修结业证书（1953 年）

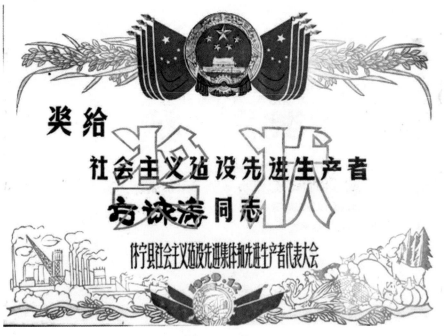

休宁县颁发的进修结业证书

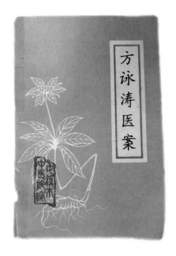
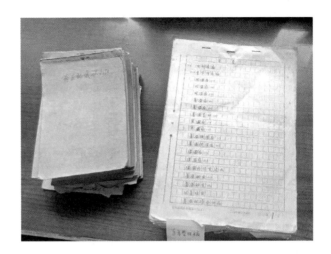

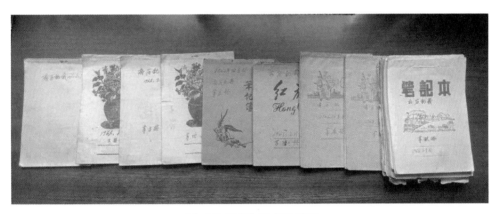

《方咏涛医案》及部分手稿

　　《方咏涛医案》由安徽省屯溪市中医医院牵头整理，方咏涛先生仔细审阅修改，于1976年院内刊印。后二图为部分医案手稿。

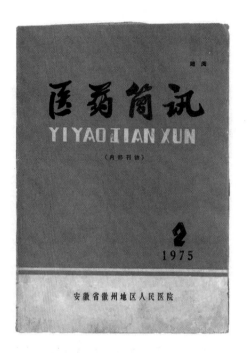

《医药简讯》详刊方咏涛"妊娠合并积块黄疸"验案

　　本书收录的"妊娠合并积块、黄疸"一案，住院诊为晚期妊娠合并肝癌，西医治疗效果不佳，中医门诊十次，服药近百剂而愈，生一男孩，随访健康状况良好，正常参加农业生产。当时发表在安徽省徽州地区人民医院《医药简讯》（1975 年第 2期）上。

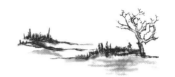

方咏涛简介

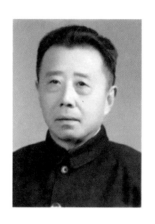

　　方咏涛（1903—1979），安徽徽州忠堂人，生前系黄山市中医医院中医内、妇科医师，是该院主要创始人之一。方氏家族从清光绪始世代行医，深受百姓爱戴，同称方乾九、方建光、方咏涛为"忠堂先生"。方咏涛犹擅内、妇、儿科，名闻徽州及开化、淳安、婺源等县，被选为地方县、市人民代表，历任当地人大常委会委员、农工党安徽省委候补委员、徽州地区中医药学会副理事长。

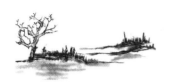

编者简介

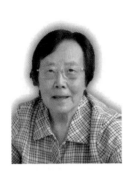

方瑞英（1931—2022），方咏涛长女，教授，享受国务院政府特殊津贴，曾任浙江医科大学药学系主任、药理教研室主任、中国医学科学院浙江分院药物研究所所长，兼任浙江省药学会副理事长，《现代应用药学》杂志副主编。科研成果"草药肌松剂八角枫的药理与临床研究"获卫生部及浙江省科委优秀科研成果奖；国家级新药"十一酸睾酮"及其注射液收入《中华人民共和国药典》；催乳药麦当乳通颗粒获国家优秀专利奖，至今畅销海内外。

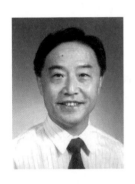

方元勋（1944—），方咏涛之子，儿科主任医师，历任多届安徽省儿科学会、医学遗传学会、优生优育协会常委，黄山市医学会儿科专业委员会首任主委；曾任中国优生优育协会儿童发育专业委员会副主委、省医学遗传学会顾问。曾获安徽省科技进步三等奖、黄山市科技进步二等奖、中国优生优育协会特别贡献奖、中共安徽省委组织部优秀共产党员。从医逾半世纪，体恤病家疾苦，对儿科疑难危重症诊治具有较丰富的临床经验。

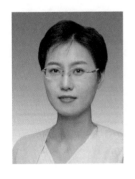

李哲（1990—），安徽黄山人，北京中医药大学硕士，黄山市中医医院医生，从事临床工作之余兼研中医药文化学、新安医学文化进校园等课题，多次获得省市级奖励。持续走进黄山市多所小学为师生讲授《走进中医药文化》系列课程，致力于新安医学的传承与弘扬。

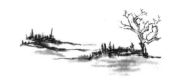

内容简介

　　本书是新安医家、皖南名医方咏涛先生中医临床五十余年的诊疗总结，共分内、妇、儿、外、五官科等五部分，其中不乏急危重症，共收录了 217 则病案，集中体现了方咏涛先生在临床诊疗上的经验和特点。

　　本书初稿由方老先生晚年抱病撰写完成，1976 年院内刊印。此次由其子女及后学整理完善，并在文中对作者常用的特色药物、煎服法、方言等做了简要说明。彩页部分展示了方咏涛先生及家族的部分影像资料，书末附多篇亲朋挚友的怀念文章，从不同视角为读者呈现了更为完整、立体、鲜活的方咏涛先生。

《新安医海摆渡人：方咏涛五十年临证实录》编委会

主　编　方瑞英

副主编　李　哲　方元勋

编　委　方瑾英　方瑞英　方元勋　李　哲　刘学华

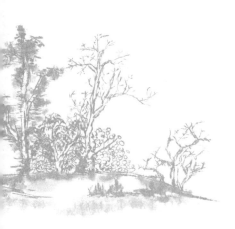

张 序

方咏涛先生源出新安歙县忠堂方氏一脉，其叔父方乾九先生是近代著名新安医家。方咏涛先生师从叔父，得其亲炙，功底深厚，强于临证，是远近闻名的徽州名医。

歙县也是我的家族——"张一贴"的故乡。这里钟灵毓秀，人杰地灵，孕育出了博大的新安医学。如果问我如何看待新安医学的过去、现在和将来，我想用父亲说的四句话来概括，那就是：源于新安，本于临床，立足国学，走向科学。

源于新安：新安，即古徽州，这是一个曾被誉为"东南邹鲁"的地域，孕育出了辉煌灿烂的徽州文化：徽派建筑、程朱理学、江戴朴学、徽剧、徽菜、徽墨……新安医学也是其一部分，是浓墨重彩的一笔。在这片土地上诞生的新安医学，拥有著作多、名医多、高度高等特点，在中医历史上有着极高的地位。

本于临床：临证是医家的根本，也是新安医学最有活力的核心精髓。我的父母从十几岁就开始行医，躬身于临床70余年，因此我认为一切学术思想和学术经验最终都要落地临床。新安医学要发展，就要加强包括学术思想、医案在内的新安医籍的整理，做好对其精华的挖掘传承，对临床经验加以整理，灵活运用。

立足国学：这里的国学就是中华优秀传统文化，尤其是新安医学背后的徽州文化。新安医学是徽文化的重要组成部分，徽文化是中国三大地域显学之一。这些优秀的传统文化孕育了中医思维，是中医的核心价值所在，守住这些传统文化，就是守住中医的思维。

走向科学：从中医发展的历史看，历代中医都吸收了当时最先进的科学技术，因此新安医学要与人文科学、社会科学和自然科学等现代科学相融合，不要排斥，只有融合了，新安医学才能更好地被理解和运用，才能谈创新。

"传承精华，守正创新"，是党和国家对于中医药未来发展方向的领航。以新安医学为例，"源于新安，本于临床，立足国学，走向科学"，则可以说是对这一航向更精准的解读与注脚。

　　对新安医学来说，发展是目的，传承和创新是手段。方咏涛先生的医案是一本临证大家的实录，朴实而有分量。相信在历代新安医家的精神鼓舞之下，在后起之秀的努力进取中，新安医学一定会迎来崭新的明天！

张其成

2023 年 6 月于北京六虚居

　　张其成，男，1958 年 10 月生人，安徽徽州歙县人，出生于国家级非物质文化遗产"张一贴"医学世家。北京大学哲学博士，北京中医药大学博士后。北京中医药大学国学院首任院长，现任北京中医药大学国学院教授、博士生导师，第十二届全国政协委员，第十三届全国政协委员，享受国务院政府特殊津贴。

杨　序

　　中医药学博大精深，是中华民族智慧的结晶，是世界传统医学的重要组成部分。新安医学根植于古徽州一府六县，是徽州劳动人民在征服大自然，在长期与疾病、瘟疫抗争中，积累的一种独具地域特色的医学。新安医学始于唐代，至明清进入全盛阶段。新安医家的经验传承不少是家族的，因而出现世传医家，为推动与发展中医学事业做出了巨大贡献。与我们潜口杨家一样，忠堂方氏中医也是歙县西乡著名医家，是新安医学的组成部分。

　　方咏涛先生为元勋世兄之父，比家父杨以阶先生长5岁，一个在忠堂村，一个在潜口镇，均属原来的歙县西乡岩寺区（现在为黄山市徽州区），同为世传中医，两人为十分要好的朋友。咏涛先生早年与其堂兄方建光先生一起，继承祖业，随叔父方乾九先生学医，到中华人民共和国成立初期已经有20多年的临床经验。咏涛先生带头加入屯溪联合诊所，家父则在潜口世居祖屋建立潜口联合诊所，20世纪50年代初，二老常有联系和学术交流。咏涛先生的堂兄方建光先生1956年到合肥，在安徽省立医院任中医科主任，家父则在1956年初调入歙县城里的血防站和县医院工作，并于1957年赴南京进修1年，1958年也来到合肥参与筹建安徽中医学院（现安徽中医药大学）。家父与建光先生同在省城，更多一份乡情。记得1959年夏天，我下乡劳动后突然高烧不退，还在省立医院中医科住院两周，建光先生医术精湛，其音容笑貌历历在目，印象深刻。

　　咏涛先生自幼天资聪颖，随其叔父方乾九先生习医，后至屯溪悬壶济世，成名较早。先生系黄山市中医医院著名中医，也是该院主要创始人之一。我虽然没有见过咏涛先生，但他的声名远扬，随同乡亲戚传到合肥和远在北京的我这里。

　　咏涛先生晚年抱病将其从事中医临床工作近50年的诊疗经验记录成册，涉及内、妇、儿、外、五官科等多个病种，其用药之精，疗效之佳，为新安医学留下了宝贵的财富。

　　我与元勋兄同乡、同庚、同行，都是西医儿科医生。我们交往有30年左右。从20世纪90年代起，不仅每次返徽必会相聚，学术会议上更是经常交流。我知道他曾任黄山市人民医院副院长，是徽州最著名的一位儿科专家，不少地方是我学习的榜样。从他的回忆录中得知，他在 20 世纪 70 年代还下乡到潜口，就住在我们祖屋的乡村医院中，为故乡人民做出过重要贡献。现近 80 岁高龄他仍奋斗在临床一线，求诊患儿络绎不绝，一号难求。更难能可贵的是，他在日常繁忙的诊疗工作中笔耕不辍，将其父咏涛先生的经验收集、整理和总结，不仅使方氏医学得以传承，也为新安医学做出了重要贡献。

咏涛先生医案的出版正当其时，相信这本书必能为当代中西医学的深度融合提供宝贵经验和精神滋养。

欣以为序！

杨永弘

2022 年 7 月于北京

杨永弘，男，1944 年生人，首都医科大学附属北京儿童医院教授，主任医师，博士研究生导师，曾任北京儿童医院副院长、微生物免疫研究室主任，北京市儿科研究所副所长、研究员。历任亚洲病原菌耐药监测网执委、亚洲儿科感染性疾病学会委员和世界儿科感染性疾病学会执委、首都医科大学学位委员会委员、中华儿科杂志常务副总编、中华儿科学会常委、中华儿科学会呼吸学组组长等职务。

王　序

我是安徽中医学院中医系首届毕业生（1965年），当年在校时，中医临床课程结束后进行了为期9个月的中医临床实习。1962年我便到家父（王樾亭）工作的医院随父实习，那时他身体已很差，但仍坚持每周两次查房，我紧随其后学习。直至春节前家父终于体力不支病倒了，叔父王任之（安徽省卫生厅副厅长兼中医研究所所长）、安徽省立医院中医科主任方建光（元勋兄的堂伯）先后来芜湖会诊，但终于不治，于1962年3月8日逝世。这以后我节哀完成实习返校，继续上完西医课。本该进行西医实习的，但那时可以自选，我便与屯溪的两位同学商定，再随老中医学习中医临床经验。1964年秋，我便到屯溪中医院，结识了方咏涛先生，并决定跟他临证实习。

跟随方咏涛先生实习，真是人生一桩幸事，他和我讲的是歙县话，一点也不疏远。那时他带有两位学徒，一位是姓胡的绩溪人，一位是他小女儿方瑾英。他立即就把记录处方的任务交给了我，处方前还有简单的按语，最后常有"廓清馀^①邪"这四个字，我听了都不用问，不会写错。

方先生幼时贫苦，跟着叔父方乾九先生抄方，当时还有堂兄方建光先生在前。那时是坐着还是站着抄，我忘记问了。因为家先父讲过，他们随祖父抄方时，是一直拿个讲义夹，上边搁着练习本用铅笔站着抄，同时抄方的有两位叶姓名人，后来就是任之叔和两位姑母了。他们抄的方子，也就为我留下了整理王仲奇医案的资料。我在屯溪时已开始王仲奇医案的整理工作，方先生曾到我住的房间去过，我也把王仲奇手写的医案借给先生看过，他带回家后还认真抄了下来。

方先生看病是很认真的，望、闻、问、切一丝不苟。他对病人讲的都是屯溪话，我也能听得懂，只有个别字句要用歙县话问一下才清楚。他还有一个瓶子装的是中药研成的药粉，当时如有急性胃痛的病人，面容痛苦，他诊查后就用勺子盛满，然后倒开水让病人先服下，可以起到解痛效果，这是我在别处未曾见到过的，可惜当时没有问是哪几味药了。

方先生的住处，那时已经从屯溪柏树街迁到后来叫的新安路新安巷里，路对

---

① 馀：即"余"的繁体字。

面靠江边是黄山旅馆，紧隔壁是屯溪京剧团。他家房子是一个不大的带阁楼的小三间，我去拜访过，也去吃过饭。方师娘个子较高，话语不多，总是笑嘻嘻的，是很和气的一位老人。"文革"时期我们毕业分配没有医院接收，当时要去徽州行署所在地屯溪问问情况，有一次就住在方先生家里。

1965年春，我和同学离开屯溪，去芜湖市中医院，先后在骨伤科、外科等实习，不久即被召回校参加"四清"运动。

后来听说方先生退休，到杭州大女儿方瑞英那里，整理了一本《方咏涛医案》，医院内部印行，书成以后送我一本，并有题记。50年过去了，元勋兄后来虽没有跟父亲学中医，而是做了西医儿科医生，但仍不忘记整理出版父亲的医案，这也是传承光大父亲的事业，同时为当代中医药发展贡献了力量。

我的父辈及祖上都是在20岁不到就行医了，学中医一般三年就够，在实践中继续学习和前进，心有所悟，三个指头下很有功夫。中医跟西医还是有不同的，今后的中医怎么发展？新安医学怎么传承？我作为第一代中医学院本科毕业生，一直在思考中。

谨以此为序！

王宏毅

2022年8月于北京

王宏毅，男，1939年生人，中医主任医师，从事中医临床工作40多年。先后在绩溪县人民医院、安徽中医学院、黄山市新安医学研究所、黄山市中医医院、黄山市人民医院从事中医临床工作。继承王氏医学的学术和经验，擅长中医治疗常见病、多发病、疑难病的诊治及中医治疗肿瘤，疗效显著，享有声誉。参与编写《王仲奇医案》《王任之医案》《百年百名中医临床家丛书——王任之》等临床医著。

新安医海摆渡人

—— 家父方咏涛生平介绍

我的父亲方咏涛（1903—1979 年）出生于安徽省歙县西乡忠堂村（现属黄山市徽州区岩寺镇虹光村，为全省美丽乡村建设示范村）。这是个美丽的小山村，距离新安江仅二三里路。忠堂村人杰地灵，鸟语花香。历史上以明代廉吏方贵文、方良曙等著称于世；近代以方乾九、方建光、方咏涛等为代表的忠堂方氏新安医家名闻遐迩。

家父方咏涛出生于贫寒农家，7 岁入本村私塾，半耕半读 8 年。我祖父在江苏海门为当铺店员，秉承徽州人传统"前世不修，生在徽州，十三四岁，往外一丢"，父亲 15 岁便辍学，去了海门当铺当学徒 3 年，自感前途渺茫，加上我祖母患心脏病，忠堂家中无人照料，经祖父同意后，父亲回忠堂务农之余，师从我叔公方乾九学习中医（1920—1927 年）。在此期间，我祖父母先后过世。父亲患咳喘病，经叔公长期中医药治疗，终获痊愈。迫于生活压力，父亲于 1933 年 8 月经友人介绍，在我叔公、堂兄方建光的助力下，奔往屯溪，在柏树街 12 号开设了方咏涛医寓，悬壶济世。由于他医德高尚，医术精湛，体恤病家疾苦，很快名闻皖浙赣毗邻城乡。

抗战期间，屯溪尚未沦陷，沪浙苏敌占区的机关、学校、单位纷纷转移至屯溪，老百姓也来此避难，当时日寇飞机频频空袭山城，父亲以治病救人为己任，在黄口村开设临时诊所，接诊病人，空袭后又回到柏树街医寓应诊，人们称赞方咏涛为"烽火中的良医"。

1938 年 4 月，"一二·八"淞沪抗日第十九路军爱国将领戴戟（1895—1973 年，中华人民共和国成立后任安徽省副省长、省政协副主席）任皖南行署主任，团结开明绅士，积极发动民众，主张抗日，严厉禁毒缉毒。戴戟将军题书墨宝赠我父亲，曰"咏涛同志：大道之行，天下为公"。

中华人民共和国成立后，父亲拥护中国共产党的领导，拥护党的卫生工作方针政策，1951 年带头组建中医联合诊所、综合诊所，继则成为屯溪中医院主要创始人之一。他团结屯溪市中、西医医务工作者，积极参加卫生防疫工作，并为中医药防治地方病、流行病献计献策，屡屡被评为市、县先进工作者。1967年夏天，"文革"期间，中医院被迫停诊三四个月，父亲就在家接诊病人，挂号费、诊疗费一一登记在册。中医院复诊后，所收费用悉数交给医院，分毫不少，一时成为佳话。1949年后，父亲一直被选为屯溪市、休宁县人民代表，历任屯溪市及休宁县人大常委会委员、农工民主党安徽省委候补委员、徽州地区中医药学会副理事长。

在近半世纪的中医临床工作中，父亲勤于学习，善于钻研。1932年他独闯屯溪行医时，城区及周边乡村中医诊所林立，少说也有数十家，要能立住脚，生存下去，实非易事！据母亲回忆，那时父亲经常回忠堂，母亲说，你怎么能离开诊所呀！万一病人求诊，你不在，下回病人就不再找你了。父亲说，没有病人呀！几番来回后，父亲顿悟"开店容易守店难"之艰辛。两三年后，病人渐渐增多，有时遇上疑难杂症，他便把脉案、处方记下来，连夜徒步回忠堂，向叔公方乾九请教，次日一大早即赶回屯溪，其个中甘苦，父母常常述说给我听，使我受益终生。

父亲在联合诊所、综合诊所、中医院工作期间，下班后常去屯溪老街上的"同德仁""姚大生""老翼农"等老字号国药店，向老药工请教辨识中药材的知识。他让师傅们取出小药屉里的药材，闻闻、摸摸、看看药材是否正宗、地道，同名药材，取材部位不同，功效大不一样；他告诉配药柜员，一剂药中，时有某味药需要先煎或后下，要向病人交待清楚，也有的药要先杵碎另包，父亲有时还查看杵器里或另包的药杵碎没有。他常说，配方抓药与处方用药一样无小事，不能有半点马虎！

父亲诊余经常借阅病人的门诊病历、处方，抄录自己接诊的良效脉案处方，并参阅医籍文献写下心得，积累的临床验案多达数十册。在家人的帮助下，父亲晚年抱病整理完成近20万字的《方咏涛医案》，这在"文革"结束后的徽州乃至我省中医学界，引起不小的反响。他的妇科验案被选入中医药院校本科教材。其产妇缺乳、少乳验方，在我大姐方瑞英教授指导下，当时还是硕士研究生的何俏军（现为浙江大学药学院教授）等人的科研团队对催乳验方进行了现代化的药学分析研究，历经5年攻关，在2000年，麦当乳通颗粒顺利通过国家新药评审，2001年8月7日国家药品监督管理局颁发新药证书，批准生产，2003年被列入国家重点新产品计划，2006年1月获国家知识产权局优秀专利证书，并获浙江省科技进步奖二等奖。2020年7月人民卫生出版社第3版《新编国家中成药》再次收录麦当乳通颗粒。这些工作为新安名医验方走向国家级新安名药做了有益的探索。

《新安医海摆渡人：方咏涛五十年临证实录》由北京中医药大学李哲硕士在临床忙碌之余，将20世纪70年代屯溪市中医院院内印制的《方咏涛医案》进行重新录入并校对整理、修订，可读性、实用性冀能更好。

父亲常对儿女们说，他是个半耕半读私塾生，充其量是个小学文化水平。学医、行医后，自感先天不足，他更为勤奋努力，好学不倦，除了通读中医经典古籍外，还购买了许多西医临床书籍，并做读书笔记，学会了一些肌肉注射、皮内试验等西医的简单诊疗技术操作。

父亲成名较早，除了勤奋外，与他体恤病家疾苦、视病人为亲人有很大关系。病人至上的理念贯穿其一生，用今天的话来说，就是拥有众多"粉丝"。他经常诊余去病人家里随访，为担架抬来的病人熬粥、煎中药，上午远路的病人不看完不下班，下午来的远路病人，他下班后，还带病人去找便宜、干净的旅社。当年屯溪新安路上的"工农旅社"职工回忆道，方医师人真好！父亲还经常为病人去郊外采摘鲜药材，并送至病人家中，为病人垫付药费更是常有的事。

父亲为人正直，从不阿谀奉承，平时找他看病的人，无论是官员还是平民百姓，一律都得排队候诊。一次父亲拿着病历簿呼喊候诊病人："万立誉！"当病人坐到诊桌前，才知原来是地委书记，可见当年民风之淳朴。"文革"时期，中医院造反派威逼我父亲检举揭发老同事，父亲立马回应道：人家已遭罪了，我不能落井下石！严词拒绝，掷地有声。"文革"后期，《安徽日报》社驻地记者就发展中医药工作采访我父亲，他大声疾呼：中医学徒、中青年医生工资太低，生活都难以为继，谁会再学中医？

父亲终生忙碌于临床，出师学徒不多，比较起来，他更乐于带教西学中医生。父亲说，带教这些学生，可以互相学习，先后有近10名西医经过半年至一年临床随师学习，他们回到原工作岗位后，都将中西医结合发挥了很好的作用。

父亲爱好书画艺术，他常说：我自己字写得不怎么好，但希望儿女们把字写好。星期天、寒暑假，他就要求我们临帖，以致大姐耄耋之年还研墨练字，陶冶情操。当年她的板书在浙江医科大学常为学生称道，我的病历也因字迹工整、规范屡受医院好评，这与父亲的严格要求不无关系。父亲收藏有四五十幅名家书画，但不幸的是在"文革"中被毁于一旦。

父亲生活俭朴，终生不嗜烟酒，但乐善好施。1949年前，他是柏树战时义务小学、进修小学（现屯溪六小）董事会董事；屯溪育婴院收容有大批战乱孤儿，父亲都是免费为这些孩子看病。1949年后，他大到抗美援朝捐款购买战机，"大跃进"时期他捐献金、银、铜、锡器及钢铁；小到接济邻里、救急"借"款，多年下来，也不是个小数字。

　　父亲处方用药仔细认真，但却不识各种购粮、油、购物票证，每当离开屯溪时，母亲都要反复向父亲交待全国粮票、全省粮票，半斤、壹斤、伍斤券样式区别，不要把全国粮票在省内使用等。我父母十分重视儿女的家务劳动教育，我上初中时，即要求我从新安江里挑水家用，大水缸盛满一次要挑七担水。父亲在当铺做过学徒，要求我们收纳叠衣、叠被也要规范。父亲还有一手好针线活，缝补衣服、上袜底都会。父亲还会理发，家中备有理发工具，我小时候都是父亲为我理发，他也常为街坊邻居家孩子理发。父亲的这些良好习惯，我们都没有完全传承，深以为憾！

　　《新安医海摆渡人：方咏涛五十年临证实录》的附录部分，选录了亲友们怀念我父亲的文章，其中多数在报刊上发表过。《忠堂的老屋》作者韩加宁先生，系原黄山市人民医院工会主席；《仁医惠我一生》作者吴镇中是我表哥，原空军某研究所总工程师、所长，退役军人；《怀念我的舅舅》作者潘美英是我表妹，上海交通大学教授；《在外公身边的日子》作者方向明是我外甥女，医学博士。

　　感谢安徽歙县新安名医"张一帖"后人、国学大师张其成教授，安徽歙县新安名医潜口杨以阶大师长子、儿科大家、"中国儿科医师终身成就奖"获得者杨永弘教授以及安徽歙县新安名医、沪上名医王仲奇大师之孙、"王氏内科"正宗传承人王宏毅教授热情为本书作序，一并致谢！

方元勋

2023 年 6 月 6 日

前　言

　　新安地区是黄老哲学浸润深厚的文化沃土，出生成长于此，是我莫大的福气。2008 年我考入北京中医药大学，在此度过了难忘的 7 年学习时光。2021 年末回到家乡工作，翌年暮春时节受方爷爷（方咏涛先生之子）嘱托对《方咏涛医案》进行整理校对出版。

　　在古代，中医被称为"岐黄之术"。"黄"指华夏人文始祖轩辕黄帝，"岐"指岐伯。道教典籍记载轩辕黄帝晚年在徽州境内的黟（yī）山隐居，偕诸卿在此山采药炼丹，于光明顶得道羽化登仙。唐玄宗李隆基在天宝六年改黟山为黄山，这即是名闻天下、"归来不看岳"的黄山之名的由来。方咏涛先生便是一位出生成长、悬壶济世于此的新安医家。

　　先生晚年抱恙，在大女儿方瑞英的协助之下，将自己一生的学术思想与诊疗经验总结著成《方咏涛医案》，由屯溪市中医院（现黄山市中医医院）在 1976 年11 月作为院内资料少量印行，我拿到手里的初稿即是这个本子。作为后学、新时代中医药事业的接班人，在读到这本医案之时，我的内心异常喜悦，受到极大的鼓舞：书中记载了各科大量急危重症案例——就在我生活的这片土地上，老一辈中医人出色地完成了守护人民群众健康的使命。

　　秉承如实展现原貌的第一宗旨，本书校对整理的基本原则如下：

　　第一，我们只将书中明显的字词错误与缺漏进行修改和增补，未进行其他增删。

　　第二，院内资料本中记载的方老医案所使用的计量单位为"钱""分"，为方便读者对方老用药剂量有更为直观的了解，依据人民卫生出版社 2008 年 2 月第1 版《方剂学》中所阐述的传统剂量与现代剂量的换算方法，进行了统一换算。十六进制与公制计量单位换算率如下：1 市钱 = 3.125 克，1 市分 = 0.3125 克，取整，按照"1 市钱 = 3 克，1 市分 = 0.3 克"，对本医案剂量进行统一换算。

　　第三，本书中的部分药物名称保留了新安医家习惯性称呼而未按照《药典》做统一修改，比如方老将"佩兰"称作"省头草"等，皆如实向读者呈现历史情境的原貌。

第四，在方老医案中时而可见建国初期的一些西医常规检查结果，其表达方式与今天西医规范不尽相同，亦做保留，原样呈现。

综上四点，本医案从初始的院内资料本到今天呈现在大众面前的精装本，修订原则遵循"保留原貌，如实展现"的主旨，读者在阅读本医案之时，可看到、感受到彼时新安医家的日常风采。

此外，在附录部分选录方咏涛先生家族亲友纪念方老的文章，并在文前和书末展示了方老及家族的珍贵照片，以及部分医案的手稿，使本书内容更加丰富完整，为读者呈现出一位更加立体鲜活的方老。同时，我们有幸请到了张其成教授（新安医学"张一贴"传人、国学大家）、西医儿科泰斗杨永弘教授（新安医家杨以阶之子）、中医专家王宏毅主任（新安医家王仲奇之孙）为本书作序。方咏涛先生师从叔父歙县"忠堂先生"方乾九，其家族与"张一贴"家族、杨以阶一脉、王仲奇一脉皆源于徽州文化主要发祥地歙县，他们是近现代新安医学的主力军。

本书共记录方老临证 217 个病例，涉及内、妇、儿、外、五官等五大专科，集中体现了方咏涛先生的诊疗思路与用药特色，可总结为以下三大特点。

1. 重视使用鲜药

在收录的 217 个医案中，有 47 个使用了鲜药，占比约 22%。所涉鲜药品类有 12 种：鲜白茅根、鲜枇杷叶、鲜荷叶、鲜石斛、鲜梨、鲜竹叶心、鲜佩兰、鲜莱菔汁、鲜芦根、鲜马齿苋、鲜橘叶、鲜丝瓜叶。

金元四大家之一刘元素云："采其鲜者，其力足耳。"鲜药有药鲜、汁醇、气味纯正的特点，尤其是甘寒养阴之力优于干药，在治疗外感温病、发热性疾病、出血性疾病时有突出的效用。《肘后备急方》记载"青蒿一握，以水二升渍，绞取汁，尽服之"治疗疟疾，是经典的鲜药使用先例。

方咏涛先生所处的新安地区，属于长江以南，此地外感温病、热性疾病患病率较高，方老灵活运用鲜药，临证每多效验。

2. 内服与外治配合

在 217 个医案中，有 21 个采用了内服与外治并举的治疗方法，占比约 10%。外用方剂涉及"软肝散"等十几个种类，应用于内、外、妇、儿、五官各科。

同时方老提出，外治法、外用药并非每一个病种都适合使用，需要辨证论治合理应用。在"角膜翳膜"一案中，方老明确提出"此为内因之症（不宜外用药），治从养血明目退翳膜兼补肝肾自能获益"，可见方老的内服与外治法配合使用同样建立在审证求因的基础之上。

3. 注重食饮调护

方老处方用药尤为注重食饮调护，以两个方面为主：第一，慎腥忌口；第二，食纳增进，胜于补饵。

《素问·热论》云："病热少愈，食肉则复，多食则遗，此其禁也。"热病食复理论是中医学的独到思想，热性疾病痊愈阶段禁食腥肉为历代医家所注重。方老医案中有3例明确记载发病原因与啖食腥肉有关，另3例因未慎腥忌口导致病情反复。此外，在其他多个医案中，先生不厌其烦地提醒患者此一要点。

方老认为，"食纳增进，胜于补饵"，主张患者在疾病痊愈身体恢复的过程中，不必刻意进补，当邪气渐去、脾胃功能逐渐恢复之时，食纳增加即是最好的补养。这实际上暗合了食疗的思想，以食纳为补，胜于药补。

本书在整理、校对、出版的过程中得到诸多关心与帮助，尤其要感谢的是中国中医药出版社编辑宋雨辉女士，是她的耐心、细心、负责与热情使本书得以顺利出版！作为新时代中医药事业的传承人，我们在不同的岗位上，惺惺相惜，共同为弘扬优秀传统文化、为传承中医药略尽绵薄之力。希望本书的出版在无尽的未来能为更多像我们一样的青年中医事业工作者带来前贤长者的榜样力量，在前辈们慈祥庄敬的目光中充满信心地喜悦前行！

李　哲

2023 年 8 月于新安江畔

目　录

五、消化系统疾病

七、痹证

第二章　妇产科疾病

第三章　儿科疾病

第四章 外科及皮肤科疾病

第五章　五官科疾病

附　录

第一章

内科疾病

一、季节性疾病（温病）

　　温病为常见的季节性疾病，以农村患者为多，根据时令、气候及比较突出的症状可分为风温、春温、暑温、湿温、伏暑、秋燥、冬温等多种，但都有共性。诊治温病既要审时又要从症。审时，即根据时令气候可以辨明发病之外因，如发病在暑季必夹有湿；从症，即根据症状参照时令，首须辨明温邪之兼湿与否，以及湿重于热还是热重于湿，以为用药之差别。

　　一般而言，风温或春温、秋燥、冬温等多以温邪为主，邪从上受，常见身热、咳嗽等呼吸道感染症状。初起病在表，宜采用辛凉解表、退热清肺化痰法，但温病用药必须掌握症情变化，往往由于辛凉解表药过剂，或不慎口以致高热不退而出现舌赤、口干少津甚至神昏。此时为温病化燥逆传之征，须及时易以甘寒清燥、生津退热之剂，以防逆传心包。

　　暑温、湿温、伏暑常在夏秋季发病，伏暑也可发病于深秋或冬月。这类疾病既有热象又有湿象，暑温证多为热盛湿轻，治以辛凉解暑为主。夹湿者，舌淡、口不干，须伍以芳香化湿药物，如过早应用苦寒清热药物，反致湿热不能透达，热更难退，总之需审证施治。湿温包括寒湿证，病势缓，病程长，而难速愈。寒湿证为湿胜阳微，面容黧晦，舌淡白，不思饮，胸闷腹胀，寒热不退，在治疗上须用辛热疏达药物，否则湿不易化，可适时采用附片、桂枝等辛温散寒药，伍以芳香和中利湿之剂，使湿解热退。湿温证如热重于湿，则需适当应用清热与化湿法配伍治疗。有的病例由于治疗不当，也可出现湿未解而又化燥伤津，表现为舌赤少津，热不退，而面黧。这时亟须投以甘寒清热生津之剂为先，津渐回，热退之后尚需佐以祛湿药物，始能使湿解而病愈。伏暑的病势轻重与伏藏的时间长短有关，伏之愈久，郁邪愈深，发病愈重。可从症参照暑温、湿温治法。以下列举各季节温病的验案。

风温（一）

方某，男，57 岁，农民，1969 年 4 月 28 日初诊。

体温 39.8℃，温邪外袭，首先犯肺，引动宿咳，咳重痰多，寒热增高，身痛不已，汗少口干，面青。舌苔白腻，脉浮数。新感旧疾并发，体质素弱，慎防转剧，治以辛凉解表、化痰退热。

薄荷 2.4 克　杏仁 9 克（杵）　黄郁金 4.5 克　银柴胡 3 克

桑叶 4.5 克　陈皮 2.4 克　炒黄芩 3.6 克　旋覆花 4.5 克（包）

连翘 9 克　款冬花 6 克　法半夏 4.5 克　炙苏子 3.6 克

生桑枝 9 克

服二剂。

5 月 3 日二诊：体温 36.7℃，上方嘱服二剂，患者自服四剂，服药后得汗，邪从表解，寒热退清，身痛减轻。但咳嗽痰多，咽喉痛，舌苔黄腻。表邪已解，肺火尚盛，宿咳难除，治以清肺化痰润喉。

杏仁 9 克（杵）　元参 9 克　牡丹皮 4.5 克　桑叶 6 克

桔梗 4.5 克　炙款冬花 6 克　瓜蒌皮 6 克　炒黄芩 3.6 克

紫菀 3 克　旋覆花 6 克（包）　浙贝母 9 克　鲜白茅根 12 克

服三剂。

5 月 6 日三诊：服甘寒清肺化痰之剂，喉痛已止，咳嗽痰稠，舌苔中黄，稍有闭气[1]，食少神疲，新感已清，宿疾气管炎难速愈，再方宣肺化痰止咳续治，食物宜清淡。

杏仁 9 克（杵）　前胡 4.5 克　橘衣 2.4 克　桑叶 6 克

金沸草[2] 6 克（包）　牡丹皮 4.5 克　浙贝母 9 克　桔梗 4.5 克

海浮石 9 克　生谷芽 12 克　紫菀 4.5 克　蜜炙款冬花 9 克

鲜枇杷叶（去毛）2 片

服五剂。

按：患者原有慢性气管炎，今因外感温邪袭肺，咳嗽痰多，高热，身痛，少汗，舌苔白腻，面青缺氧，服辛凉解表化痰退热药味。嘱服两剂，患者认为药对症效果显，原方续服两剂，温热化燥，发现咽干喉痛，说明温病用药必须掌握症

---

[1]　闭气：徽州话"闭气"指呼吸不畅，气短胸闷。

[2]　金沸草：金沸草、旋覆花为同一植物不同部位，金沸草宣肺止咳降肺逆，新安歙县医家叶馨谷一脉及门生善用金沸草而不用旋覆花。方老医案二者皆用。

情变化。二诊参用甘寒清肺润喉药味，咽干喉痛得愈。三诊予止咳化痰法治慢性气管炎，续服 5 剂，共服 11 剂而愈。

风温（二）

章某，男，16 岁，农民，1973 年 2 月 6 日初诊。

体温 39℃，风温犯肺，因未慎荤，发热逐渐增高不退，咳嗽痰多，周身酸痛，神倦站立不得，面赤口干，舌苔黄燥，两脉弦数。症经五日，痰热交盛，温病化燥，势焰不轻，亟以辛凉解表、化痰退热治。

薄荷 1.8 克　桑叶 4.5 克　甘菊① 6 克　杏仁 9 克（杵）

前胡 4.5 克　银柴胡 3 克　炒黄芩 3.6 克　带心连翘② 9 克

款冬花 9 克　浙贝母 9 克　橘皮 2.4 克　金沸草 6 克（包）

鲜茅根 12 克

服二剂。

2 月 9 日二诊：体温 39.7℃，服药后咳痰转松爽，邪已外达，痰火尚炽。然体温增高不退，面赤，似有昏糊谵语状态。舌根黄前半干燥无津，脉细数。高热化燥伤津，肺津不能输布，有逆传膻中之变，亟以甘寒清肺、化痰生津退热续治。

黑元参 12 克　牡丹皮 4.5 克　甘菊 6 克　杏仁 6 克（杵）

炒黄芩 4.5 克　莲子心 4.5 克　银柴胡 3 克　带心连翘 9 克

浙贝母 9 克　天竺黄 6 克　瓜蒌皮 6 克　野茯神 9 克

鲜枇杷叶（去毛）2 片

服二剂。

2 月 10 日三诊：体温 36.6℃，服甘寒生津退热之剂，高热退清，神志清，稍有咳嗽，痰亦少，舌赤干燥少润，津液尚未恢复。病情稳定，药症适应，守原法再治。

黑元参 12 克　牡丹皮 4.5 克　甜杏 9 克（杵）　甘菊 6 克

天花粉 9 克　莲子心 4.5 克　野茯神 9 克　浙贝母 9 克

金扁斛 9 克　生冬瓜子 9 克　天竺黄 6 克　生谷芽 9 克

鲜枇杷叶（去毛）2 片

服三剂。

2 月 13 日四诊：热退清五天未反复，舌赤渐退，已有津液，口不干，微咳。

---

① 甘菊：即菊花，微甘、微辛，性微寒，故古医家有称呼为"甘菊"者。

② 带心连翘：连翘成熟开裂后连翘心有时会脱落，带心连翘一般即指尚未完全熟透的青翘。

唯左小腿麻木感，肺火有下降趋势，病情好转，守前法清润化痰，佐以舒筋通络续治。

黑元参 9 克　牡丹皮 4.5 克　甜杏 9 克（杵）　瓜蒌皮 9 克

怀牛膝 9 克　浙贝母 9 克　络石藤 9 克　伸筋草 9 克

天竺黄 6 克　野茯苓 9 克　生冬瓜子 9 克

服三剂。

2 月 16 日五诊：迭服甘寒生津清肺化痰之剂，肺火心热渐次消退，咳止，舌尖不红，食纳渐增，左小腿麻木依然。重病初愈，气血郁滞，辛温药味难投，再方养阴清肺佐以舒筋通络合治。

南沙参 9 克　牡丹皮 4.5 克　杭菊 6 克　瓜蒌皮 6 克

怀牛膝 9 克　川独活 4.5 克　伸筋草 9 克　络石藤 12 克

生冬瓜子 9 克　生桑枝 9 克　鲜茅根 12 克

服四剂。

2 月 21 日六诊：风温重症，高热化燥伤津，经连诊多次，化险为夷。津生痰化，能食。但肢软腿足麻木，再予清养肺阴活血通络巩固疗效。

南沙参 9 克　杭菊 6 克　瓜蒌皮 6 克　川牛膝 9 克

鸡血藤 12 克　伸筋草 9 克　宣木瓜 4.5 克　当归 4.5 克

络石藤 12 克　桑寄生 9 克　茯苓 9 克

服五剂。

按：本例为温邪入肺，症似西医肺炎，起病五日，高热化燥，症情严重。初诊以清肺化痰退热治，未能获效，体温继续增高，化燥伤津。二诊按原法增以甘寒清燥润肺生津退热药味，高热下降，神志得清，病获转机，因势利导，续予清养肺阴生津化痰之剂。六诊时根据重病初愈，体力未恢复，血虚肢麻等症，再予养血通络，仍少佐清养肺阴药味。连诊六次，守方不变，终获痊愈。

风温（三）

陶某，女，36 岁，1978 年 2 月 14 日初诊。

体温 39.6℃，风温入肺，肺失宣降，咳嗽痰稠难吐，高热少汗，口渴引饮，面赤，舌苔淡黄，脉弦数。值此春首，温病最易化燥逆传。仿桑菊饮疏风清热、宣肺止咳治。

薄荷 2.4 克　杏仁 9 克（杵）　桑叶 4.5 克　甘菊 9 克

橘皮 2.4 克　银柴胡 3 克　带心连翘 6 克　炒黄芩 4.5 克

浙贝母 9 克　旋覆花 6 克（包）　黄郁金 6 克　牡丹皮 2.4 克

朱茯神 9 克

服二剂。

2 月 16 日二诊：体温 36.8℃，上方一剂服后即退热，咳嗽吐绵痰[①]亦减少，能进薄粥，口干渴饮，舌淡不燥，症情已好转，守原法治。

杏仁 9 克（杵）　桑叶 6 克　橘皮 2.4 克　旋覆花 6 克（包）

款冬花 6 克　紫菀 4.5 克　银柴胡 3 克　炒黄芩 3 克

黄郁金 6 克　浙贝母 6 克　生桑枝 9 克　野茯苓 9 克

服三剂。

按：本例为风温犯肺，高热少汗，渴饮，面赤，咳嗽痰稠，病邪在表属上呼吸道感染。首诊采用疏风清热宣肺止咳化痰法治，仿桑菊饮加减处方，服药两剂身热即退，咳痰减少，症获好转。因温病往往热有反复，故二诊仍需续进清热化痰止咳药物，使温邪除而病愈。

暑温（一）

徐某，女，45 岁，农民，1968 年 8 月 18 日初诊。

体温 38.5℃，劳力之体，感冒引动暑邪，怯寒发热，周体酸痛，头疼，汗少，口干，舌黄腻，脉数。以解暑退热法治。

薄荷 2.4 克　淡豆豉 9 克　蔓荆子 4.5 克　甘菊 4.5 克

连翘 9 克　银柴胡 3.6 克　炒黄芩 3.6 克　橘皮 3 克

赤苓 9 克　生桑枝 9 克　羌活 4.5 克　独活 4.5 克

服二剂。

8 月 20 日二诊：汗泄之后，身热退清，肢体已不甚痛，食纳尚少，口干舌黄。暑热未清，再以清解利湿和络续治。

炒半夏曲 4.5 克　甘菊 4.5 克　生桑枝 9 克　炒谷芽 9 克

炒六曲 9 克　连翘 9 克　赤苓 9 克　车前子 4.5 克

佩兰叶 6 克　广皮[②] 2.4 克　川独活 4.5 克

服三剂。

按：本病辨证为热甚湿轻，首诊采用辛凉解暑。《素问·生气通天论》云："体若燔炭，汗出而散。"然因暑必夹湿，二诊时佐以和络祛湿药味，则可使湿热解除而获痊愈。

---

① 绵痰：即质地黏稠的痰。

② 广皮：广陈皮的简称，即广东陈皮。

暑温（二）

王某，男，34岁，农民，1973年6月27日初诊。

体温39.8℃，久雨多湿，野外操作，湿邪内蒸，外感引发，寒轻热重，周体酸痛，舌黄喉赤，脉数。汗少表未解，肺胃之火炽盛，以清宣解表退热治。

薄荷3克　淡豆豉9克　料豆衣①9克　甘菊4.5克

橘红2.4克　生桑枝9克　杏仁9克（杵）　连翘9克

银柴胡3克　炒黄芩3.6克　佩兰叶6克　赤芍9克

赤苓12克

服二剂。

6月30日二诊：体温37.2℃，身热大减，周体酸痛亦轻，但咳嗽痰稠，胁肋引痛，舌黄喉赤，暑邪夹湿证。再予清宣化痰利湿合治。

杏仁9克（杵）　桑叶4.5克　款冬花9克　浙贝母9克

牡丹皮4.5克　旋覆花6克（包）　瓜蒌皮6克　生桑枝9克

通草丝2.4克　桔梗4.5克　车前子6克　鲜茅根12克

服三剂。

7月3日三诊：体温36.8℃，咳痰转淡，喉赤退，周体不痛，食纳增，舌黄腻，暑必夹湿。前方既获效机，仍守原意出入。

杏仁9克（杵）　桑叶6克　旋覆花6克（包）　牡丹皮4.5克

全瓜蒌9克（杵）　钩藤9克（后下）　车前子6克　炒麦芽9克

紫菀4.5克　浙贝母9克　茯苓12克　鲜茅根12克

服三剂。

按：患者发病于梅雨季节，平时田野劳动感受雨湿，因外感而引发，由于热盛汗少，致使湿从燥化，根据高热症情，应以辛凉解表化痰渗湿合治，使热由表解，湿从下渗，服药两剂而热退。咳嗽痰稠等症状未愈，乃暑温犯肺，再予清肺化痰通络治，并佐以健胃增纳之剂，续服六剂而愈。

暑温袭肺（三）

陈某，男，13岁，1968年7月18日初诊。

体温38℃，暑温袭肺，肺热蕴蒸，咳嗽痰稠难吐，右胁肋引痛，汗多肌凉不温，内热，喉痛，症历周余。胸透示右肺下野有片状模糊阴影，曾服安乃近片，泄汗过多，阳失外护。舌苔黄糙，两脉细数。暑遏热郁之征，殊虑虚脱，予

---

① 料豆衣：豆科植物大豆的干燥成熟黑色种皮。性味甘、平，能养血平肝，除热止汗。

以清热化痰、固表止汗法治。

杏仁9克（杆）　桑叶4.5克　前胡4.5克　炒黄芩2.4克

连翘心9克　橘红1.5克　牡丹皮3克　旋覆花6克（包）

浮小麦12克　麻黄根2.4克　炙款冬花9克　瓜蒌皮4.5克

带皮芪9克　鲜茅根12克

服二剂。

7月20日二诊：体温37.1℃，热退汗止，肌凉转温，咳痰仍稠难吐，右胁肋引痛依然，喉干作痛，肺胃火仍盛，舌黄脉数。暑热化燥，灼耗津液，再予清热化痰生津法治。

杏仁9克（杆）　桑叶6克　前胡4.5克　炒黄芩4.5克

元参9克　牡丹皮3.6克　橘皮2.4克　蜜炙款冬花9克

旋覆花6克（包）　白前4.5克　生冬瓜子12克　瓜蒌皮6克

通草丝2.4克　浙贝母6克　茯苓12克

服二剂。

7月22日三诊：体温36.7℃，热退清，余症未减，体虚病久，暑热内蒸，肺火未息，仍守前法治。

杏仁9克（杆）　桑叶6克　前胡4.5克　元参9克

旋覆花6克（包）　牡丹皮3.6克　橘皮2.4克　丝瓜络9克

蜜炙款冬花6克　桔梗4.5克　紫菀4.5克　瓜蒌皮6克

川郁金4.5克　鲜茅根12克

服三剂。

7月25日四诊：迭进甘寒清肺化痰之剂，肺火下降，咳痰转清，右胁肋引痛亦止，食纳尚少，舌淡红，再投清肺热、化痰浊之剂。

杏仁9克（杆）　桑叶6克　甘菊4.5克　桔梗4.5克

旋覆花6克（包）　牡丹皮4.5克　马兜铃4.5克　浙贝母6克

蜜炙款冬花9克　橘皮2.4克　瓜蒌皮9克　元参9克

鲜茅根12克

服四剂。

按：患者发热、咳嗽痰稠、右胁肋引痛、喉痛等症，为暑温犯肺化燥所致，参照胸透，属肺炎症候，治宜甘寒清肺化痰。由于症历多日，屡服退热片汗泄过多，阳失外护，肌凉不温，故初诊要辨证明确，表虽解而肺胃二经热盛，不能认为是亡阳，所以急须固表止汗，以免虚脱；并予清肺化痰配合治疗，汗止肌温，续进甘寒清肺化痰之剂，肺火渐戢，而症却。四诊药剂服完胸透复查，右肺下野片状模糊阴影消失。

寒湿（一）

许某，女，53 岁，农民，1968 年 6 月 10 日初诊。

体温 38.2℃，雨湿内侵，发为寒热，因未慎荤，湿腻愈深，形倦，面容黯晦，腹胀便秘，尿赤，口不干，舌淡白，脉濡数。症历半月余，湿重于热，有蒸布白痦之势，治以温化消胀、利湿退热。

藿香 6 克　法半夏 4.5 克　川朴 4.5 克　砂仁 2.4 克（杵）

连翘 9 克　柴胡 4.5 克　淡附片① 3 克　川桂枝 2.4 克

炒枳壳 4.5 克　赤苓 9 克　炒六曲 12 克　陈皮 4.5 克

青皮 4.5 克　炒车前子 6 克

服三剂。

6 月 13 日二诊：体温 36.8℃，寒热退，仍感腹胀，食纳略增，面黯晦稍淡，湿邪有宣化之势，药症适应，守前法治。

制苍术 9 克　川朴 4.5 克　蔻仁 2.4 克（杵）　赤苓 9 克

炒车前子 6 克　陈皮 4.5 克　青皮 4.5 克　淡附片 3 克

川桂枝 2.4 克　佩兰叶 6 克　炒麦芽 9 克　炒六曲 9 克

炒枳壳 6 克

服三剂。

6 月 16 日三诊：寒湿渐解，面容黯黄渐复，但胸脘尚痞闷，便解不甚通，气上逆作嗳噫，舌淡白，再以调中利湿助消化治。

制苍术 9 克　炒半夏曲 6 克　川朴 6 克　砂仁 2.4 克（杵）

广皮 6 克　炒麦芽 12 克　赤苓 9 克　炒建曲 12 克

生薏苡仁 9 克　炒枳壳 6 克　藿梗 6 克　旋覆花 6 克（包）

炒车前子 4.5 克

服四剂。

6 月 20 日四诊：热退后未反复，便解通畅，食纳尚少，腹仍胀闷，嗳气，舌淡黄、口干，尿浑未清，续予和中消胀利湿治。

炒半夏曲 6 克　川朴 4.5 克　广木香 3 克　砂仁 3 克（杵）

炒麦芽 12 克　炒建曲 12 克　焙鸡金 9 克　陈皮 4.5 克

大腹皮 9 克　炒枳壳 6 克　赤苓 12 克　车前子 6 克

佩兰叶 9 克

服四剂。

---

① 淡附片：新安医家所使用的附片一般为熟附片，剂量一般都较小，故不需要先煎。

按：患者病发于暑令，盖暑必兼湿，面容黯晦，舌淡白，口不干，为寒湿偏重证候。湿属阴邪，能阻碍人体气机流行，出现胸闷腹胀，寒热不退。此症在治疗上须用辛热疏达药剂，否则湿不易化，而延绵难愈。本例经采用附片、桂枝辛温散寒，伍以芳香和中利湿之剂，湿解热退，面黯渐复，腹胀亦除，连诊四次症愈。若辨证不明，见热投凉，则贻误病机。

寒湿（二）

张某，男，20岁，农民，1969年7月28日初诊。

体温37.9℃，寒湿内困，卫气先伤，发热延绵不退，自汗肤凉，胃腹坚硬作痛，面黯晦，尿黄，舌苔淡白，脉濡弦。症历旬余，湿属阴邪，其性黏腻难解，拟温中固表利湿法治。

淡附片3克　川桂枝1.2克　带皮芪9克　浮小麦12克

麻黄根2.4克　广皮4.5克　川朴4.5克　蔻仁2.4克（杵）

连翘心9克　炒谷芽9克　藿梗4.5克　赤苓12克

炒车前子6克

服二剂。

7月31日二诊：体温36.5℃，发热已退。仍自汗，口干，面黯，舌淡白，湿重伤阳，卫气不固，慎防虚脱，再循原法治。

上方除藿梗、连翘，加炒六曲9克。服二剂。

8月2日三诊：自汗止，肌肤回温，面黯转黄，舌淡白，日暮仍怯寒发热。由于病重汗泄过多，卫阳不足，寒热转入于阴，似疟而非，再以和解祛湿法治。

炒半夏曲6克　川朴4.5克　蔻仁2.4克（杵）　广皮4.5克

生薏苡仁12克　炒黄芩2.4克　青蒿梗9克　煨草果2.4克

煨姜1.8克　带皮芪12克　川桂枝1.2克　茯苓12克

服三剂。

按：本例由于寒湿重而伤阳，须温中固表敛汗以维阳，并配合健脾利湿，服药四剂病获好转。三诊因日暮仍怯寒发热，乃汗泄过多，卫阳不足之故，加以青蒿、草果、川朴、黄芩、煨姜等药物，终使寒热截止，余邪得清。

暑温夹湿证（一）

胡某，男，16岁，1969年7月19日初诊。

体温39.8℃，野外劳动，大雨淋身，招寒发病，已近一周，寒轻热重，汗少，四肢关节酸痛，口干时吐白唾，舌白腻，两脉弦数。暑必夹湿，湿着气分，弥漫太阴、阳明，未从表解，证属热重于湿。应以宣解化湿退热法治。

　　薄荷 2.4 克　法半夏 4.5 克　银柴胡 3 克　带心连翘 9 克

　　赤芍 9 克　蔻仁 1.5 克（杵）　独活 4.5 克　炒黄芩 4.5 克

　　川朴 2.4 克　生桑枝 9 克　佩兰叶 4.5 克　川通草 2.4 克

　　服二剂。

　　7 月 21 日二诊：体温 38.7℃，服宣解祛湿退热之剂得汗，发热减退，仍口干吐唾，由于高热数日致肺火炽盛，鼻衄频频，量尚不多，头昏，腰痛，舌苔转黄，为湿热深蕴脾胃之征。前方已获效，再加以清解止衄药物续治。

　　大豆卷 9 克　银柴胡 3 克　甘菊 4.5 克　牡丹皮 4.5 克

　　桑叶 4.5 克　炒山栀 9 克　车前子 6 克　赤苓 12 克

　　炒黄芩 2.4 克　赤芍 9 克　鲜茅根 12 克　六一散 9 克（鲜荷叶包煎）

　　服三剂。

　　7 月 24 日三诊：体温 36.8℃，发热已退清，鼻衄止，食纳增，渴饮除，湿热已获下行，症情好转，但头昏神疲，续予清解渗湿之剂以清余氛[①]。

　　牡丹皮 4.5 克　甘菊 6 克　生薏苡仁 12 克　赤苓 12 克

　　赤芍 6 克　炒山栀 9 克　钩藤 9 克（后下）　生谷芽 12 克

　　生冬瓜子 9 克　车前子 4.5 克　六一散 9 克（鲜荷叶包煎）

　　服四剂。

　　按： 本例为热重于湿，高热鼻衄，首诊以宣解化湿退热治，热稍退，为防止症情转化，二、三诊采用苦寒清热止衄药物，随症而进，暑清热退鼻衄止，得以痊愈。

暑温夹湿证（二）

　　严某，男，28 岁，职工，1973 年 7 月 20 日初诊。

　　体温 39℃，暑湿久蕴，外感引发，发热三日未退，周体关节酸痛，汗多，口干唇裂，舌黄腻，面黯，脉数，体弱。暑邪深蕴，易于化燥，以祛湿清热和络法治。

　　大豆卷 9 克　杭菊 6 克　杏仁 6 克　陈皮 2.4 克

　　炒黄芩 4.5 克　银柴胡 3 克　生桑枝 9 克　独活 6 克

　　带心连翘 9 克　赤苓 12 克　通草丝 2.4 克　鲜茅根 15 克

　　服二剂。

　　7 月 23 日二诊：体温 36.8℃，上午热能退清，虚汗较多，面容黄黯，舌黄

---

① 余氛：残存的寇贼，即余邪。

腻，口干燥。高热虽降，炎势未戢，可能发热仍有反复，再易以清热利湿、固表止汗治。

杭菊 6 克　银柴胡 3 克　炒黄芩 3.6 克　带皮苓 12 克

浮小麦 12 克　麻黄根 2.4 克　赤芍 9 克　生薏苡仁 12 克

车前子 6 克　茯苓 12 克　六一散 9 克　川朴 2.4 克

服二剂。

7 月 25 日三诊：体温 36.8℃，发热白昼退清，自感暮夜仍有余灼，口干，虚汗多肌凉，再以清热渗湿、固表止汗治。

带皮苓 12 克　浮小麦 12 克　麻黄根 2.4 克　柏子仁 9 克

煅牡蛎 12 克　野料豆 12 克　钩藤 12 克（后下）　甘菊 6 克

朱茯神 9 克　莲子心 4.5 克　生薏苡仁 12 克　车前子 4.5 克

服二剂。

7 月 27 日四诊：迭进固表清热渗湿之剂，虚汗止，肌肤回温，发热退清，未有反复，舌苔黄燥，尿深赤。高热之后阴伤，余湿犹未清，仍予清热养阴，少佐以固表渗湿治。

南沙参 9 克　杭菊 6 克　牡丹皮 4.5 克　莲子心 1.5 克

鲜石斛 12 克　生薏苡仁 12 克　六一散 9 克　茯苓 12 克

煅牡蛎 12 克　钩藤 9 克（后下）　泽泻 9 克

服三剂。

7 月 30 日五诊：热退多日，重病伤阴，虚火胃热交盛，致咽赤喉痛口干。再以养阴清热生津续治。

黑元参 12 克　牡丹皮 4.5 克　甘菊 6 克　生冬瓜子 12 克

鲜石斛 9 克　麦冬 9 克　莲子心 4.5 克　生谷芽 9 克

泽泻 9 克　野芩 9 克

服四剂。

8 月 3 日六诊：病渐向愈，体虚阴津未复，咽喉干痛，筋络亦感酸痛。咽喉属肺胃，阴虚肺燥，续以养阴清肺生津调治。

北沙参 12 克　白芍 6 克　元参 9 克　牡丹皮 4.5 克

莲子心 4.5 克　生谷芽 9 克　川知母 4.5 克　鲜石斛 12 克

杭菊 6 克　麦冬 9 克　丝瓜络 9 克　茯苓 9 克

服五剂。

按： 本例为暑温夹湿证。患者阴虚之体，属热重于湿。首诊高热、多汗，口干唇裂，面黄黯，湿未解而化燥，遂进祛湿退热之剂；热退之后，余湿未清，为防止发热反复，续用清热利湿药味，至面黯退、尿转清，湿热已靖，再予养阴清热生津之剂。治程中，患者虚汗多，肌凉不温，须及时固护卫阳，方中加少量桂枝配合带皮芪、浮小麦、麻黄根可增强敛汗作用。患者由于高热之后阴伤，现阴虚肺燥之象，咽喉干痛、少津，送服养阴清肺生津之剂，阴津始复。暑温夹湿重症经细致辨证施治，连诊六次始获痊愈。

湿温（一）

汪某，男，32岁，船民①，1965年8月8日初诊。

体温39.7℃，水湿久蕴，郁于脾胃，寒热交重，热灼不退，肤紧无汗，咳嗽少痰，不思饮。面黯，舌苔白腻，脉濡数。此湿温症候，病历近月，屡治未应，湿邪弥漫三焦，未获透达，拟辛温解表、祛湿退热治。

香薷4.5克　法半夏4.5克　蔻仁2.4克（杵）　广皮4.5克

杏仁9克（杵）　黄郁金6克　带心连翘9克　银柴胡3.6克

佩兰9克　炒川连（吴萸水拌）1.2克　川朴6克　赤苓12克

车前子6克

服三剂。

8月11日二诊：体温38.6℃，服上方得汗，热度降低，干咳少痰，舌苔白腻，脉数，面黯相仿。湿邪久蕴气分，有蒸布白㾦之势，仍以宣化利湿退热法治。

法半夏6克　杏仁9克（杵）　蔻仁2.4克（杵）　川朴4.5克

黄郁金6克　制苍术9克　带心连翘9克　银柴胡3.6克

炒川连（吴萸水拌）1.2克　佩兰叶9克　广皮4.5克　赤苓9克

车前子4.5克

服三剂。

8月14日三诊：体温38℃，湿温症历时月余，发热延绵难退，白㾦布于胸腹之间，湿得外达，病机可望减轻。汗出较多，神倦，食少便溏，口不干，"湿胜则濡泻"（《素问·阴阳应象大论》），湿属腻邪，延绵难愈，再以温化燥湿、退热固表续治。

淡附片4.5克　川朴4.5克　蔻仁2.4克（杵）　连翘心9克

青蒿梗6克　炒黄芩3.6克　生薏苡仁12克　广皮4.5克

茯神9克　浮小麦12克　麻黄根2.4克　川桂枝0.9克

炒车前子6克

服三剂。

---

① 船民：即以船为家、从事水上运输的人。

8月17日四诊：体温37.3℃，发热渐退，自汗亦少，精神尚可，颈胸腹部白㾦尚在续布，便解溏泻，夜分失眠，面黯，舌白滑。寒湿困于中焦，弥漫难解，湿性阴腻非温化实不为功，仍沿前方温化燥湿退热法治。

淡附片4.5克　制苍术9克　蔻仁2.4克（杵）　青蒿梗6克

炒黄芩3.6克　生薏苡仁12克　广皮4.5克　广木香4.5克

炒六曲9克　茯神9克　浮小麦12克　麻黄根2.4克

川桂枝0.9克　炒车前子6克

服三剂。

8月21日五诊：体温36.7℃，热已退清，虚汗敛，白㾦蒸布未已，胃脘不适，食少便溏，舌苔淡白不干。热虽退，湿犹未化，再以温化利湿兼调胃肠为治。

制苍术9克　淡附片4.5克　广木香4.5克　砂仁2.4克（杵）

藿梗6克　煨姜1.5克　广皮4.5克　炒谷芽12克

炒六曲9克　猪苓9克　赤苓9克　川萆薢6克

炒车前子6克

服三剂。

8月24日六诊：迭投温化利湿退热之剂，热退清多日未反复，白㾦已布齐，舌苔仍淡白，实因寒湿偏胜，再予渗湿调治胃肠。

川朴4.5克　砂仁2.4克（杵）　广木香4.5克　广皮4.5克

炒白术6克　炒谷芽12克　炒六曲9克　炒薏苡仁12克

茯苓12克　泽泻9克　佩兰9克　煨姜1.8克

服四剂。

8月27日七诊：病经两月余，脾胃虚弱，消化力差，食纳尚少，便溏，腹不作胀，舌淡白。久病脾肾阳虚，易以附子理中佐健脾利湿续治。

炒党参9克　炒白术6克　淡附片4.5克　广木香4.5克

砂仁3克（杵）　炒谷芽12克　炒建曲9克　焙鸡金9克

生炒薏苡仁12克 [①]　茯苓12克　泽泻9克

黑姜2.4克　炙甘草2.4克

服五剂。

9月3日八诊：服上方五剂，食纳增加，便转实，舌淡黄，寒湿渐解症向愈，原方续服四剂以健脾胃。

---

① 生炒薏苡仁12克：原书为"生炒苡仁四钱"，根据病情及方老后学对其用药习惯的了解，应为生、炒薏苡仁各12克之意。后文出现多次"生炒谷芽"亦多为此意，但无法确定，原样保留。

按：患者为船民，业水上操作，平时寒湿并重，因外感而发病，属湿温，失于及时辛散，透邪出表，致使湿郁热遏，寒热月余，高烧不退。初诊采用辛温通阳、芳香解表，得汗热稍降，白㾦布于颈胸部，湿获外泄，病有好转之机。但湿属阴邪，其性凝滞不易除去，着于气分则非温不通、非辛不散，配合芳香解表利湿，连续诊治多次，服药二十余剂湿清热退，虚汗止。由于病久脾肾阳虚，中阳失运，故食少便溏，实亦因湿胜则濡泻。七诊处方改以附子理中佐健脾胃助消化，服药五剂后大便转实，纳增进，舌由淡白转淡黄，病向愈，续服数剂以资巩固。

湿温（二）

汪某，女，23岁，农民，1963年9月29日初诊。

体温39.6℃，伏湿晚发，发热多日不退，身痛汗少，面容黄黯，口干舌赤，脉细数。暑湿踞于气分，弥漫三焦，未从表解，体质素弱，有增剧之势，以宣解退热渗湿和络合治，希热从汗解则轻。

薄荷2.4克　杏仁9克（杵）　淡豆豉9克　法半夏4.5克

广皮2.4克　独活4.5克　银柴胡2.4克　连翘9克

炒黄芩3.6克　赤芍9克　佩兰6克　通草2.4克

生桑枝9克

服二剂。

10月7日二诊：体温39.2℃，湿邪久蕴，发热有汗不解，口干渴饮，舌燥，脉细数，面容黄黯，颈胸之间蒸布白㾦。历时已有半月，曾于上诊后更医数投温燥之剂，热未退而化燥伤津劫液，有逆传厥阴之势，急需甘寒生津退热治，并啖食鲜梨生津解渴。

元参9克　牡丹皮2.4克　金银花9克　银柴胡2.4克

连翘心9克　炒黄芩3.6克　大豆卷9克　杏仁9克（杵）

生冬瓜子9克　赤苓9克　车前子6克　鲜竹叶心①40支

鲜佩兰9克

服二剂（每剂煎三次服②）。

10月9日三诊：体温38℃，服清心退热生津之剂，发热减轻，咳痰稠浓，舌赤、口干燥、脉数，前方适应，再以原法甘寒清热、生津化痰续治。

---

① 鲜竹叶心：品种以毛竹、箭竹为主，鲜草入药采摘时间是彼时能采到即可，新安鲜草入药多绞汁或同煎，方老没有明确指出绞汁，即为同煎。

② 煎三次服：徽州民间习俗煎药方法是煎一遍服之后，再煎一遍服。如果强调三遍，那就再煎一遍服。此处没有特别交代，应遵此例。

元参 9 克　牡丹皮 3.6 克　杏仁 6 克（杵）　浙贝母 9 克

莲子心 4.5 克　瓜蒌皮 6 克　生薏苡仁 12 克　生谷芽 9 克

鲜石斛 12 克　生石膏 15 克　鲜竹叶心 40 支　茯苓 9 克

服三剂（每剂煎三次服，并多食鲜梨）。

10 月 12 日四诊：体温 37.1℃，迭服甘寒养阴清热之剂，发热渐退，但神倦汗多，白㾦布于胸腹之间。久热伤阴，痰热交结，肺失肃降，表失固摄。守原法加以固表敛汗治。

元参 9 克　牡丹皮 3.6 克　杏仁 6 克（杵）　鲜石斛 9 克

生薏苡仁 12 克　川萆薢 6 克　菊花 6 克　浮小麦 12 克

麻黄根 2.4 克　瓜蒌皮 6 克　浙贝母 6 克　鲜枇杷叶（去毛）2 片

服三剂。

10 月 14 日五诊：体温 36.5℃，前方服三剂后，汗止热退清，口舌不甚干，能进稀粥一碗，可起床缓步。但胸腹之间白㾦蒸布未已，咳呛痰稠，津液未充分恢复，湿亦未清，再拟方清肺化痰渗湿治。

元参 9 克　牡丹皮 4.5 克　甜杏 9 克（杵）　菊花 6 克

霍山石斛 6 克　瓜蒌皮 6 克　生薏苡仁 9 克　浙贝母 9 克

生谷芽 12 克　泽泻 6 克　野苓 9 克　鲜枇杷叶（去毛）2 片

服三剂。

10 月 18 日六诊：湿温症历时及月，现症情好转，发热已退清多日，胸腹部白㾦亦退，食纳增进，舌赤退淡，已有津液，唯咳痰仍稠，体虚痰火交盛，以清肺化痰之剂续治。

南沙参 12 克　甜杏 9 克（杵）　杭菊 9 克　牡丹皮 4.5 克

桔梗 4.5 克　黄郁金 6 克　瓜蒌皮 6 克　马兜铃 4.5 克

蜜炙款冬花 9 克　浙贝母 9 克　生冬瓜子 9 克　野苓 9 克

鲜枇杷叶（去毛）2 片

服四剂。

按：本例患者 1963 年 9 月 29 日初诊时症见高热无汗，舌赤口干等，处方既需解表又要兼顾津液，故用轻清宣解之剂，冀其热从汗解，湿得下泄。但患者急切求愈，初诊服药两剂即更易他医，服偏于辛温燥湿药味多剂，热未退反致化燥伤阴耗液，延误病程，症势更重。乃于 10 月 7 日复来门诊，审视病情，热未退，胸腹部白㾦叠密，湿温症明显，但病从燥化，且有逆传膻中、神昏耳聋之险。如用芳香化湿药味又嫌其燥，滋阴则虑其腻湿，权与辨证立方，投以甘寒生津清解退热，佐以祛湿化痰、固表敛汗等药味配伍施治，连诊六次守法不更，终获痊愈。

与上例相较，虽同属湿温，前例舌苔雪白不思饮，便溏泄，为湿重于热，非温化祛湿退热实不为功。而本例症起热重于湿，误投辛温燥湿之剂而化燥伤阴耗液，则须甘寒生津清解退热，说明辨证施治、分析病因的重要性。

湿温并发流火

赵某，女，53岁，农民，1965年8月13日初诊。

体温38.2℃，伏湿秋发，湿热并重，发热有汗不退，面容黄黯。湿热外泄不及，部分下注，左足胫焮赤肿痛，不能着地，神倦头昏痛，舌淡口甜不干，脉滑数。症历多日，曾用青霉素等药物治疗未应，湿为腻邪延漫难愈，拟利湿清热消肿治。

淡豆豉9克　杏仁9克　广皮4.5克　炒川连（吴萸水拌）1.5克

赤芍9克　带心连翘9克　生薏苡仁9克　忍冬藤12克

怀牛膝9克　槟榔9克　木防己9克　车前子9克

带皮苓12克

服三剂。

8月16日二诊：体温38℃，发热未减，左足胫仍焮赤肿痛，症情相仿，仍以利湿清热消肿治。

牡丹皮4.5克　忍冬藤12克　连翘12克　赤芍9克

木防己9克　生薏苡仁12克　晚蚕沙9克　槟榔9克

带皮苓12克　炒川牛膝9克　陈赤豆①12克　车前子6克

服三剂。

8月18日三诊：体温37.5℃，发热减轻，少可进食，左足胫焮肿渐消，舌淡，面黯。湿热弥漫难解，再予利湿清热消肿治。

川草薢9克　牡丹皮4.5克　连翘9克　生薏苡仁12克

忍冬藤12克　赤芍9克　木防己9克　带皮苓12克

怀牛膝9克　炒黄芩4.5克　车前子9克　陈赤豆12克

晚蚕沙9克

服三剂。

8月21日四诊：体温36.5℃，发热已退清，左足胫流火掀肿消退，可进食，唯神倦头重，口泛甜味，面黯。湿热稽留未清，仍以原法续治。

制苍术9克　西茵陈9克　川草薢9克　赤芍9克

---

① 陈赤豆：即赤小豆放过一两年者，利水消肿效果更佳。

生薏苡仁 12 克　牡丹皮 4.5 克　炒黄柏 6 克　木防己 9 克

川牛膝 9 克　天仙藤 12 克　野苓皮 12 克　车前子 4.5 克

晚蚕沙 9 克

服四剂。

按：本病由于湿热内蕴，外泄不及而下注足胫，引起流火红肿疼痛。治则以利湿清热消肿为主，使湿热从小便而下渗，热退肿消，但湿腻难获速解，迭服利湿之剂面黯始退，精神较振，症渐获愈。

暑温秋发（一）

胡某，男，53 岁，农民，1965 年 8 月 26 日初诊。

体温 40.2℃，暑邪秋发，寒轻热重，暑必兼湿，湿热蕴蒸，有汗不解，周体酸痛甚剧，舌淡白，口不干，脉数大，暑温之邪蕴于肌表经络之间，但热度过高，慎防逆传心包，亟予清解和络退热治。

淡豆豉 9 克　秦艽 4.5 克　蔻仁 2.4 克（杵）　银柴胡 3.6 克

带心连翘 9 克　炒黄芩 4.5 克　桑枝 9 克　广皮 2.4 克

川通草 2.4 克　甘菊 4.5 克　佩兰 9 克　茯神 9 克

赤芍 9 克

服三剂。

8 月 28 日二诊：体温 37℃，服上方两剂，今晨热获下降，周身酸痛未减，舌转黄，脉数，口唇干裂。暑湿之邪有下渗之势，以原法处方防止体温复升。

藿梗 4.5 克　大豆卷 9 克　杭菊 6 克　牡丹皮 2.4 克

炒黄芩 3.6 克　银柴胡 3 克　赤芍 9 克　车前子 6 克

佩兰叶 9 克　生桑枝 9 克　通草丝 2.4 克　赤苓 12 克

六一散 9 克（鲜荷叶包煎）

服二剂。

8 月 30 日三诊：热未复升，周体痛减轻，稍可进食，舌淡黄，不甚思饮。高热之后，余灼未戢，再以清暑利湿之剂续进。

牡丹皮 4.5 克　杭菊 4.5 克　青蒿梗 9 克　银柴胡 2.4 克

炒黄芩 2.4 克　车前子 6 克　赤苓 12 克　佩兰 6 克

生薏苡仁 12 克　六一散 9 克（鲜荷叶包煎）　鲜茅根 12 克

服三剂。

按：夏受暑热至秋而发，寒轻热重，有汗不解，周体酸痛，暑必兼湿，着于肌表经络之间，因此高热身痛，服清暑利湿之剂，热退身痛除，连诊三次应手而愈。由此体会到中医学在治疗急性热病方面，症起重在先解其表，邪得外达，以免邪入于里和逆传，实为前人经验之总结。

暑温秋发（二）

毕某，男，66 岁，农民，1963 年 9 月 22 日初诊。

体温 40.1℃，伏暑晚发，壮热旬日，有汗不解，周身酸痛，舌燥口干少津，唇辙，脉洪数。暑温之邪漫布三焦，化燥伤津，由气入营，渐有昏糊呃逆变化，亟予清解退热生津法治。

黄郁金 4.5 克　甘菊 9 克　元参 12 克　牡丹皮 4.5 克

带心连翘 9 克　银柴胡 3 克　炒黄芩 4.5 克　炒山栀 9 克

天花粉 9 克　赤芍 9 克　茯神 9 克　益元散 9 克（包）

鲜佩兰 9 克　鲜梨汁 60 克（分冲药服）

服二剂（每剂煎三次服）。

9 月 24 日二诊：体温 39℃，服上药两剂，高热稍降。舌苔焦燥，口干无津，热已化燥伤津耗液逆传心包，神烦谵语，昨夜增以呃逆频频，病更重危，再以生津退热、安神止呃续治。

元参 12 克　小生地 9 克　牡丹皮 6 克　甘菊 9 克

旋覆花 6 克（包）　代赭石 15 克　莲子心 6 克　天花粉 9 克

朱茯神 9 克　鲜竹叶心 6 克　生石膏 15 克　川知母 6 克

箬蒂① 12 个　牛黄清心丸 1 颗（加水炖化冲药服）

服二剂（每剂煎三次服），鲜梨汁频饮生津止渴。

9 月 27 日三诊：体温 38.2℃，迭进生津清热降逆之剂，发热渐次下降，神志转清，呃逆未全止，舌焦黑转为黄燥，津液尚未回复，眼球泛赤。年高心火肺胃之热炽盛，津难输布，心火下移，致尿道刺痛，病未脱险，仍以原法续治，希进一步应效。

元参 12 克　牡丹皮 6 克　金银花 9 克　生石膏 15 克

鲜竹叶心 6 克　川知母 6 克　赤芍 9 克　鲜石斛 12 克

天竺黄 6 克　甘草梢 3.6 克　生谷芽 9 克　朱茯神 9 克

鲜枇杷叶（去毛）2 片　牛黄清心丸 1 颗（加水炖化分冲药服）

服三剂（每剂煎三次服）。陈米一杯熬清汤代水饮。

9 月 30 日四诊：体温 37.2℃，热渐退，呃逆减少，吐出稠痰甚多，舌仍干

---

① 箬蒂：禾本科植物箬竹的叶基部，即徽州人用以包粽子的箬叶的尾端，味甘微苦性凉，具有降逆和胃之功。

燥少津液，眼球泛赤，两脉濡数。究由温邪化燥伤津，痰阻肺络，肺失宣降而为呃逆；心火肆炎而出现目赤、尿痛等症，仍以甘寒生津、清心化痰续治。

元参 12 克　牡丹皮 4.5 克　鲜石斛 12 克　生谷芽 12 克

天竺黄 9 克　菊花 6 克　生石膏 15 克　鲜竹叶心 6 克

莲子心 4.5 克　川贝母 4.5 克　甘草梢 3.6 克　野茯神 9 克

鲜枇杷叶（去毛）2 片

服三剂（每剂煎三次服）。另以清米汤、鲜梨汁代水饮解渴生津。

10 月 2 日五诊：体温 36.7℃，迭进养阴生津清热止呃之剂，热已退清，津回舌润，呃逆亦止，可进食稀粥半碗。重病月余，虽获好转，余焰未熄，再以养阴生津、清肺化痰续治。

北沙参 9 克　元参 12 克　牡丹皮 4.5 克　杭菊 6 克

天竺黄 6 克　麦冬 9 克　女贞子 9 克　金扁斛 9 克

莲子心 4.5 克　瓜蒌皮 6 克　川贝母 4.5 克　生谷芽 12 克

甘草梢 3 克　野苓 9 克　鲜枇杷叶（去毛）2 片

服三剂。

10 月 4 日六诊：体温 36.8℃，前方服后吐出浓痰甚多，舌润，能食薄粥，精神好转，目赤减退，尿道不复刺痛，病渐向愈。仍以原法续治。

北沙参 9 克　元参 9 克　牡丹皮 2.4 克　瓜蒌皮 6 克

生谷芽 12 克　川贝母 4.5 克　麦冬 9 克　莲子心 4.5 克

金扁斛 9 克　地骨皮 9 克　生冬瓜子 12 克　茯苓 9 克

鲜枇杷叶（去毛）2 片

服四剂。

10 月 8 日七诊：症渐向愈，食纳增加，精神好转，清晨尚有少量稠痰。为巩固疗效，再予清肺生津以养胃阴。

南沙参 12 克　北沙参 12 克　白芍 4.5 克　牡丹皮 4.5 克

橘衣 2.4 克　生冬瓜子 12 克　鲜石斛 9 克　生谷芽 12 克

瓜蒌皮 4.5 克　川贝母 4.5 克　绿萼梅① 3 克　野苓 9 克

服四剂。

按： 长夏受暑，过时而发者称"伏暑"。此病多发于秋后，其中偏于热者又称"暑温"。本例辨证属于暑温秋发，高热（40.1℃），舌苔焦黑，脱水严重，舁②来门诊时已症历十天，初诊病已逆传心包，化燥伤津耗液，齿垢唇鞍，渴饮

---

① 绿萼梅：原书写作绿梅、绿梅花，统改为绿萼梅。

② 舁（yú）：众人抬之意。

不已，神志不清，呃逆频频，实已病危，随时有恶化转变。经迭进甘寒养阴清热生津化痰之剂，并加用牛黄清心丸以治温邪内陷胞络，退热清心使神志转清，由于肺胃热炽，热盛伤津，采用生石膏、竹叶心以清肺胃膻中之热，经随症配伍连诊七次，并不时喂以鲜梨汁、清米汤代水饮生津解渴，终使垂危重症转机，津生热退、呃止，得臻痊愈。75年秋晤及患者，据谈及这次重病愈后十三年来未生过病，身体健旺，年近80岁，尚能参加农业生产。

伏暑晚发

顾某，女，17岁，学生，1968年12月6日初诊。

体温38.1℃，病起二月余，始自高热，经当地医院医治，热退后仍有反复，上午热轻，下午夜晚热度增高，始终未退。汗多，食少便溏，腿酸肢软，面容少血泽，舌淡、口干、唇燥，脉细数。伏暑晚发，温病化燥伤阴，以育阴退热、固表止泻治。

炒扁豆衣9克　青蒿梗9克　橘皮白[①] 3.6克　生鳖甲12克（杵）
炒黄芩2.4克　炒白薇4.5克　茯苓12克　生炒谷芽12克
炒薏苡仁9克　曲节草[②] 9克　浮小麦12克　麻黄根2.4克
服三剂。

12月10日二诊：体温36.6℃，上午热退，下午仍低热，正值经期小腹微痛，舌尖红刺，病久营阴暗耗，脾胃薄弱，前方药症适应，守原法佐以行经药味合治。

炒当归4.5克　生鳖甲9克（杵）　青蒿梗9克　银柴胡3克
炒黄芩2.4克　丹参4.5克　川郁金4.5克　橘皮3克
曲节草9克　浮小麦12克　麻黄根2.4克　朱茯神9克
服三剂。

12月16日三诊：体温36.5℃，两日来，下午热已退清，虚汗亦少，经行净，小腹尚有隐痛。唇赤舌尖红刺，症获好转，虚火尚未戡，再以养阴清热兼顾脾胃治。

南沙参9克　扁豆衣9克　莲子心4.5克　生炒谷芽12克
炒薏苡仁12克　焙鸡金6克　佛手片4.5克　山药9克
金扁斛9克　浮小麦12克　麻黄根2.4克
服四剂。

---

① 橘皮白：即橘白，乃橘皮刮去外黄皮与橘络后剩下的白色部分。
② 曲节草：新安地区歙县医家特色用药，性寒，有消痈肿、拔毒之功。

12月20日四诊：热已退清多日，纳食尚可，大便转实。由于体虚火盛引动厥阳上越，头昏，头顶作痛，腿足酸软无力，咽赤舌干。病历近三月，阴营两虚，难投补剂，滋阴碍脾胃，益营则灼阴，拟从缓调理。

南沙参6克　北沙参6克　白芍6克　杭菊6克

女贞子9克　柏子仁9克　珍珠母15克（先煎）　橘皮白2.4克

炒谷芽12克　夜合花①6克　钩藤9克（后下）　金扁斛9克

朱茯神9克

服四剂。

按：长夏受暑，发于深秋以至冬月，称伏邪晚发，病程迁延难愈，本例发热将及三个月未退，自汗过多，阴营交伤，咽赤舌干少津。初、二诊先予育阴退热敛汗调治脾胃。热退，大便溏泄转实后，易以益阴平肝潜阳止头痛，配合宁神安眠之剂，连诊四次得以痊愈。但体虚未复，患者未续方调治，嘱从饮食调理。

暑温秋燥合并症

胡某，男，15岁，学生，1969年9月5日初诊。

体温40℃，暑邪秋发夹以秋燥，邪蕴肌表，弥漫三焦，高热多日不退，汗少渴饮，便溏。舌苔黄燥、脉数。症历八天，体弱热重，殊虑逆传化燥神糊之变，亟予芳香解表、祛湿退热治。

藿香4.5克　杏仁9克　淡豆豉9克　甘菊6克

带心连翘9克　银柴胡3克　广皮3克　炒黄芩4.5克

赤苓.9克　佩兰6克　赤芍9克　车前子4.5克

益元散9克（鲜荷叶包煎）

服二剂。

9月7日二诊：体温38.2℃，服上方二剂已出汗，邪从表解，发热降低，舌黄、口干，出现鼻衄，有热从燥化，肺胃之火上蒸伤阴耗液之势，以清解退热利湿续治。

大豆卷9克　甘菊6克　牡丹皮4.5克　银柴胡2.4克

炒黄芩4.5克　带心连翘9克　赤苓9克　炒山栀9克

佩兰4.5克　车前子6克　鲜茅根12克　碧玉散9克（鲜荷叶包煎）

服三剂。

9月10日三诊：体温36.8℃，热已退清，鼻衄止，仍口干渴饮，食少头昏，不能坐立。肺胃余灼未平，津少输布，再以甘寒清热降火治。

---

① 夜合花：指合欢花。

元参 9 克　牡丹皮 2.4 克　甘菊 4.5 克　炒黄芩 4.5 克

莲子心 4.5 克　炒山栀 9 克　生谷芽 9 克　生冬瓜子 9 克

茯苓 9 克　车前子 4.5 克　鲜梨汁 60 克（分冲药服）

服三剂。

9 月 13 日四诊：高热退清三天，渴饮减少，能食流汁。舌苔干燥，两脉细数，病已转机，循上法续治。

南沙参 12 克　小生地 9 克　牡丹皮 2.4 克　金扁斛 9 克

生谷芽 12 克　野苓 9 克　白芍 4.5 克　杭菊 6 克

麦冬 9 克　莲子心 4.5 克　生冬瓜子 9 克　鲜梨汁 60 克（分冲药服）

服四剂。

按：本例病值长夏，酷热暑邪郁蒸加以秋燥合并萌发，致高热鼻衄，为热灼太阴、阳明二经。须防逆传厥阴，故采用甘寒苦降清热保津之剂。因暑必夹湿，故初、二诊需佐以芳香化湿药味配伍治疗，共治疗四次获愈。

秋燥（高热化燥伤津）

程某，女，65 岁，农民，1974 年 10 月 15 日初诊。

秋燥外受，胃逆失降，症起怯寒壮热，周体酸痛，汗出过多，体温不升、进食则泛恶，舌苔黄燥无津，两脉细数，神志昏糊不清。症历一周，病邪已由表入里，逆传心包，亟须甘寒生津、清心退热以资挽救。

黑元参 12 克　牡丹皮 4.5 克　杭菊 6 克　莲子心 4.5 克

生谷芽 12 克　天花粉 9 克　天竺黄 6 克　瓜蒌皮 6 克

麦冬 9 克　浙贝母 9 克　朱茯神 12 克　牛黄清心丸 1 颗（加水炖化分冲药服）

服三剂（分两天服完）。嘱每日在当地公社医院输液。

10 月 17 日二诊：服上方三剂，舌津稍回，呕恶亦止，神志渐清，病情好转，守原法续治。

元参 9 克　牡丹皮 4.5 克　甘菊 6 克　莲子心 4.5 克

麦冬 9 克　生谷芽 12 克　鲜石斛 9 克　全瓜蒌 9 克（杵）

浙贝母 9 克　生冬瓜子 12 克　钩藤 12 克（后下）

服三剂。嘱不时喂以清米汤生津养胃。

10 月 21 日三诊：两进甘寒清热生津之剂，发热渐退，津液渐回，舌转润，右眼结膜充血未退，又加以胃腹作胀，再从养阴清燥和胃续治。

南沙参 9 克　杭菊 6 克　橘白 3 克　浙贝母 6 克

白芍 6 克　生谷芽 9 克　川楝子 6 克　绿萼梅 2.4 克

佛手片 3 克　金扁斛 9 克　泽泻 9 克　野苓 9 克

炒枳壳 3 克

服四剂。

按： 本例秋燥，高热化燥伤津耗液逆传心包，病情重危，经采用甘寒生津清心退热之剂，首次加服牛黄清心丸，服药三剂，并及时输液，热退神志渐次清醒，津液见回，症获转机。经两服甘寒清热药味，患者出现腹胀、胃纳不思，乃胃腹气滞之故，根据症情转化施治，于养阴清燥药味中佐以和调脾胃，而除气胀，此重危病例，共服药十剂而愈。

冬温（肺炎）（一）

胡某，男，48 岁，农民，1968 年 12 月 24 日初诊。

体温 39.2℃，冬温袭肺，肺络失宣，寒轻热重，咳嗽痰绵，胸胁引痛，汗多，口干，鼻衄，食少，舌苔黄腻，脉弦数。西医检查：左肺呼吸音减低，右肺闻及少许湿啰音；白细胞总数 16000，中性粒细胞百分比 78%，淋巴细胞百分比 22%；胸透示左肺下野有片状模糊阴影，右肺纹理增多，诊断为肺炎。经青霉素治疗三天，病情无好转，拟辛凉清肺、化痰退热治。

薄荷 1.8 克　杏仁 6 克（杵）　前胡 4.5 克　橘衣 2.4 克

桑叶 6 克　银柴胡 2.4 克　带心连翘 9 克　浙贝母 6 克

旋覆花 4.5 克（包）　炒黄芩 4.5 克　款冬花 6 克　生桑枝 9 克

服二剂（每剂煎三次服）。

12 月 27 日二诊：体温 38.3℃，寒热稍轻，咳嗽痰不爽，舌黄腻，胸胁引痛，鼻衄尚未止，再予清燥生津化痰治。

杏仁 9 克（杵）　桑叶 6 克　甘菊 6 克　前胡 4.5 克

元参 9 克　牡丹皮 4.5 克　炒山栀 9 克　旋覆花 6 克（包）

炒黄芩 4.5 克　银柴胡 3 克　浙贝母 9 克　蜜炙款冬花 6 克

鲜茅根 15 克

服三剂（每剂煎三次）。

12 月 30 日三诊：体温 36.4℃，热已退清，鼻衄止，咳嗽尚甚，痰出稠绵，寐不宁神，食纳尚少而腹泻，舌苔黄腻。冬温化燥，肺火尚盛，津液渐耗，再以甘寒生津、清肺化痰合治。

杏仁 6 克（勿杵）　元参 9 克　牡丹皮 4.5 克　甘菊 6 克

炒黄芩 4.5 克　桔梗 4.5 克　浙贝母 9 克　旋覆花 6 克（包）

炒瓜蒌皮 9 克　橘衣 2.4 克　朱茯神 9 克　鲜茅根 15 克

胖大海 2 个

服三剂（每剂煎三次服）。

1969 年 1 月 2 日四诊：肺热渐降，发热已退四日未复升，大便转实，咳嗽减轻，痰不稠易吐出，胸胁痛减轻，能进食薄粥，舌苔黄腻转薄。右肺啰音消失，两肺呼吸音稍低；白细胞总数 8200，中性粒细胞百分比 68%，淋巴细胞百分比 32%。症情好转，续予清肺化痰善后。

杏仁 9 克（勿杵）　桔梗 4.5 克　桑叶 6 克　浙贝母 9 克

橘红 2.4 克　旋覆花 6 克（包）　牡丹皮 4.5 克　款冬花 9 克

生炒谷芽 12 克　炒瓜蒌皮 6 克　茯苓 9 克　生冬瓜子 12 克

鲜枇杷叶（去毛）2 片

服四剂。

按：本例冬温，历时多日，开始汗多而发热不解，舌黄腻，口干、胸胁引痛，为温邪燥化，肺火旺盛，津少输布，因此高热痰浓，西医诊断为肺炎。青霉素治疗无效，可能耐药菌株感染，或杆菌性肺炎。首次采用辛凉清肺化痰退热之剂，发热稍降而肺火仍盛。二诊即以甘寒清燥润肺生津化痰之剂续服，肺火渐降，鼻衄止，热退，药获效守法不更。四诊时基本痊愈，再予清肺化痰以资巩固。

冬温（冬温犯肺）（二）

叶某，女，65 岁，船民，1965 年 12 月 12 日初诊。

体温 39℃，温邪侵袭上焦，首先犯肺，新恙与宿咳并发，发热旬余不退，咳嗽痰稠，无时呕恶不能食；温为阳邪易于发泄，前医表散过剂，故汗多、神疲、舌燥口干、颧赤、脉弦数。年高平素肺肾阴亏，痰热并重，有化燥神昏变化之虞。拟清肺化痰、退热止汗合治。

杏仁 9 克（杵）　黄郁金 4.5 克　前胡 4.5 克　旋覆花 6 克（包）

橘红 2.4 克　牡丹皮 4.5 克　炒黄芩 4.5 克　连翘心 9 克

紫菀 3.6 克　浙贝母 9 克　浮小麦 12 克　麻黄根 2.4 克

茯神 9 克　鲜枇杷叶（去毛）2 片

服二剂。

12 月 14 日二诊：体温 38.4℃，咳嗽减轻，痰白绵①，呕恶止，上午热退，午后寒热反复，汗多，颜赤，舌燥，脉数。症情稍有好转，再守原法处方。

杏仁 9 克（杵）　黄郁金 4.5 克　前胡 4.5 克　橘衣 2.4 克

---

① 白绵：形容痰质黏稠，色白。

旋覆花 6 克（包） 蜜炙款冬花 9 克 桔梗 3.6 克 浙贝母 6 克

瓜蒌皮 6 克 浮小麦 12 克 麻黄根 2.4 克 茯神 9 克

鲜枇杷叶（去毛）2 片

服二剂。

12 月 16 日三诊：寒热已退，虚汗少，咳嗽痰稍转淡，夜能安寐，稍可进食，舌黄燥，形瘦颧赤，肺火未戢。续予清肺化痰止咳宁神处方。

杏仁 9 克（杵） 桑叶 6 克 桔梗 4.5 克 旋覆花 6 克（包）

瓜蒌皮 9 克 橘衣 2.4 克 蜜炙款冬花 6 克 紫菀 4.5 克

浙贝母 6 克 生冬瓜子 9 克 浮小麦 12 克 鲜枇杷叶（去毛）2 片

服三剂。

12 月 19 日四诊：咳嗽渐少，痰出淡黄，食纳增加，尚颧赤，舌苔淡黄，再以养阴清肺化痰续治。

南沙参 12 克 牡丹皮 4.5 克 杏仁 9 克（杵） 炙桑白皮 6 克

浙贝母 6 克 杭菊 6 克 款冬花 9 克 瓜蒌皮 6 克

海浮石 9 克 冬瓜子 12 克 马兜铃 4.5 克 莲子心 4.5 克

茯神 9 克 鲜枇杷叶（去毛）2 片

服四剂。

按：患者冬温犯肺，宿咳并发，高热多日不退，表虚汗多，年高症重，按症情为肺热偏重，颧赤舌燥口干，治疗重在清肺化痰退热，佐以固表敛汗，热退汗止。症情稳定后，续予清养肺阴、止咳化痰，以恢复肺气宣肃功能。

冬温（痰闭）（三）

余某，男，29 岁，农民，1966 年 1 月 11 日初诊。

冬温犯肺，误进寒凉滋润药味六剂，邪郁不能透达，反致肺气失宣，咳重痰稠，塞闭不能吐出，辘辘鸣响，呼吸闭气，仅能倚坐，不能平卧，胸背引痛，呻吟不已，汗多如淋，舌黄腻，脉细弦。症历八日，精神疲乏，正虚痰盛，殊虑闭脱之变，宜宣肺化痰开闭治，痰闭减轻汗自可止。

杏仁 9 克（杵） 黄郁金 9 克 前胡 4.5 克 橘衣 3 克

橘络 4.5 克 旋覆花 6 克（包） 款冬花 9 克 浙贝母 6 克

桔梗 4.5 克 甜葶苈子 3.6 克 炒瓜蒌皮 6 克 炒枳壳 4.5 克

野料豆 9 克 远志肉 4.5 克

服三剂。

1 月 14 日二诊：痰较易吐出，气闭减轻，可以平卧，痰出仍稠绵，自汗少，胸背引痛减轻。症情好转，再以原法宣肺化痰开闭续治。

杏仁9克（杵）　黄郁金9克　前胡4.5克　橘衣2.4克

旋覆花6克（包）　款冬花9克　瓜蒌皮4.5克　紫菀4.5克

桔梗4.5克　甜葶苈子3.6克　佛手花3.6克　茯神9克

服四剂。

1月18日三诊：自汗渐敛，肤凉回温，咳吐出稠绵痰甚多，少可进食半流质，精神较振，舌淡黄，脉细。以宣肺化痰止咳续治。

杏仁9克（杵）　前胡4.5克　黄郁金6克　桑叶3克

旋覆花6克（包）　款冬花9克　紫菀4.5克　浙贝母6克

炒谷芽9克　瓜蒌皮6克　炒枳壳4.5克　茯苓9克

服四剂。

切宜淡味慎口，不可进补。

1月22日四诊：迭服宣肺化痰开闭之剂，节节应效，吐出稠绵浊痰盈盂，闭气松懈，能平卧，胸胁不痛可以转侧，能食薄粥一小碗，但咳嗽未全止，乏力。重症渐愈，体力未复，不可进补，再予清肺化痰，能得食纳增加胜于补饵。

南沙参9克　杏仁9克（杵）　黄郁金6克　桑叶4.5克

桑白皮4.5克　桔梗4.5克　款冬花9克　紫菀6克

浙贝母9克　炒谷芽12克　炒黄芩3克　茯苓12克

焙鸡金6克　炙甘草3克　鲜枇杷叶（去毛）2片

服五剂。

按： 冬温症初起，温邪入肺，治宜辛凉解表使邪从外出，病可减轻。若辨证不明，误进寒凉滋润补剂，则肺气失其宣达之机，而致痰壅喘闭；由于肺主气，心主血，肺气壅塞可影响心主血脉的功能，心气不足则出现神疲气短、汗多、缺氧虚脱等症。本例初诊因痰闭较甚，自汗频泄、肤凉，体温测不出发热但不等于不发热，经采用宣肺化痰法，肺气得宣，咳痰易出则喘闭减轻，自汗亦渐敛。患者为青年农民，体质素健，为实证痰闭，故采用葶苈子开泻肺气，药效甚捷。连诊四次应手而愈。故治病必须辨证求因，分明虚实，本病症起，前医投以滋补药物，贻误实大。

冬温（误汗）（四）

吴某，男，46岁，农民，1967年1月27日初诊。

冬温发热、头痛、咳嗽，屡服西药退热片治疗，汗泄过多，热伏未退清，午后怯寒肤凉，干咳无痰，舌燥口干，昼夜不能安眠，症历半月，形瘦，脉细数。

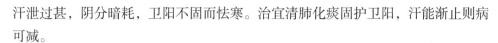

汗泄过甚，阴分暗耗，卫阳不固而怯寒。治宜清肺化痰固护卫阳，汗能渐止则病可减。

杏仁 9 克（杵） 橘衣 2.4 克 甘菊 4.5 克 莲子心 6 克

浮小麦 15 克 川桂枝 0.9 克 麻黄根 2.4 克 带皮芪 12 克

朱野神 9 克 柏子仁 9 克 野料豆 12 克 钩藤 9 克（后下）

服三剂。

1 月 30 日二诊：服前方至第三剂，虚汗减少大半，头亦不痛，但营卫失调，每日下午仍怯寒恶冷，发热不明显，失眠依然。汗为心之液，虚汗过泄则心血不足，无从养心，故难安寐，肺失肃降，津少上供，而干咳少痰，舌燥口干思饮。予以清肺化痰、宁神敛汗治。

太子参 9 克 甜杏仁 9 克（杵） 橘衣 2.4 克 浮小麦 15 克

带皮芪 9 克 麻黄根 2.4 克 川桂枝 0.9 克 夜交藤 9 克

野料豆 12 克 朱野神 9 克 钩藤 12 克（后下） 川贝母粉 4.5 克（分吞）

服三剂。

2 月 3 日三诊：虚汗已少，下午不怯寒，能食粥两碗，舌质偏红少津，夜寐不熟，脉细。究由病重阴伤，营卫失调，肺津难能输布，阳失外护，再守前法续治。

太子参 9 克 甜杏仁 9 克（杵） 川贝母粉 4.5 克（分吞） 甘菊 4.5 克

浮小麦 12 克 带皮芪 9 克 夜交藤 9 克 莲子心 6 克

远志 6 克 朱野神 9 克 煅牡蛎 12 克 酸枣仁 9 克（杵）

麻黄根 2.4 克

服三剂。

2 月 6 日四诊：虚汗止，寐能安神，食纳尚可，舌赤口干，低热（37.4℃），少有咳嗽，脉细数。阴虚生内热，续予养阴清虚热止咳合治。

北沙参 9 克 白芍 6 克 野料豆 12 克 夜交藤 9 克

地骨皮 9 克 杭菊 6 克 川贝母粉 4.5 克（分吞） 麦冬 9 克

朱野神 9 克 远志 6 克 白薇 9 克 炒酸枣仁 9 克（杵）

鲜枇杷叶（去毛）2 片

服四剂。

2 月 11 日五诊：体温 36.8℃，虚热退清，咳止，食纳正常。病久营阴不足，肺失清肃，再方养阴清肺宁心调治。

北沙参 9 克 白芍 6 克 女贞子 9 克 旱莲草 9 克

杭菊 6 克 地骨皮 9 克 麦冬 9 克 远志 6 克

川贝母粉 4.5 克（分吞）　朱野神 9 克　炒酸枣仁 9 克（杵）　炙甘草 2.4 克
鲜枇杷叶（去毛）2 片
服五剂。

按：冬温症初起，表寒发热头痛，咳嗽，汗少或无汗。轻者，只需辛凉解表，祛邪外达，得汗即愈，若汗出，热仍未解，则温从燥化，引起咽干喉痛，咳重，多痰，闭气。若偏于辛燥，则虑其伤阴耗液。患者症起发热少汗，误于一再用退热片，几有大汗亡阳之概，致产生种种不良反应，如自汗肤凉，午后寒凛怕冷，心虚不眠，体温下降等症，使病程稽延。本例在治疗过程中，首重固护卫阳，加强敛汗和调营卫，以解决恶寒怕冷，继之以养阴清肺宁心化痰之剂，药症适应，连续治疗五次而愈。

冬温（化燥伤津）（五）

谢某，男，79 岁，1965 年 11 月 22 日初诊。

体温 38.5℃，发热旬余不退，肺火极盛灼津耗液，咳嗽痰稠，胸胁疼痛，食少，大便秘结，舌根黄尖赤，两脉细数。年高体衰，津液不充，温邪上受易于化燥，渐有伤津神糊之变。拟甘寒清热、化痰保津治。

元参 9 克　牡丹皮 4.5 克　杏仁 9 克（杵）　桑叶 6 克
杭菊 4.5 克　金沸草 6 克（包）　炒黄芩 4.5 克　银柴胡 3 克
前胡 4.5 克　蜜炙款冬花 6 克　全瓜蒌 9 克（杵）　浙贝母 6 克
白茅根 12 克
服二剂。

11 月 24 日二诊：体温 37.6℃，前方服后，发热减退，胸胁不痛，咳痰仍稠浓，头痛，耳鸣，神疲，大便仍未通。脉数，舌黄燥。肺火仍盛，痰热交结。再以甘寒清热、化痰保津为治。

元参 12 克　牡丹皮 4.5 克　连翘心 9 克　浙贝母 9 克
桑叶 6 克　杏仁 9 克（杵）　炒黄芩 4.5 克　丝瓜络 9 克
全瓜蒌 12 克（杵）　蜜炙款冬花 6 克　野茯苓 9 克　天竺黄 6 克
鲜枇杷叶（去毛）2 片
服三剂。

11 月 27 日三诊：体温 36.7℃，发热退清，神识安定，咳嗽痰稠转为白绵，稍可进食，头痛耳鸣未减，便解旬余不通，舌黄边红。肺与大肠相表里，年高液枯，阳明腑实，宗前法参以润肠通腑。

南沙参 12 克　杏仁 9 克（杵）　炙桑白皮 9 克　炙款冬花 9 克

牡丹皮 4.5 克　杭菊 6 克　麦冬 9 克　川贝母 4.5 克

浙贝母 4.5 克　茯神 12 克　全瓜蒌 9 克（杵）　生谷芽 12 克

紫菀 4.5 克　大黄片 3 克（泡水冲药服，便通即除）　鲜枇杷叶（去毛）2 片

服四剂。

按： 冬温发热经旬不退，咳嗽痰稠，温邪化燥，津液耗伤致咳痰浓稠难吐，治则采用清肺化痰生津之剂，症情得以好转。但大便旬余不通，肺与大肠相表里，高热灼津，肠失濡润，仿急下存阴一法，在清肺化痰止咳方中参以少量大黄片，使便通肺热得以下行，连诊三次幸获痊愈。

冬温伏邪并发症

吴某，男，48 岁，工人，1968 年 12 月 8 日初诊。

体温 38.2℃，怯寒发热身痛，有汗不退，咳嗽痰多，病前曾雨淋受湿，面黄黯，便泻，舌淡白，脉弦数。冬温伏邪并发，治宜辛温化痰、利湿退热法。

法半夏 4.5 克　前胡 4.5 克　黄郁金 6 克　陈皮 4.5 克

藿梗 4.5 克　佩兰叶 9 克　银柴胡 2.4 克　带心连翘 9 克

炒车前子 4.5 克　赤苓 9 克　广木香 4.5 克　生姜 2 片

炒桑枝 9 克

服二剂。

12 月 11 日二诊：体温 37.6℃，腹泻止，寒热未退清，咳痰转稠，四肢关节酸痛，舌淡白，脉弦数。以祛湿化痰止咳续治。

炒半夏曲 4.5 克　杏仁 6 克　前胡 4.5 克　橘红 2.4 克

旋覆花 6 克（包）　银柴胡 2.4 克　炒黄芩 3 克　款冬花 9 克

川朴 4.5 克　川通草 3 克　生桑枝 9 克　羌活 6 克

独活 6 克

服三剂。

12 月 14 日三诊：体温 36.8℃，发热已退，身痛减轻，咳痰仍稠，温邪夹湿未清，舌淡，面微黯。再以宣肺化痰利湿续治。

杏仁 6 克　前胡 4.5 克　黄郁金 4.5 克　浙贝母 9 克

紫菀 4.5 克　款冬花 9 克　橘衣 2.4 克　瓜蒌皮 4.5 克

桔梗 4.5 克　生桑枝 9 克　茯苓 9 克

服三剂。

按： 本例冬温与以上数例不同，发热有汗不退，舌淡白，面带黯色，便泻，属伏邪并发之证。用药不宜辛凉，须从证施治，予以辛温化湿、清热化痰合治，

使伏湿除则热退。热退之后，根据症情，由于咳嗽痰稠，但舌淡，为温邪夹湿未清，续予宣肺化痰利湿法治而愈。

二、神经系统疾病

头 痛

头痛为一常见症状，多见于外感引起，服用西药退热止痛片常可缓解，而剧烈头痛往往为突发性，痛难忍受，一般的镇痛药常不能制止，中药治疗剧烈头痛常获显效，但须辨证施治。凡剧烈头痛，表现为偏头痛或前额掣痛，牵及眼球胀痛，目难张，痛甚伴呕吐、脉浮数则为风邪入脑所致，亦即外感性头痛，治宜轻清上焦祛风清热定痛。凡头痛伴眩晕、耳鸣，失眠、心悸、腰酸等症，脉弦细，舌质偏燥偏红，由于肝肾阴虚，木失水涵，以及肝阳上亢引起头痛，亦称肝阳头痛，多见于高血压患者，治宜滋阴、平肝潜阳、息风定痛。凡风热头痛日久，则不可再投辛燥祛风药味，亦宜平肝清降定痛为治，兹举验案数则。

风热头痛（一）

杨某，男，21岁，农民，1970年6月19日初诊。

风入于脑，前额偏左剧痛阵作，连及眉棱骨，眼球牵制胀痛，历时多日，舌淡黄，脉细弦。此风热头痛，治以祛风清热定痛。

薄荷3克 蔓荆子4.5克 白芷3克 川芎2.4克

细辛2.4克 牡丹皮3.6克 甘菊6克 夏枯草9克

苦丁茶4.5克 法半夏4.5克 刺蒺藜9克

服三剂。

6月22日二诊：头已不痛，但咽喉干燥，左齿炎痛，症历多日，风从燥化，再续方甘寒清上治。

薄荷2.4克 苍耳子4.5克 桑叶6克 川芎2.4克

元参9克 夏枯草9克 牡丹皮4.5克 甘菊6克

刺蒺藜9克 苦丁茶4.5克 连翘9克

服三剂。

按：头痛一症皆由清阳不升，风火乘虚上袭为多，本例患者头脑剧痛多日，舌淡黄，脉浮数属风热头痛。投以祛风清热定痛药味，服药三剂头痛即止，但咽喉干燥，再方转甘寒清上，防止风从燥化入传厥阴。

风热头痛（二）

苏某，男，60岁，农民，1975年1月24日初诊。

风入于脑，整个头脑掣痛，痛不能耐，不时呕吐，不能安眠，症历半月，舌黄，脉弦数。高颠之上唯风可到，此风邪入脑引起头痛，从祛风定痛治。

薄荷3克　川芎4.5克　全蝎3.6克　刺蒺藜9克

杭菊6克　防风4.5克　细辛2.4克　白芷4.5克

法半夏4.5克　朱茯神12克　琥珀粉1.2克（分吞）

煨天麻4.5克

服三剂。

注：煨天麻4.5克因缺未用。

1月27日二诊：头痛已止，不呕吐，因前次头痛剧烈引动肝阳上亢，头昏晕不思食，夜失眠，舌转黄糙。风从火化，再易育阴平肝养心宁神，慎防仆中。

南沙参12克　白芍6克　钩藤12克（后下）　夏枯草12克

朱茯神12克　远志6克　杭菊4.5克　怀牛膝9克

刺蒺藜9克　牡丹皮4.5克　小生地9克

服三剂。

按： 症起为风邪入脑引起头痛，服祛风定痛药味三剂后，头痛即止。但因年高肝肾阴虚，肝风上扰致头昏失眠，二诊佐以平肝息风安神始能奏功。

慢性阵发性头痛（三）

李某，女，8岁，1966年10月27日初诊。

头脑剧痛阵作，痛甚目难张，自汗，每日发作二三次，症历九个月，形瘦肌黄，脉细数，舌淡红。起病为风邪入脑，久病不可投以辛燥祛风之剂，权以平肝清降定痛治。

南沙参9克　甘菊4.5克　天麻2.4克　牡丹皮2.4克

小生地9克　茯神9克　钩藤9克（后下）　川芎2.4克

白芍4.5克　怀牛膝4.5克　青葙子4.5克

服四剂。

10月31日二诊：服上方四剂，连日来头痛已平，精神好转嬉玩，原方续治。

上方减怀牛膝，加夏枯草9克，珍珠母12克（先煎）。

服四剂。

按： 据患儿母述，在其女症起当初，邻居有两个小孩患"流脑"，本例头痛亦可能与此有关，由于日久未愈，转为慢性，风热引动肝阳上扰所致，故治以平肝清降定痛法获显效。

面部丹毒头痛（四）

方某，男，72岁，1975年5月1日初诊。

头脑抽掣剧痛阵作，触及头皮亦痛，心烦，睡不宁神，舌质淡红，两脉细弦。主诉发于面部丹毒之后，为风热毒入脑之征，治宜祛风清热佐平肝宁神。

薄荷 2.4 克　蔓荆子 4.5 克　杭菊 6 克　牡丹皮 4.5 克

元参 9 克　白芷 4.5 克　夏枯草 9 克　钩藤 12 克（后下）

藁本 4.5 克　僵蚕 4.5 克　朱茯神 12 克　漂蝎尾 2.4 克

琥珀粉 1.2 克（分吞）

服二剂。

5 月 3 日二诊：头痛平息，能安眠，因年事已高，风药不宜过剂，以养阴平肝潜阳续治。

元参 9 克　牡丹皮 4.5 克　白芍 6 克　桑叶 6 克

菊花 6 克　夏枯草 9 克　莲子心 4.5 克　钩藤 9 克（后下）

茯神 12 克　女贞子 9 克　刺蒺藜 9 克　生甘草 2.4 克

服三剂。

按：本例头脑抽掣剧痛，系发于面部丹毒之后，为风热毒所乘，初诊服药两剂头痛即止。鉴于年高肝肾阴虚，风药不宜过剂，二诊改用养阴平肝潜阳。所以诊断上必须辨明症状虚实，前后相应，效果显著。

肝阳头痛（高血压头痛）（五）

程某，女，60岁，农民，1975年4月15日初诊。

家务操劳，加以连夜失眠，阴不涵阳，肝阳上亢，头脑抽掣作痛伴以眩晕，面红唇燥，舌赤口干，神倦足软，脉细数，血压 210/110mmHg。《素问·至真要大论》云"诸风掉眩皆属于肝"，治以平肝息风潜阳。

北沙参 9 克　白芍 9 克　煅石决明 30 克（先煎）　夏枯草 12 克

生龙骨 12 克　生牡蛎 12 克　小生地 9 克　牡丹皮 4.5 克

茯神 12 克　怀牛膝 9 克　滁菊 9 克　羚羊角片 1.2 克（缓火炖水服）

服二剂。

4 月 17 日二诊：服上方二剂，头痛明显减轻，能入眠，血压 180/100mmHg，再方仍以平肝息风潜阳法治。

北沙参 9 克　白芍 9 克（后下）　夏枯草 12 克　生龙骨 12 克

生牡蛎 12 克　牡丹皮 4.5 克　怀牛膝 9 克　朱茯神 12 克

滁菊 9 克　钩藤 12 克（后下）　小生地 9 克　羚羊角片 1.2 克（缓火炖水服）

盐水煮石决明 24 克（先煎）

服三剂。

4 月 20 日三诊：血压 160/90mmHg，头已不痛，能安睡，神疲肢软，症渐好转。再方养阴平肝宁神善后，注意清静休息。

北沙参 9 克　大生地 9 克　牡丹皮 4.5 克　白芍 9 克

杭菊 9 克　女贞子 9 克　制首乌 9 克　枸杞子 9 克

双钩 12 克　朱茯神 12 克　煅龙骨 12 克　煅牡蛎 12 克

麦冬 9 克

服五剂。

按：患者年高，高血压，头痛眩晕面红，失眠，舌赤唇燥口干，为阴虚阳亢，木失水涵，属肝阳头痛。治从养阴平肝潜阳降压，服药两剂，头痛眩晕失眠即获显效。方中羚羊角为平肝息风降压之要药，钩藤、石决明、龙骨、牡蛎均有平肝潜阳降压作用。

肝阳头痛（高血压头痛）（六）

王某，女，37 岁，农民，1975 年 4 月 17 日初诊。

头痛十余日，痛不可耐，服止痛片未能减轻，形体消瘦，血压 180/110mmHg，夜不安寐，食少，舌淡红，唇燥。心火肆炎，肝阳上亢。亟以养阴平肝潜阳镇痛治。

北沙参 9 克　白芍 9 克　夏枯草 12 克　柏子仁 9 克

朱茯神 9 克　钩藤 12 克（后下）　远志 6 克　怀牛膝 9 克

杭菊 6 克　小生地 9 克　牡丹皮 4.5 克　麦冬 9 克

珍珠母 30 克（先煎）

服二剂。

4 月 19 日二诊：头痛减轻，可以安眠，血压下降（150/90mmHg），头昏心悸，带下多，胃不适，仍以平肝宁心、补肾和胃治。

北沙参 9 克　白芍 9 克　女贞子 9 克　杭菊 4.5 克

远志 6 克　夜交藤 9 克　煅牡蛎 12 克　山药 9 克

莲须 6 克　蒸菟丝子 9 克　牡丹皮 4.5 克　枸杞子 9 克

朱茯神 12 克

服五剂。

4月24日三诊：头不痛，能安神熟睡，稍有心悸，血压正常，食纳尚可，肝肾虚，带下多，再拟方兼顾调理。服药期间安静休息，以杜反复。

北沙参9克　白芍9克　女贞子9克　杭菊4.5克

远志6克　夜交藤9克　煅牡蛎12克　莲须6克

蒸菟丝子9克　牡丹皮4.5克　枸杞子9克　朱茯神12克

服五剂。

按： 本例患者因高血压引起头痛，十余日不止，用养阴平肝、潜阳镇痛法治。初诊服药三剂，血压明显下降，头痛减轻大半，能安眠，症状好转，又因肝肾阴虚带下多，二、三诊需标本兼顾，参以滋养肝肾，收效甚速。

偏头痛（七）

余某，男，27岁，农民，1965年9月1日初诊。

偏左头痛如掣，牵及眼球颜面悉痛，痛处感觉麻木，眩晕，昼夜不能安眠，自汗甚多，舌苔黄，脉细弦。症历半月，盖风主动，风阳化火上扰所致，拟平肝息风、定痛敛汗合治。

南沙参9克　小生地9克　牡丹皮4.5克　滁菊6克

白芍9克　煅牡蛎12克　盐水煮石决明24克　茯神9克

浮小麦12克　带皮黄芪6克　钩藤12克（后下）　麻黄根2.4克

羚羊角1.2克（缓火熬水服）

服三剂。

此证可参用天麻，因缺供应未用。

9月6日二诊：头剧痛平息，可安眠，汗亦敛，原法续治予以潜降。

小生地12克　白芍9克　牡丹皮3.6克　夏枯草9克

滁菊6克　牡蛎12克　川芎2.4克　龙胆草2.4克

钩藤12克（后下）　茯神9克　怀牛膝9克　盐水煮石决明24克（先煎）

服四剂。

按： "诸风掉眩，皆属于肝"，阴虚则阳亢，阳动则风生，肝缓则风息。本例以益阴平肝息风潜阳治疗；又因痛甚自汗如淋，须配合敛汗。汗为心之液，心液不足亦能导致肝亢，处方采用羚羊角、牡蛎、石决明、白芍、滁菊、夏枯草以平肝潜阳；龙胆草、怀牛膝引肝火下降，协助潜阳；沙参、生地黄、丹皮滋阴增液，液足则阳潜；茯神、牡蛎、浮小麦、黄芪、麻黄根固表敛汗，从整体出发用药，配合平肝潜阳，才能收到满意效果，患者首诊服药三剂头剧痛即止。

眩晕（一）

徐某，男，56岁，工人，1967年12月23日初诊。

阴虚之体，以工作疲劳，肝胆阳升，头脑眩晕，不能动摇顾盼，甚则泛恶呕吐，腿足痿软无力，舌淡脉濡弦。《素问·至真要大论》云"诸风掉眩，皆属于肝"，拟平肝潜阳镇静治。

北沙参9克　生白芍6克　甘菊4.5克　肥玉竹9克

旋覆花6克（包）　代赭石12克　夏枯草9克　炒黄芩3.6克

珍珠母24克（先煎）　牡丹皮4.5克　钩藤12克（后下）

服三剂。

12月26日二诊：头昏渐平，能进食，不作呕，但头脑尚胀，肝阳上扰尚未平息，再以介类以潜降。

北沙参9克　生白芍9克　滁菊6克　玉竹9克

夏枯草9克　怀牛膝6克　茯神9克　珍珠母24克（先煎）

牡丹皮4.5克　蒸女贞子9克　钩藤12克（后下）

服三剂。

按：本例为阴虚肝阳上亢引起眩晕，治则主以平肝潜阳，服药六剂肝阳得制，眩晕自愈。

眩晕（二）

唐某，女，48岁，农民，1973年2月18日初诊。

血虚之体，近日以情绪欠宁致发头晕，失眠，耳鸣，心悸，肢软力乏，脉濡细。肾开窍于耳，从心肝肾一源论治。

太子参9克　蒸当归9克　白芍6克　熟地黄12克

甘菊6克　女贞子12克　朱茯神12克　远志6克

枸杞子9克　煅磁石12克　夜交藤9克　酸枣仁9克（杵）

服四剂。

2月23日二诊：头已不晕，能安睡，但耳鸣未息，便带溏。肝肾阴虚，肠胃吸收功能差，再守原法佐以健脾胃处方。

太子参9克　炒白术4.5克　炒当归9克　炒白芍6克

炒酸枣仁9克　山药12克　夜交藤9克　煅磁石12克

钩藤12克（后下）　五味子3克　阿胶珠9克　茯神12克

服五剂。

2月28日三诊：诸症悉平，上方续服五剂巩固疗效。另：杞菊地黄丸两瓶，每日早晚各服9克。

按：《灵枢经》谓"上虚则眩"，本例为血虚之体，血不能上荣头脑，致头晕目眩、失眠、耳鸣等症。肾开窍于耳，以心肝肾一源论治，服药后疗效甚好。停药后用杞菊地黄丸吞服一月，早晚各9克，巩固疗效。

眩晕（三）

董某，男，60岁，工人，1968年10月6日初诊。

劳动后猝患头脑眩晕，视物旋转，恶心呕吐，自汗涔涔，肢冷面青，舌白，两脉濡细，有昏厥之势。仿参附汤强心止呕敛汗治。

党参9克　淡附片4.5克　带皮黄芪12克　浮小麦15克

旋覆花6克（包）　代赭石12克　净麻黄根2.4克　钩藤12克（后下）

川桂枝0.9克　炒酸枣仁9克（杵）　白芍4.5克　茯神9克

服一剂。

10月7日二诊：服上方一剂后头晕明显好转，呕吐已止，四肢转温，汗未全敛，心气不足，阳失外护。再予强心益气、固护卫阳续治。

党参9克　淡附片4.5克　川桂枝1.2克　带皮黄芪12克

浮小麦15克　净麻黄根2.4克　钩藤12克（后下）　酸枣仁9克（杵）

夜交藤12克　茯神9克　白芍6克　炒当归6克

服二剂。

按：患者自诉由于劳动后骤然眩晕、恶心呕吐，肢冷，自汗涔涔，舌白，脉沉细。表现为气血两亏，肾阳不足心脏虚弱，按脉辨证，从证施治，宗参附汤强心回阳固脱，首诊服药一剂即获显效，二诊按原方加减，配合养血安神敛汗，续服三剂痊愈。

高热后精神呆木

叶某，女，30岁，干部，1973年2月10日初诊。

高热持续六日之后，心火肆炎，内扰头脑，不能安睡，神志呆木，心悸胆怯，大便秘结，舌赤干燥，两目无神，脉细数。症历两旬，趋于精神失常状态。予以养阴清心、宁神祛痰治。

北沙参9克　小生地12克　牡丹皮4.5克　全瓜蒌12克（杵）

生山栀9克　朱茯神12克　川连1.2克　青龙齿12克

钩藤12克（后下）　远志9克　滁菊9克　白芍9克

夜合花 6 克

服四剂。

2月14日二诊：服上方四剂后稍能安睡，大便已通，药症尚适应，守原法处方。

小生地 12 克　牡丹皮 4.5 克　天竺黄 6 克　青龙齿 12 克

甘菊 9 克　夜合花 9 克　麦冬 9 克　白芍 9 克

朱茯神 12 克　钩藤 12 克（后下）　煅磁石 12 克　远志 9 克

服五剂。

2月22日三诊：神志已清，可以安神熟睡，面赤退，食纳增加，舌红少苔，时叫头痛，间有疑惑，心火夹痰为患，仍以养阴清心宁神治。

北沙参 9 克　小生地 9 克　牡丹皮 4.5 克　青龙齿 12 克

莲子心 4.5 克　天竺黄 6 克　甘菊 9 克　麦冬 9 克

白芍 6 克　炒酸枣仁 9 克　远志 6 克　钩藤 12 克（后下）

朱茯神 12 克

服五剂。

3月10日四诊：上方服十剂神志清，睡眠正常，头已不痛，但舌干少津，白带较多，舌属心之苗，心火上炎灼津耗液，再拟方甘寒生津、清热止带治。

黑元参 12 克　牡丹皮 4.5 克　甘菊 9 克　青龙齿 12 克

知母 6 克　麦冬 9 克　莲子心 6 克　朱茯神 12 克

白芍 6 克　莲须 6 克　煅牡蛎 12 克　钩藤 12 克（后下）

酸枣仁 9 克（杵）　夜合花 9 克

服五剂。

精神分裂症

江某，男，24岁，农民，1972年2月12日初诊。

月前精神受刺激，忧郁思虑伤及心脾，胸闷多痰，彻夜不寐，引起肝胆火升，头昏面赤，咽干，流鼻血，言语错乱，有时狂躁动武，舌根黄腻，脉弦大。从清降化痰、开窍宁神安眠治。

元参 12 克　牡丹皮 4.5 克　炒山栀 9 克　陈胆星 9 克

白芍 9 克　钩藤 12 克（后下）　全瓜蒌 12 克（杵）　黄郁金 9 克

朱茯神 12 克　远志肉 9 克　龙胆草 4.5 克　滁菊 9 克

牛黄清心丸 1 颗（去壳以水炖化服）

服五剂。

2月17日二诊：服上方五剂，睡眠较安，神志清楚，言语恢复如前，但头脑仍感昏痛，鼻血止，大便仍秘结，食少。药症适应，守前法清降痰火、安神润肠续治。

小生地12克　牡丹皮4.5克　龙胆草4.5克　滁菊9克

黄郁金9克　炒枳壳4.5克　全瓜蒌12克（杵）　远志肉9克

钩藤12克（后下）　煅龙齿12克　朱茯神12克　夏枯草12克

服五剂。

2月23日三诊：痰火渐降，神志恢复正常，大便亦已畅通，头昏痛减轻，食纳尚少，舌燥，脉弦，病渐向愈，再以养阴祛痰、安神定志处方。

南沙参12克　小生地9克　牡丹皮4.5克　白芍9克

甘菊9克　川贝母6克　朱茯神12克　钩藤12克（后下）

远志6克　麦冬9克　莲子心4.5克　盐水煮石决明24克（先煎）

服五剂。

按：以上两例精神病均属实证。例一为高热之后心火肆炎，痰火互结，上扰神明，不能安眠、神志迷蒙，表现为沉默呆木、两目无神等精神症状，舌赤，便秘，采用养阴清心宁神祛痰润肠法治，首诊服药后腑实已通，火得下泻，睡眠稍宁，守原法续治，心火渐降，痰祛，神志转清。例二为狂躁型精神分裂症，由于精神受刺激，彻夜不寐，肝胆火升，火盛痰结，上扰神明而出现狂躁症状，采用清降化痰开窍宁神安眠法合治，处方中加用牛黄清心丸，效果显著，服药后精神狂躁得平息，神志转清。从两例治验说明，精神病的治疗原则，重在清心降火、化痰宁神法，从病因施治常可获效，而病史长者，症因复杂，往往非药石所能奏功。

中风（脑血栓）（一）

叶某，女，70岁，1968年7月14日初诊。

原患脑血管硬化，经常有头脑眩晕，近因操劳过度，气血内耗，内风暗动，始而头昏，继之身体倾斜，口㖞，舌强语謇，左半肢体偏瘫，舌中黄，脉濡细。此气血不能运行周体，瘀阻脉络，属偏中重症，西医诊断为脑血栓，治以养血息风通络，以观疗效。

炒当归9克　炒白芍9克　煨天麻4.5克　炙黄芪9克

防风2.4克　鸡血藤9克　炒川断9克　橘衣2.4克

桑寄生9克　甘菊9克　怀牛膝6克　双钩藤12克（后下）

人参再造丸2颗（炖水冲药服）

服六剂。

7月20日二诊：服上方左半肢体较前活络，可携杖缓步，但手指尚麻木，仍口喝语謇。症情稍见好转，续原法处方以杜厥中。

炙黄芪9克　防风3克　炒当归9克　川芎4.5克

夜交藤12克　炒川断9克　木瓜4.5克　白芍6克

枸杞子9克　煨天麻4.5克　桑寄生9克　双钩藤12克（后下）

甘菊9克　人参再造丸2颗（炖水冲药服）

服六剂。

7月27日三诊：两周来连服上方已能获效，阳得潜降，头昏较平，能安睡，左半肢体渐能活动，可扶杖缓步，语言较清，口涎亦稍止，但觉手指作麻，肢体痿软。年高肝肾内亏，上实下虚，风入经络，麻属血虚，以温柔肝肾、养血荣经治。

党参9克　炒当归9克　白芍9克　熟地黄12克

杭菊9克　制首乌9克　川芎6克　枸杞子9克

木瓜6克　炒川断9克　双钩藤12克　（后下）　怀牛膝6克

桑寄生12克

服五至十剂。

中风（脑血栓）（二）

方某，男，72岁，农民，1964年6月20日初诊。

年高气血衰惫，经常头昏，今以跌仆血不荣筋，内风入中经腧，右半肢体偏废不能活动，加之湿痰中阻，语言謇涩，意识清醒，脉细缓，舌淡白，偏中重症。予以息风涤痰、活血通络。

炒当归9克　明天麻4.5克　法半夏4.5克　陈皮3克

陈胆星4.5克　活血藤①12克　炒续断9克　炒川牛膝9克

桑寄生9克　秦艽9克　双钩藤12克（后下）

服六剂。

6月26日二诊：服上方肢体比较活络但头脑昏眩，语言謇涩未减。诸风掉眩皆属于肝，肝阳化风上扰，湿痰内阻，高年患此难治之症，再方续治。

炒当归9克　川芎6克　秦艽9克　陈皮2.4克

明天麻4.5克　法半夏4.5克　川贝母4.5克　陈胆星4.5克

钩藤12克（后下）　桑寄生12克　川续断9克　鸡血藤12克

茯苓12克　大活络丹1颗（打碎冲药）

服六剂。

---

① 活血藤：即大血藤，皖南地区还称为红藤，都是指大血藤。

7月20日三诊：迭服补益气血祛痰活络之剂，右半肢体渐活络，可弃杖缓步，但头脑尚昏，口涎未敛，大便结秘。老年肝肾交亏，气血不能荣筋，内风暗动，药既获效，原法续进，以期改善。

党参9克　炒白术6克　炒当归9克　广皮3克

枸杞子9克　白芍6克　橘络4.5克　桑寄生12克

炒续断9克　大活络丹2颗（打碎冲药）

服八剂。

按：脑血栓形成是在脑动脉内膜病变基础上产生的，引起血管腔狭窄或闭塞，常导致脑梗死而出现偏瘫等神经症状。中医称为偏中或偏枯，由于瘀阻脉络，治以活血化瘀通络为主，或由湿痰中阻，则需祛痰通络，结合病情辨证施治。以上两例偏中患者均系年高肝肾两虚，故需投以滋养肝肾补益气血的药物，"治风先治血，血行风自灭"，此皆有助于推动运行之力。例一为内风上扰瘀阻脉络，例二湿痰中阻，前者治以养血息风通络，后者治以补益气血涤痰通络法，均获效果，症情改善，但难根治。

耳鸣重听（肾虚）（一）

毕某，男，60岁，职员，1966年3月15日初诊。

肝肾阴虚，耳鸣重听已久，夜不安寐，神疲足软，舌黄脉细弦。肾开窍于耳，脑为髓海，肾虚则髓海不足而致耳鸣重听，拟心肝肾一源论治。

蒸当归9克　白芍6克　杭菊4.5克　牡丹皮3.6克

沙苑子9克　远志肉4.5克　夜交藤9克　煅龙齿12克

煅磁石12克　熟地黄12克　炒酸枣仁9克（杵）

服七剂。

3月28日二诊：服上方补益肝肾宁心潜阳之剂十剂，耳鸣渐息，听觉恢复，但心肾失交，夜寐不酣，神疲足软，舌燥，脉细弦，便解溏薄，日有数次。再守前法佐以和调胃肠。

炒当归6克　炒白术4.5克　炒白芍6克　淮山药9克

茯神9克　夜交藤9克　远志肉6克　煅龙骨12克

煅磁石12克　炒谷芽12克　广皮2.4克　蒸萸肉9克

钩藤12克（后下）

服七剂。

耳鸣重听（风热）（二）

李某，男，25岁，工人，1966年3月30日初诊。

主诉患化脓性中耳炎，经西医治疗痊愈，愈后左耳轰鸣未息、重听，头昏，咽赤喉燥，舌红，脉弦。拟轻清上焦法治。

薄荷2.4克　桑叶6克　杭菊6克　桔梗2.4克

小生地9克　牡丹皮2.4克　连翘9克　刺蒺藜9克

干荷叶9克　夏枯草9克　茯苓9克

服三剂。

4月4日二诊：左耳鸣平息，听力恢复，咽喉炎赤干燥，睡眠耳部有灼感，肝胆之火上炎，再以轻清上焦、平肝润燥法治。

元参9克　牡丹皮4.5克　杭菊9克　桑叶6克

炒山栀9克　带心麦冬9克　连翘9克　夏枯草9克

钩藤9克（后下）　茯苓9克　苦丁茶4.5克

服四剂。

按： 耳鸣，重听，病机有虚实。例一为虚证，患者肝肾阴虚之体，耳鸣日久渐趋重听。肾开窍于耳，内通于脑，脑为髓海，肾精充沛，髓海得濡，则听觉正常；肾虚则髓海不足而致耳鸣重听，失眠。故须以心肝肾一源论治，采用补益肝肾、宁心潜阳法，仿耳聋左慈丸加减，首诊服药十剂耳鸣得息，听力恢复。因大便转以泄泻，二诊删除阴柔药味，参以培脾止泻、补肾养心。例二为中耳炎引起耳鸣重听，且咽赤喉燥，属上焦风热实证，首诊采用轻清上焦风热，服药三剂，耳鸣重听显著好转。以上两例病机不同，一虚一实辨证施治，始能收效。

三、心血管系统疾病

心悸（一）

吴某，女，39岁，农民，1968年9月5日初诊。

产后两月，低热不退，心悸，头晕，动则汗泄气促，睡眠不酣，乳量少。因分娩时流血过多，气营重耗，心主血，血不足，无以养心，因此引起心悸等症。心率120次/分，体温37.4℃。舌淡，脉细数。心脾气血交虚，从补益气血、养心安神治。

太子参12克　炙黄芪12克　炒归身9克　炒白芍6克

炒酸枣仁 9 克（杵）　远志 9 克　熟地黄 9 克　地骨皮 9 克

炒川断 9 克　夜交藤 9 克　朱茯神 12 克　五味子 3.6 克

白薇 9 克

服六剂（缓火煎药，每剂煎三次服）。

6 月 12 日二诊：体温 36.9℃，虚热退，心悸平，气分①较充，睡眠尚宁。原法补益气血、宁心安神续治。

党参 12 克　炙黄芪 12 克　白术 6 克　熟地黄 12 克

炒归身 9 克　炒白芍 6 克　炒酸枣仁 9 克（杵）　炒川断 9 克

朱茯神 12 克　夜交藤 12 克　远志肉 6 克　山药 9 克

炙甘草 3 克

服五至十剂（缓火煎药，每剂煎三次服）。另服归脾丸一个月，每日早晚各服 9 克。

按：心动过速这一症状，中医归纳为惊悸、怔忡两类，有内外诱因之别。惊悸多由外因引起，怔忡每由内因而成，这两种症候有密切相关，血虚则心无所养引起怔忡。本例分娩之时失血过多，症见气血两亏，心阳损耗，血不足以养心，而致心动过速，迁延两月未愈，产生虚热、头晕、多汗、夜寐不宁等虚怯症状。治则以补益气血养心清虚热法，方中参、芪、术、熟地、甘草增强补气生血功能，归、芍、远志、枣仁、茯神、续断、夜交藤、山药、五味子补益心脾养血安神，白薇、地骨皮以清虚热。经过审证求因，以补益气血为主，使之改善气血交虚状况，并配合宁心安神、清虚热等对症施治，效果甚显。

心悸（二）

何某，男，8 岁，学生，1971 年 4 月 16 日初诊。

一周前因跌跤受惊，引起心悸，精神疲倦，面现愁容，夜睡不宁神，易惊醒出汗，转侧不安。治以宁心镇惊、安神定志。

炒当归 4.5 克　炒白芍 4.5 克　丹参 4.5 克　远志 6 克

柏子仁 6 克　煅龙齿 9 克　钩藤 9 克（后下）　茯神 9 克

炙甘草 2.4 克　飞辰砂 1.2 克　琥珀粉 0.9 克（后两味药同拌匀分两次开水吞下）

服三剂。

4 月 19 日二诊：服药三剂，尚能适应，各症好转，心悸缓和，能安寐不惊，再以安定神志，稳定疗效。

太子参 6 克　炒当归 4.5 克　炒白芍 4.5 克　丹参 6 克

---

① 气分：徽州话，指气力，气分较充即身体有力气了。

远志 6 克　酸枣仁 9 克（杵）　煅龙齿 9 克　五味子 2.4 克

炙甘草 1.8 克　双钩藤 9 克（后下）

服四剂。

按：本例患者由于跌跤受惊，引起心悸，属惊悸症，心气偏虚，则心悸不宁。采用养血宁心镇静药味，连续两诊应手而愈。方中参、归、芍、丹参、甘草既养血宁心又能活血祛瘀；酸枣仁、远志、朱茯神、钩藤、龙齿、五味子补益心脾，镇静安神，加以辰砂、琥珀粉和匀吞服，镇静宁心安神之功更彰。

心悸（三）

孔某，女，12 岁，1973 年 7 月 2 日初诊。

平常形体瘦弱，阴营久亏，心主血，血少荣心则心动过速，遇事惊慌，食少，虚热（37.5C°），多汗，精神疲乏，夜难安寐。舌淡红，少津，两脉细弱。病入虚途，勿可忽视，以益阴养营宁心法治。

北沙参 9 克　蒸当归 9 克　炒白芍 6 克　杭菊 6 克

麦冬 9 克　霍山石斛 9 克　莲子心 4.5 克　地骨皮 9 克

柏子仁 9 克　夜交藤 9 克　远志 9 克　钩藤 9 克（后下）

朱茯神 9 克

服四剂。

7 月 5 日二诊：体温正常（36.8℃），汗少，心悸和缓，舌有红刺，神力疲乏，再予益阴养营宁心续治。

北沙参 9 克　蒸当归 9 克　炒白芍 6 克　杭菊 6 克

麦冬 9 克　玉竹 9 克　莲子心 4.5 克　柏子仁 9 克

霍山石斛 6 克　远志 6 克　朱茯神 12 克

服五剂。

7 月 10 日三诊：心悸渐次和缓，精神好转，自汗虚热俱止，舌苔稍干燥，此久病心肾阴虚，水难上供，续予滋养阴液、补益心肾治。

太子参 9 克　生地黄 9 克　熟地黄 9 克　蒸当归 9 克

白芍 6 克　女贞子 12 克　杭菊 6 克　酸枣仁 9 克（杵）

夜交藤 9 克　麦冬 9 克　金扁斛 9 克　远志 6 克

莲子心 4.5 克　朱茯神 12 克

服五剂。

7 月 15 日四诊：病渐向愈，各恙消除，唯食纳少，稍感腹痛，便解正常，舌润不红。前诊三次，用药偏于阴柔，可能影响脾胃，再方补血养心佐以调理脾胃善后。

太子参 12 克　炒当归 9 克　炒白芍 6 克　炒谷芽 12 克

焙鸡金 9 克　炒建曲 9 克　橘白 4.5 克　山药 9 克

茯苓 12 克　酸枣仁 9 克（杵）　夜交藤 12 克　炙甘草 2.4 克

陈籼米一匙（入煎）

服五至十剂。

按：患者由于体质虚弱营养不良，阴营交亏，血难养心，心悸较甚，形瘦面黄，连诊三次采用养阴补血、宁心安神药味，颇能适应，各恙好转。而胃纳不开，腹有隐痛感，可能阴柔药味影响脾胃运化，四诊以养血宁心配合调理脾胃增进食纳，自可恢复。

心脏性浮肿

赵某，80 岁，1972 年 12 月 22 日初诊。

心悸不已，动则气促，腹水胀满，面浮肢肿，尿次短少，舌淡白，脉右大左细数。年高心脏性肿满重症，姑予利尿消肿排满试治。

炙桑白皮 9 克　五加皮 9 克　陈皮 4.5 克　炒川牛膝 9 克

车前子 9 克　路路通 9 克　对坐草①9 克　汉防己 9 克

槟榔 9 克　川桂枝 2.4 克　陈赤小豆 12 克

服二剂。

12 月 26 日二诊：服上方二剂，尿次稍多，胀肿稍减，仍心悸气促，夜分失眠，病久气血交亏，血少荣心而致心脏性肿满，再守原法佐以宁心之剂续治。

炙桑白皮 9 克　五加皮 9 克　对坐草 12 克　车前子 9 克

远志 6 克　路路通 9 克　朱茯神 9 克　汉防己 9 克

川牛膝 9 克　陈赤豆 12 克　陈皮 4.5 克　炒冬瓜皮 9 克

服四剂。

1973 年 1 月 5 日三诊：心悸较平，尿次增多，腹胀浮肿渐次消退，食纳尚可，但睡眠不熟，头昏肢软乏力，再以宁心和胃、消肿胀缓缓调治。

炒当归 4.5 克　炒谷麦芽 12 克　炒建曲 9 克　炒枳壳 4.5 克

柏子仁 9 克　五加皮 9 克　炒川牛膝 9 克　朱茯神 12 克

车前子 4.5 克　对坐草 9 克　陈皮 4.5 克　陈赤小豆 15 克

服四剂。

1 月 10 日四诊：连诊三次服药十剂，心悸平，腹水、下肢及面部浮肿均消

---

① 对坐草：即仙人对坐草，有祛风湿、消肿解毒之功。

退，睡眠较熟，食纳亦增，可起床操作轻微家务，但周体经络悉痛，舌干少苔，年高血亏经络失荣，再予养血舒筋调治。

太子参 9 克　当归 6 克　炒白芍 4.5 克　鸡血藤 12 克

夜交藤 9 克　柏子仁 9 克　杭菊 4.5 克　带皮苓 12 克

陈赤小豆 12 克　泽泻 9 克　橘白 4.5 克　桑寄生 9 克

炒冬瓜皮 12 克

服五剂。

按：患者八十高龄，气血交虚，血少荣心而致心悸、气促，胀满，亦即心脏性浮肿属心力衰竭症候。难进补益，治以利尿消肿为先，配合宁心之剂，腹水及浮肿渐次消退，症情好转。在肿胀消失后，酌予养血宁心和胃调治，心悸亦平，以增加食纳改善心脏之供血。

高血压（一）

程某，男，54 岁，演员，1967 年 3 月 2 日初诊。

肝肾阴虚之体，阴不制阳，以致肝阳上亢，头脑眩晕，耳鸣欠聪，夜分少寐，面容泛青，舌质红，脉细数，血压 180/120mmHg。慎防厥中，予以潜降宁神法治。

元参 9 克　牡丹皮 4.5 克　滁菊 6 克　夏枯草 9 克

茯神 9 克　钩藤 12 克（后下）　怀牛膝 4.5 克　盐水煮石决明 15 克（先煎）

白芍 6 克　煅活磁石 12 克　枸杞子 9 克　远志肉 4.5 克

服五剂。

3 月 8 日二诊：服上方肝阳得潜，头脑眩晕较平，血压 165/100mmHg，但耳鸣未息，不甚酣寐，再予育阴潜降续治。

小生地 12 克　牡丹皮 4.5 克　滁菊 9 克　女贞子 9 克

生龟板 12 克　钩藤 12 克（后下）　枸杞子 9 克　煅磁石 12 克

桑椹 9 克　盐水煮石决明 24 克（先煎）　朱茯神 9 克　怀牛膝 9 克

服五剂。

3 月 15 日三诊：迭服滋阴潜阳宁神之剂，眩晕渐平，耳鸣减轻，夜寐较宁，血压 150/95mmHg，药症适应，阳得潜藏，原方续服五剂。另：杞菊地黄丸两瓶，每日早晚用盐开水吞服 9 克以巩固疗效，连服三周复查。

高血压（二）

张某，男，57 岁，干部，1975 年 1 月 31 日初诊。

原患高血压，经常头晕，疲劳则胸闷心悸，间有失眠，面泛赤，舌质淡红苔黄，唇绛，脉数，肝阳上亢，血压 190/104mmHg，拟滋阴潜降宁心合治。

小生地 9 克　牡丹皮 3 克　黄郁金 6 克　杭菊 6 克

女贞子 12 克　龙胆草 3.6 克　柏子仁 9 克　怀牛膝 9 克

远志 6 克　煅磁石 12 克　茯神 12 克　丹参 9 克

钩藤 15 克（后下）

服五剂。

2 月 6 日二诊：头晕、胸闷、心悸均减轻，夜寐仍不宁，舌中黄，脉略数，血压 148/100mmHg。守前法续治。

小生地 9 克　牡丹皮 4.5 克　黄郁金 9 克　杭菊 6 克

女贞子 12 克　远志 6 克　青龙齿 15 克　煅磁石 12 克

朱茯神 12 克　丹参 9 克　夏枯草 9 克　柏子仁 9 克

怀牛膝 9 克

服五剂。

2 月 12 日三诊：头晕、高血压渐平，血压 140/95mmHg，夜寐较宁，间有胸闷不舒，再予心肝肾调治。

北沙参 12 克　白芍 9 克　生黄 6 克　熟地黄 6 克

杭菊 6 克　夏枯草 9 克　青龙齿 15 克　女贞子 12 克

朱茯神 12 克　枸杞子 9 克　双钩 12 克（后下）　青葙子 6 克

盐水煮石决明 24 克（先煎）

服五至十剂。

按： 以上两例高血压症患者均系肝肾阴虚，阴不制阳，以致肝阳上亢，出现头晕、耳鸣、失眠、血压升高等症，并有心火肆炎之表现，舌质红，面容泛赤。治疗中首应平肝潜阳，使血压下降防止继发厥中（脑血管意外），同时必须养阴滋肾宁心安神合治，逐步改善，使水升火降，阳得潜藏，眩晕自平。

四、呼吸系统疾病

咳　喘

咳喘即慢性支气管炎，往往在寒冷季节易继发下呼吸道感染，咳嗽加剧，严重喘闭，症情日久可致心肺脾肾交虚，并发阻塞性肺气肿，严重者引起气虚中满即肺源性心脏病。咳喘占冬季门诊比例甚高，来诊者常在急性发作阶段，由于病情不同，重在根据痰质、舌、脉象辨明寒、热、虚、实而施治。

咳喘痰质清淡或白绵、舌淡、脉浮弦者为寒咳喘闭，治宜宣肺止咳祛痰平喘；若痰质浓稠壅塞、舌淡红或黄、口干、脉弦数者为热咳喘闭，治宜清肺化痰止咳，痰得大量排出则喘平，当感染控制之后，再酌予固本调治。痰质清淡，脉细数或濡细，舌淡、伴心肺脾肾交虚者则需予补益心气，保肺、培补脾肾等扶正与祛邪（化痰、止咳、平喘）兼施。咳喘趋中满而证实者，亟需泻肺化痰、利水消肿为先，证虚者尚须兼顾扶正，以下列举不同类型咳喘症验案。

咳喘（慢性支气管炎伴感染）（一）

毕某，男，57 岁，农民，1976 年 3 月 25 日初诊。

咳嗽多年，遇寒冷则增剧。近招外感，咳重闭气，痰白不易咳出，咽喉作痒，稍有怯寒发热，体温 37.8℃，胸部 X 光片报告：两肺纹理增粗，未见活动性病变。舌淡，脉浮弦。此风寒袭肺引发宿咳，拟宣肺解表、化痰止咳治。

薄荷 3 克　杏仁 9 克（杵）　桑叶 4.5 克　黄郁金 6 克

桔梗 4.5 克　旋覆花 6 克（包）　橘衣 3 克　连翘 9 克

紫菀 4.5 克　前胡 4.5 克　橘贝半夏曲 3 克（分吞）

服三剂。

3 月 29 日二诊：咳嗽稍减轻，痰不甚浓，平卧仍感闭气，午后畏寒发热。外感未解并发宿咳，舌苔淡黄，脉弦，再以辛宣解表、止咳化痰治。

薄荷 2.4 克　杏仁 9 克（杵）　桑叶 4.5 克　郁金 6 克

桔梗 4.5 克　连翘 9 克　橘衣 3 克　浙贝母 9 克

款冬花 9 克　紫菀 4.5 克　茯苓 9 克　旋覆花 6 克（包）

橘贝半夏曲 3 克

服四剂。

4 月 3 日三诊：咳嗽闭气减轻，痰转黄，寒热退，夜出虚汗，神疲力乏，舌干燥。外邪已解，寒渐化火，易以清肺化痰固表之剂处方。

杏仁 9 克（杵）　桑叶 4.5 克　前胡 4.5 克　款冬花 9 克

浙贝母 9 克　旋覆花 6 克（包）　瓜蒌皮 6 克　橘衣 2.4 克

浮小麦 12 克　麻黄根 2.4 克　杭菊 6 克　紫菀 4.5 克

服五剂。

4 月 6 日四诊：咳嗽渐近痊愈，痰亦少，虚汗止。但因久咳，肺肾虚弱，行动感气促，再拟清肺化痰、调理脾肺续治。

太子参 9 克　野料豆 9 克　桔梗 4.5 克　橘衣 4.5 克

川贝母 4.5 克　浙贝母 4.5 克　生谷芽 6 克　炒谷芽 6 克

山药 9 克　甜杏 9 克（杵）　款冬花 9 克　茯苓 12 克

紫菀 4.5 克　炙甘草 2.4 克　鲜枇杷叶（去毛）2 片

服四剂。

4 月 15 日五诊：咳嗽痊愈，痰亦极少，不闭气，食纳增加，但暮夜颧红，续予养阴、调理脾肺治。

南沙参 6 克　北沙参 6 克　甜杏 9 克（杵）　女贞子 9 克

生薏苡仁 12 克　蜜炙款冬花 9 克　瓜蒌皮 9 克　生谷芽 12 克

川贝母 4.5 克（研粉分吞）　山药 9 克　野苓 9 克　炙甘草 2.4 克

鲜枇杷叶（去毛）2 片

服五至十剂。

咳喘（慢性支气管炎急性发作）（二）

邵某，男，8 岁，1973 年 10 月 18 日初诊。

麻疹后并发咳喘症，数年来经常发作，今次招寒咳嗽加重，痰鸣闭气，不能平卧，行动则气急，舌淡，口不干，痰白绵，属寒咳喘闭症。亟予辛温宣肺化痰以杜闭变。

薄荷 1.8 克　杏仁 6 克（杵）　生麻黄 1.2 克　毛橘红 3 克

款冬花 6 克　佛耳草① 6 克（包）　生莱菔子 4.5 克（杵）　炒枳壳 2.4 克

防风 2.4 克　黄郁金 4.5 克　橘贝半夏曲 2.4 克（分吞）

服三剂。

10 月 21 日二诊：咳嗽痰鸣闭气减轻，能平睡，痰易吐，药已获效，原法续进。

薄荷 1.8 克　杏仁 6 克（杵）　生麻黄 0.9 克　毛橘红 3 克

佛耳草 6 克（包）　白苏子 3.6 克　黄郁金 4.5 克　炒枳壳 2.4 克

前胡 3.6 克　紫菀 3.6 克　橘贝半夏曲 2.4 克（分吞）

服四剂。

10 月 26 日三诊：咳喘已平，无痰鸣声，痰质由清淡转浓，寒渐化火，舌转淡红。再易清肺化痰止咳之剂。

杏仁 6 克（杵）　桑叶 4.5 克　前胡 3.6 克　旋覆花 4.5 克（包）

紫菀 3.6 克　瓜蒌皮 6 克　海浮石 9 克　白前 3.6 克

桔梗 6 克　茯苓 9 克　浙贝母 4.5 克　蜜炙款冬花 6 克

服四剂。

---

① 佛耳草：徽州民间又称"假蒿"，清明节制粿常用，有化痰止咳、祛风除湿之功。

按： 以上两例均为寒咳喘闭，治以宣肺止咳化痰平喘法。例一外邪解后，究由久咳肺肾虚弱，行动气促，兼予养阴调理脾肺，以治其本。例二喘闭较甚，加用苏子、麻黄、生莱菔子等药味祛痰平喘，当痰质由清转浓，寒渐化火，则需及时易以清肺化痰之剂。

咳喘（慢性哮喘性支气管炎急性发作）（三）

占某，男，41岁，工人，1975年3月19日初诊。

咳喘痰闭反复萌发，呼吸气促，今次外感诱发，咳嗽加剧痰绵难咳出，闭气，经某医院诊治注射链霉素多瓶无效，胸透示：肺纹粗糙，无实质病变。舌燥，苔薄黄，脉浮滑数，仿麻杏石甘汤意予辛凉宣泄、化痰平喘治。

杏仁9克（杵） 蜜炙麻黄1.5克 炙甘草2.4克 生石膏15克（打）
旋覆花6克（包） 款冬花9克 紫菀6克 橘衣3.6克
桔梗4.5克 黄郁金9克 茯苓12克 炙苏子4.5克
服二剂。

3月21日二诊：服上方两剂咳喘显著减轻，痰易咳出，唯夜寐欠宁，原方加减续治。

上方减苏子、茯苓，加朱茯神12克，生炒谷芽12克，服四剂。

按： 患者为慢性支气管炎外感风寒急性发作，咳嗽痰绵难出，行动则喘闭。此由风寒外束，肺气不宣，而舌苔薄黄干燥、脉数，为肺热内郁之征。故患者为外寒里热引起之咳喘，乃仿麻杏石甘汤意处方，取其散寒定喘，清泻肺热，鉴于痰闭较甚，为加强祛痰启闭，以苏子、郁金、旋覆花、紫菀、款冬花、桔梗等药物配伍，奏效甚速，共服药六剂咳喘痊愈，急性发作得以平息。

咳喘（慢性支气管炎伴感染、肺气肿）（四）

胡某，女，43岁，农民，1968年12月6日初诊。

冬温入肺，宿咳并发，高热数日不退，咳痰浓稠，气闭不能平卧，痰多，舌黄腻，口干，颧赤，脉数。证属热咳喘闭，治以清肺化痰退热固表法。西医检查体温39℃，两肺闻及干湿啰音，呼吸音低，白细胞细总数13500，中性粒细胞百分比85%，淋巴细胞百分比15%，胸透报告：两肺透亮度增高，肺纹增粗。诊为慢性支气管炎伴感染，肺气肿。

杏仁9克（杵） 前胡4.5克 黄郁金6克 橘衣2.4克
旋覆花6克（包） 款冬花9克 桑叶6克 炒黄芩3.6克
连翘9克 浙贝母4.5克 浮小麦12克 麻黄根2.4克

海浮石 9 克

服二剂。

12 月 9 日二诊：发热下降，汗亦渐少，咳嗽痰多，浓稠不易吐出，喘闭尚甚，舌苔黄，口干，脉数，体温 37.8℃。肺火尚盛，续予清肺化痰退热治。

杏仁 9 克（杵）　前胡 4.5 克　橘衣 3 克　旋覆花 6 克（包）

炒黄芩 4.5 克　浙贝母 6 克　连翘 9 克　黄郁金 6 克

款冬花 9 克　桑叶 6 克　瓜蒌皮 9 克　海浮石 12 克

鲜茅根 12 克

服三剂。

12 月 11 日三诊：迭进清肺化痰退热之剂，发热退清，咳痰由浓转清易咳出，喘闭减轻，舌淡黄。再予清肺化痰止咳治。

南沙参 9 克　甜杏 9 克（杵）　炙桑白皮 9 克　马兜铃 4.5 克

炒黄芩 3.6 克　海浮石 12 克　旋覆花 6 克（包）　生薏苡仁 12 克

茯苓 9 克　紫菀 4.5 克　款冬花 9 克　川贝母粉 4.5 克（分吞）

服五剂。

12 月 16 日四诊：咳嗽渐减，痰少，喘闭亦平，可着枕安睡，食纳增，精神好转，行动尚气促，多年咳喘脾虚肺弱，再予清肺化痰止咳参合培土生金之剂。

南沙参 9 克　北沙参 9 克　甜杏 9 克（杵）　白前 4.5 克

款冬花 9 克　生薏苡仁 12 克　川贝母粉 4.5 克（分吞）　海浮石 12 克

紫菀 6 克　甘草 2.4 克　鲜枇杷叶（去毛）2 片

服五至十剂。

咳喘（慢性支气管炎伴感染、肺气肿）（五）

成某，女，43 岁，农民，1974 年 1 月 10 日初诊。

严冬感冒引发宿咳，咳嗽痰鸣闭气，痰质浓稠如胶，已三昼夜不能着枕，面浮肿，颧赤，舌中黄苔，心悸，脉弦数，证属热咳喘闭。胸透报告：两肺透亮度增高，纹理增深。诊为慢性支气管炎伴感染，并肺气肿。治拟清肺化痰、平喘宁心法。

南沙参 9 克　杏仁 9 克（杵）　橘衣 2.4 克　黄郁金 6 克

桔梗 3.6 克　旋覆花 6 克（包）　蜜炙款冬花 9 克　瓜蒌皮 6 克

海浮石 12 克　炙桑白皮 6 克　朱野神 9 克　炒枳实 4.5 克

浙贝母 9 克　鲜莱菔汁 1 杯（冲药服）

服四剂。

1月14日二诊：痰闭减轻已能平卧，痰质仍稠，动则气促，究由痰壅肺络，肺失宣肃，再予清肺化痰宁心治。

杏仁9克（杆）　桑白皮9克　桔梗3.6克　旋覆花6克（包）

蜜炙款冬花9克　瓜蒌皮6克　海浮石12克　炒黄芩2.4克

远志6克　朱野神9克　紫菀4.5克　白前6克

浙贝母9克　鲜莱菔汁1杯（冲药服）

服四剂。

1月18日三诊：咳闭见平，痰稠转清，稍有心悸，舌淡红。症情好转，原法续治。

南沙参12克　甜杏9克（杆）　桔梗3.6克　瓜蒌皮6克

炒黄芩2.4克　生薏苡仁12克　远志6克　朱野神9克

海浮石12克　紫菀4.5克　浙贝母9克　马兜铃2.4克

炙桑白皮9克

服四剂。

按： 例四、例五均为热咳喘闭，原有肺气肿并发感染，痰质稠浓，壅塞肺络而致严重喘闭。经采用清肺化痰之剂，使肺火下降，痰质由浓稠转清，大量排出，喘闭渐次缓解。再予从症参合培土生金之剂调治。如外邪未除切不可见虚投补，补则痰闭愈甚；温燥祛痰药味亦不可用，用则痰质更稠难出加剧病情。

咳喘（虚证）（六）

吴某，男，60岁，工人，1969年2月21日初诊。

喘咳二十余年，交冬益甚，偶因劳累病情加剧，动则气喘心悸，咳痰清稀，无力咳出，食纳不佳。舌淡苔白，两脉细急。久咳久喘脾肺肾交虚，肾不纳气。予以益肺纳肾、化痰定喘。

太子参9克　甜杏9克（杆）　冬虫夏草9克　橘衣2.4克

金沸草6克（包）　淮山药9克　紫菀6克　茯苓9克

炙甘草2.4克　佛手片4.5克　淡干姜1.5克　五味子3.6克

蛤蚧尾1.5克（研末分吞）

服五剂。

2月26日二诊：服益肺纳肾化痰之剂咳喘减轻，食纳渐增，可以缓步。

太子参9克　白术6克　甜杏9克（杆）　冬虫草9克

川贝母4.5克（研末分吞）　金沸草9克（包）　淮山药9克　紫菀4.5克

茯苓 9 克　炙甘草 2.4 克　五味子 2.4 克　蛤蚧尾 1.5 克（研末分吞）

服五剂。

3 月 2 日三诊：喘咳经服上方十剂，喘平咳止，食纳增加，近因天时骤冷，咳喘闭气有所反复，痰白难咳出，究由脾肺久亏，寒邪易于侵犯，暂以宣肺化痰定喘治。

甜杏 9 克（杵）　前胡 4.5 克　橘衣 3 克　旋覆花 6 克（包）

紫菀 4.5 克　款冬花 9 克　炒谷芽 12 克　蒸百部 3.6 克

淮山药 9 克　炙甘草 2.4 克　川贝母粉 3 克（分吞）　茯苓 12 克

服五剂。

3 月 10 日四诊：外邪渐解，咳嗽减轻，痰白易咳出，能缓步行走，腹微胀，病获缓解，但病情深痼，根治较难，再方止咳化痰兼理脾胃。

甜杏 9 克（杵）　前胡 4.5 克　旋覆花 6 克（包）　款冬花 9 克

橘衣 3.6 克　炒谷芽 12 克　炒建曲 9 克　茯苓 12 克

佛手片 4.5 克　紫菀 9 克　川贝母粉 4.5 克（分吞）　胡桃肉 9 克

炙甘草 2.4 克

服五至十剂。

停药后改服成药金匮肾气丸一个月，每日早晚各吞 6 克。

按：患者长期咳喘，肺脾肾交虚，肾不纳气，行动则心悸喘促，由于体元久亏，在化痰定喘方剂中必须配合补气纳肾，始能获效。二诊咳嗽喘促已和缓，症情改善，治程中又因招寒而咳喘增剧，痰白难咳出，及时易以宣肺化痰为治，以祛外邪，外感除后仍以肺脾肾兼顾调治，巩固疗效。本病已有二十余年史，病情深痼，投治较难，以上治疗亦仅达到缓解之效。

咳喘（虚证）（七）

王某，男，69 岁，工人，1971 年 1 月 6 日初诊。

内痔便血多年，脾肾累亏，气血伤耗难复，平时面黄浮肿，原患咳喘症，今入冬招寒咳嗽增剧，痰多质白绵，行动喘闭不能接续，闭甚口唇发绀，心悸，舌淡白，脉细数。症情严重，刻虑内闭外脱变化，仿参附强心佐以化痰宁神合治。

炒党参 9 克　淡附片 6 克　杏仁 9 克（杵）　橘衣 3 克

款冬花 9 克　黄郁金 6 克　柏子仁 9 克　远志 6 克

茯苓 6 克　茯神 6 克　旋覆花 6 克（包）　瓜蒌皮 6 克

炙甘草 2.4 克

服二剂。

1月8日二诊：上方服后吐出痰甚多，闭气见松，面浮亦消，稍有便秘，药症适应，守原法治。

上方加炒枳壳 2.4 克，瓜蒌皮改全瓜蒌 9 克（杵），服二剂。

1月9日三诊：两服前方，吐出大量稠痰，气分较强，喘闭亦平，仍心悸，食纳乏味，究由久病气血交虚，痰阻肺络，阳气失运，再方以图改善。

炒党参 9 克　淡附片 4.5 克　杏仁 9 克（杵）　橘衣 3 克

柏子仁 9 克　远志 6 克　款冬花 9 克　生炒谷芽 12 克

野茯神 12 克　炒建曲 9 克　全瓜蒌 9 克（杵）　紫菀 4.5 克

川贝母粉 4.5 克（分吞）　炙甘草 2.4 克

服四剂。

1月13日四诊：痰减少，精神亦振，气分较强，舌仍淡白，面黄。迭服参附汤加化痰宁心之剂甚合病机，得以转危为安，再方续治。

太子参 12 克　杏仁 9 克（杵）　黄郁金 6 克　橘衣 3 克

款冬花 9 克　旋覆花 6 克（包）　全瓜蒌 9 克（杵）　柏子仁 9 克（杵）

紫菀 6 克　川贝母粉 4.5 克（分吞）　炙甘草 2.4 克　炒谷芽 9 克

茯苓 9 克　茯神 9 克

服四剂。

1月18日五诊：咳喘渐次好转，但因长期失血，肺损难复，再予补益气血、化痰保肺续治。

太子参 12 克　炙黄芪 9 克　炒当归 6 克　甜杏仁 9 克（杵）

橘衣 3 克　款冬花 9 克　酸枣仁 9 克（杵）　紫菀 9 克

全瓜蒌 9 克（杵）　川贝母粉 4.5 克（分吞）　野茯神 12 克　陈赤豆 12 克

炙甘草 12 克

服四剂。

按： 患者有慢性失血史，脾肾累亏，气血伤耗，咳喘宿疾招寒增剧，肺虚痰盛，肃降失权，喘闭严重，闭甚口唇发绀，有闭脱之变，首诊投以参附强心，加以宣肺化痰宁心之剂。守方不更，连续门诊五次，终以标本兼治，服药十余剂而愈。

喘满症（一）

黄某，女，45 岁，农民，1963 年 11 月 16 日初诊。

咳喘多年，逢寒则甚，近因外感，咳重多痰，动则喘闭，腹膨胀，尿不利，周体浮肿，尤以足肿如柱，舌淡，脉细弦。肺主通调水道，肺为痰壅，膀胱不利，水气积聚传为"中满"重症。拟泻肺化痰、利尿消胀法治。

杏仁9克（杵）　黄郁金6克　桔梗4.5克　炒麦芽12克

炒建曲9克　广皮4.5克　法半夏4.5克　款冬花9克

茯苓皮12克　汉防己9克　炒车前子9克　陈赤豆12克

服六剂。以秋石代盐。

11月23日二诊：咳嗽减轻，痰易吐出，喘闭亦松，尿量增多，周体浮肿消退，但食少神疲，腹胀。药症适应，守原方加减，饮食以清淡为宜。

杏仁9克（杵）　黄郁金9克　旋覆花6克（包）　炒麦芽12克

炒建曲9克　广皮4.5克　款冬花9克　炒枳实4.5克

汉防己9克　桔梗6克　炒川牛膝6克　车前子9克

带皮苓12克　陈赤豆12克

服六剂。

12月2日三诊：两服前方咳出稠绵痰甚多，喘闭得宽，周体及腿足浮肿完全消退。腹微胀，食纳稍增，再以宣肺化痰、调理脾胃治。

杏仁9克（杵）　黄郁金6克　桔梗6克　旋覆花6克（包）

炒麦芽12克　炒建曲12克　京半夏2.4克　陈皮4.5克

炒枳壳4.5克　泽泻9克　茯苓12克　佛手片4.5克

陈赤豆12克

服五剂。

喘满症（二）

胡某，女，54岁，农民，1963年12月21日初诊。

素患喘咳，反复发作，入冬以来咳嗽加剧，痰浓不易咳出，喘闭倚息不能平卧，面浮，腹膨胀，腿足漫肿透亮，尿涩少，面赤，舌黄燥，脉濡细，中满重症。曾在某医院经X光片及心电图检查诊断为：慢性支气管炎合并感染，肺源性心脏病，右心衰竭。曾给予消炎利尿治疗，病情无明显好转。拟泻肺化痰、利尿消肿治。

杏仁9克（杵）　甜葶苈3.6克　桑白皮9克　地枯蒌①9克

桔梗4.5克　款冬花9克　海浮石9克　橘衣3克

汉防己9克　炒川牛膝9克　旋覆花6克（包）　车前子9克

茯苓皮12克

---

① 地枯蒌：又称地枯萝，萝卜经霜后的根。《本草纲目》记载："地骷髅，乃刈菜蔊时偶遗未尽者，根入地，瘦而无肉，老而多筋，如骷髅然，故名。"

服四剂。禁盐，以秋石代。

12月25日二诊：服上方四剂，咳喘减轻，痰仍浓稠，尿尚少，面浮腹膨足肿未消，病情较深，希图缓效，仍以泻肺化痰、利尿消肿治。

杏仁9克（杵）　甜葶苈3.6克　款冬花9克　炙桑白皮9克

细辛2.4克　桔梗4.5克　旋覆花9克（包）　橘衣3克

五加皮9克　炒川牛膝9克　车前子9克　汉防己9克

茯苓皮12克　陈赤豆12克

服五剂。

1964年1月2日三诊：两服上方，尿量增多，浮肿渐消，腹胀减轻，痰浓稠转绵，舌淡黄，口不干。药既获效，原方加减续服。

杏仁9克（杵）　甜葶苈3.6克　桑白皮9克　款冬花9克

旋覆花6克（包）　广皮4.5克　浙贝母9克　陈赤豆12克

汉防己9克　五加皮9克　地枯蒌9克　干姜衣1.8克

服五剂。

1月10日四诊：连服上方咳喘减轻，痰亦转清，尿量增多，浮肿消退，腹不胀。再守原方加以调理脾胃巩固疗效。

杏仁9克（杵）　桔梗4.5克　金沸草6克（包）　款冬花9克

紫菀4.5克　橘衣3.6克　炒谷芽12克　炒建曲9克

炒川牛膝9克　泽泻9克　茯苓12克　陈赤豆12克

服五至十剂。

喘满症（三）

程某，男，71岁，农民，1969年5月28日初诊。

患慢性气管炎多年，平时行动气短，咳嗽痰稠，因失治复不慎口，咳渐增剧，痰稠难出，肺系痰壅，尿渐不利，面浮，两足漫肿如柱，倚息不能平卧，腹胀纳少，肢凉不温，苔白腻，脉沉虚细。咳喘病久，脾肾阳虚，太阴气化不行，趋入中满，予以化痰温阳、利水消肿治。

淡附片4.5克　细辛2.4克　川桂枝3.6克　橘衣2.4克

杏仁9克（杵）　炒川牛膝9克　车前子9克　槟榔9克

汉防己9克　五加皮9克　干姜皮2.4克　炒麦芽9克

炒建曲9克　陈赤豆12克

服三剂。

6月1日二诊：服上方三剂，咳吐稠痰甚多，喘闭略松，尿量增加，腹胀足肿稍消，夜难着枕安睡，亦由痰阻肺络所致，仍从温运脾肾、化痰利尿消肿续治。

细辛 2.4 克　广皮 4.5 克　杏仁 9 克（杵）　淡附片 4.5 克

川桂枝 3 克　桔梗 4.5 克　汉防己 9 克　炒川牛膝 9 克

款冬花 9 克　野苓皮 12 克　车前子 9 克　五加皮 9 克

陈赤豆 12 克

服四剂。

6 月 6 日三诊：咳喘腹胀浮肿均减轻，能平卧，年高，中满形成，究难速愈，再以原法续治，慎口淡味为要。

杏仁 9 克（杵）　前胡 4.5 克　橘皮 4.5 克　旋覆花 6 克（包）

桔梗 6 克　汉防己 9 克　川贝母粉 4.5 克（分吞）　五加皮 9 克

炒谷芽 12 克　炒建曲 9 克　车前子 9 克　桑白皮 6 克

野苓皮 12 克　陈赤豆 12 克

服四剂。

6 月 10 日四诊：腹胀足肿渐消，食纳增加，咳痰带稠，行动气力不续。多年咳喘，脾肺久虚，中气馁弱，但虚难进补，补则壅痰增胀，守原法从缓调治，希图改善。

杏仁 9 克（杵）　前胡 4.5 克　橘衣 3.6 克　款冬花 9 克

紫菀 6 克　旋覆花 6 克（包）　炒枳壳 4.5 克　炒麦芽 6 克

佛手片 6 克　五加皮 9 克　陈赤豆 12 克　茯苓 9 克

服六剂。

按：喘满即气虚中满症，西医属慢性肺源性心脏病、心力衰竭范畴。因长期咳喘，心肺脾肾皆虚，遇外感风寒则咳嗽痰壅，喘闭加剧，动则心悸气短，尿不利而致胀满。以上三例均为喘满症，治疗重在泻肺化痰利尿消胀，病理相通，辨证用药则有不同之处。

例一、例二首诊用甜葶苈开泻肺气，通利水道，药效甚显，但该药性竣烈，能耗伤肺气，证虚者应慎用。例一咳重多痰而舌质淡，故伍用半夏、陈皮之二陈汤泻肺化痰。例二咳嗽、痰稠、舌黄燥，则用桑白皮清肺利水。

例三咳满、肢凉，舌白腻，因年高脾肾阳虚，则需采用附、桂温阳利水，症情稳定后慎用葶苈泻肺利水。

三例治疗中均需伍用化痰、止咳、利水药味，使肺气通利则肿胀渐消。喘闭及浮肿未除则不宜投补，补则壅塞更甚，佐以调理脾胃之剂增进食纳，则有利于体力恢复。

肺痈症（肺脓肿）

姚某，女，44 岁，农民，1970 年 4 月 10 日初诊。

温邪袭肺，肺受热灼，咳嗽胸胁引痛牵及右背亦痛，吐痰臭秽如脓，形寒内热（37.8℃），舌黄，口干，脉数，乃肺痈症。胸透报告：右上肺脓疡。治拟清肺化痰排脓，仿千金苇茎汤加味处方。

桃仁 4.5 克　杏仁 4.5 克　桑叶 6 克　桔梗 6 克

连翘 9 克　浙贝母 9 克　金银花 9 克　生甘草 2.4 克

生冬瓜子 12 克　生薏苡仁 12 克　炒黄芩 4.5 克　鱼腥草 12 克

鲜芦根 18 克

服四剂。

4 月 15 日二诊：寒热退，胸胁仍痛，咳痰转淡，秽味减轻，药已获效，原法清金化痰解秽续治。

元参 9 克　牡丹皮 4.5 克　浙贝母 9 克　蒲公英 12 克

炒黄芩 4.5 克　生冬瓜子 12 克　瓜蒌皮 9 克　冬桑叶 6 克

桔梗 4.5 克　金银花 9 克　鲜芦根 24 克　生薏苡仁 12 克

鱼腥草 9 克

服六剂。

4 月 20 日三诊：寒热退，咳痰转淡，臭味减轻，胸前仍感牵痛，舌黄糙，症状稳定，仍以清金化痰解毒续治。

元参 9 克　牡丹皮 4.5 克　浙贝母 9 克　蒲公英 12 克

炒黄芩 4.5 克　生冬瓜子 12 克　瓜蒌皮 9 克　冬桑叶 6 克

桔梗 4.5 克　金银花 9 克　鲜芦根 24 克　生薏苡仁 12 克

鱼腥草 9 克

服六剂。

4 月 27 日四诊：肺痈重症渐次好转，痰已少，不带臭味，痰质转清，食纳增，可步行三四十里来门诊，再方续予清金化痰止咳治。

元参 9 克　牡丹皮 4.5 克　甜杏 9 克（杵）　炒黄芩 3 克

川贝母 4.5 克　浙贝母 4.5 克　桔梗 6 克　生薏苡仁 12 克

瓜蒌皮 9 克　鱼腥草 9 克　炙款冬花 9 克　生甘草 3 克

茯苓 9 克　鲜枇杷叶（去毛）2 片

服六剂。

按：肺痈症即肺脓肿。以咳嗽胸痛、吐痰腥臭，甚则咳吐脓血、怯寒发热为特征。其病因为外感风热之毒，熏蒸于肺，肺受热灼，清肃失常，痰壅血瘀，郁结成痈，血败化脓，故咳吐脓臭痰。本例患者肺痈已溃脓，形寒内热咳吐臭秽脓痰，胸胁疼痛，舌黄口干，为实热炽盛。治应清肺化痰排脓，以千金苇茎汤为主从症化裁，方中桔梗、浙贝母、甘草、鱼腥草等解毒排脓，芦根、金银花、连翘、黄芩、桑叶、蒲公英清肺热，桃仁、冬瓜仁、薏苡仁化浊行瘀。患者诊治两次服药八剂，痰脓消失，臭味渐除，内热亦退，说明秽脓已排，三、四诊仍沿用苇茎汤，加以甘寒清肺、化痰止咳续治，共治疗四次而愈。

肺结核（浸润型肺结核）（一）

程某，女，37 岁，农民，1967 年 4 月 26 日初诊。

咳嗽年余，肺阴暗损，喉干津少，咳则痰难吐出，虚热不退，盗汗，颧赤，脉细数，形瘦肌黄。肺为水之上源，肺伤津难上供，肺病入深。胸透报告：两上肺浸润型肺结核。拟养阴清肺、化痰固表治。

南沙参 12 克　甜杏 9 克（杵）　前胡 4.5 克　黄芪皮 9 克　浮小麦 12 克

野苓 9 克　蜜炙款冬花 6 克　水炙远志肉 4.5 克　瓜蒌皮 4.5 克

地骨皮 9 克　金扁斛 9 克　川贝母粉 3 克（分吞）　鲜枇杷叶（去毛）2 片

服三剂。

4 月 29 日二诊：咳嗽相似，喉干痰稠难咳出，夜出虚汗，精神疲乏，究由肺病入深，难获速效，原法续治。

南沙参 9 克　北沙参 9 克　甜杏 9 克（杵）　生芪皮 9 克

浮小麦 12 克　野料豆 9 克　蜜炙款冬花 6 克　瓜蒌皮 6 克

川贝母粉 6 克（分吞）　海蛤粉 9 克　野苓 9 克　地骨皮 9 克

莲子心 4.5 克　鲜枇杷叶（去毛）2 片

服五剂。

5 月 4 日三诊：咳嗽减轻，痰稠转清，虚汗敛，食纳增，步行十余里不觉累。药既获效，原法养阴清肺化痰续治。

南沙参 6 克　北沙参 6 克　甜杏 9 克（杵）　南烛子[①] 9 克

带心麦冬 6 克　瓜蒌皮 4.5 克　川贝母粉 3 克（分吞）　海蛤粉 9 克

紫菀 4.5 克　地骨皮 9 克　野苓 9 克　鲜枇杷叶（去毛）2 片

马兜铃 4.5 克

服六剂。

5 月 10 日四诊：迭服养阴清肺、化痰固表之剂，咳渐止，痰易吐出，虚汗

---

① 　南烛子：又名乌饭果，即乌饭树的果实。具有益肾固精、强筋明目的作用。

敛，胃纳尚可，但不时有肝气上逆，再予养阴保肺止咳化痰佐降逆续治，并注意休息。

北沙参 9 克　甜杏 9 克（杵）　南烛子 9 克　带心麦冬 9 克

瓜蒌皮 6 克　旋覆花 6 克（包）　生薏苡仁 9 克　马兜铃 4.5 克

黄郁金 4.5 克　野荞 9 克　紫菀 4.5 克　川贝母粉 4.5 克（分吞）

绿萼梅 3 克　鲜枇杷叶（去毛）2 片

服十剂。

肺结核（两上肺浸润型结核伴左上空洞）（二）

凌某，男，68 岁，工人，1974 年 12 月 4 日初诊。

患肺结核多年，近日胸透报告：两上肺浸润型肺结核伴左上空洞形成。咳嗽，痰质稠浓，不能左侧卧，行动气促，舌淡苔干，咽红，脉数。肺阴暗耗，金水交伤，以养阴清肺化痰治。

南沙参 9 克　甜杏 9 克（杵）　桑叶 6 克　桔梗 4.5 克

旋覆花 6 克（包）　白及片 9 克　紫菀 6 克　炙款冬花 9 克

瓜蒌皮 6 克　海蛤粉 12 克　野荞 9 克　生薏苡仁 12 克

鲜枇杷叶（去毛）2 片

服五剂。

12 月 9 日二诊：服前方咳嗽减轻，左侧卧尚适，痰稍转清，但舌苔仍黄腻。肺虚火盛，守原法续治。

南沙参 6 克　北沙参 6 克　甜杏 9 克（杵）　桔梗 4.5 克

白及片 9 克　瓜蒌皮 6 克　马兜铃 3 克　紫菀 4.5 克

炙款冬花 9 克　海浮石 9 克　生薏苡仁 12 克　川贝母粉 4.5 克（分吞）

野荞 12 克　鲜枇杷叶（去毛）2 片

服五剂。

12 月 13 日三诊：病情改善，药症适应仍以养阴保肺、弥补空洞为治。

南沙参 6 克　北沙参 6 克　甜杏 9 克（杵）　桔梗 4.5 克

川贝母粉 4.5 克（分吞）　瓜蒌皮 6 克　白及片 9 克　野荞 12 克

生海蛤粉 9 克　马兜铃 4.5 克　生薏苡仁 12 克　紫菀 4.5 克

炙甘草 3 克　鲜枇杷叶（去毛）2 片

服五剂。

12 月 18 日四诊：迭进养阴化痰保肺之剂，咳止，可侧卧，不感气促，食纳增加。舌质薄黄，便溏，两脉细缓。久病肺肾阴虚，再予养阴化痰保肺续治。

北沙参 9 克　甜杏 9 克（勿杵）　白及片 9 克　南烛子 9 克

生海蛤粉 12 克　炒瓜蒌皮 4.5 克　生炒谷芽 12 克　淮山药 12 克

茯苓 12 克　炙甘草 3 克　紫菀 6 克　生薏苡仁 9 克

服十剂。

肺结核（三）

周某，女，26 岁，农民，1965 年 3 月 14 日初诊。

咳嗽历时年余，因妄进滋补，近月来咳嗽增剧，痰稠难出，胸闷气闭，不能着枕，虚热、盗汗，睡不宁神。食少形瘦，动则气促，经期 2～3 个月一至，量少。舌苔黄，边绛，脉细数，体温 37.6℃。肺肾阴虚，心营暗耗，属肺结核。以养阴保肺化痰宁神固表治。

北沙参 9 克　白芍 6 克　甜杏 9 克（杵）　地骨皮 9 克

霍山石斛 9 克　生海蛤粉 12 克　浮小麦 12 克　川贝母粉 6 克（分吞）

冬虫草 9 克　朱茯神 12 克　瓜蒌皮 9 克　生薏苡仁 9 克

牡丹皮 4.5 克　鲜枇杷叶（去毛）2 片

服五剂。

3 月 20 日二诊：久咳不已，肺虚及肾，驯至骨蒸虚热、盗汗、痰稠、气促，症入虚途，服上方尚能适应，守原法续治。

北沙参 9 克　甜杏 9 克（杵）　蜜炙款冬花 9 克　霍山石斛 9 克

地骨皮 9 克　带皮芪 12 克　野料豆 9 克　浮小麦 12 克

生薏苡仁 12 克　炒黄芩 3 克　朱野神 9 克　川贝母粉 6 克（分吞）

橘红 3 克　鲜枇杷叶（去毛）2 片

服五剂。

3 月 26 日三诊：虚汗止，痰浓转清，闭气减轻，可以着枕安睡。但虚热难退，神疲气馁，舌质淡红少津，体温 37.5℃。再予益阴化痰保肺续治。

太子参 9 克　甜杏 9 克（杵）　霍山石斛 9 克　地骨皮 9 克

莲子心 4.5 克　生谷芽 12 克　川贝母粉 6 克（分吞）　冬虫草 9 克

生海蛤粉 12 克　炙甘草 2.4 克　野茯苓 9 克　紫菀 4.5 克

鲜枇杷叶（去毛）2 片

服五剂。

4 月 2 日四诊：服上方骨蒸虚热渐退，舌干咽燥，所幸便不溏，脾土尚健，奈因久咳肺伤，津少上供，肺失水养，再予脾肺肾兼理。

北沙参 9 克　白芍 6 克　甜杏 9 克（杵）　山药 9 克

麦冬9克 生薏苡仁12克 川贝母粉6克（分吞） 冬虫草9克

紫菀4.5克 野茯苓6克 野茯神6克 霍山石斛9克

炙甘草2.4克 枇杷膏半斤（每次一汤匙冲药服）

服十剂。

按： 以上三例肺结核患者均因咳久，肺肾阴虚，一方面对症予以止咳化痰，退虚热，敛盗汗，弥补空洞等方法治疗，同时必须养阴保肺，补益脾肾，经过多次治疗，病情得以稳定，症状明显改善。由于该患者为门诊病人，症状消失后体力渐复不再续治，故无胸透复查记录。

咯血（一）

邓某，男，17岁，农民，1966年10月21日初诊。

患肺结核3年，曾多次咯血，今以秋燥迫肺，咳嗽增剧，咽喉干痛，两天来连续咳吐鲜血约两碗许，诊时痰血尚未止，气急胸闷头昏，胸胁引痛，舌苔中黄，质红，面青，脉细数。阴分大伤，肺火内炽，络裂难固，青年患此证实非小恙。亟予祛瘀生新、清金固络治。

元参9克 牡丹皮4.5克 杏仁9克（杵） 仙鹤草9克

茜草根9克 旋覆花6克（包） 甘菊4.5克 黑山栀9克

白药子9克 款冬花6克 黄郁金4.5克 鲜白茅根12克

广田三七粉2.4克（分吞）

服三剂。嘱啖食鲜梨以清肺津。

10月24日二诊：昨晚又连续咯血多次，胸部隐痛，舌苔黄，积瘀未清，虑有暴脱之变，再以甘寒清肺、祛瘀固络止血治。

元参9克 牡丹皮4.5克 甘菊6克 杏仁9克（杵）

仙鹤草9克 茜草根9克 白木槿花9克 白药子9克

藕节12克 十灰散9克 茯神12克 鲜茅根12克

广田三七粉1.5克（分吞）

服三剂。

10月26日三诊：咯血渐止，咳嗽痰中夹瘀尚未清，因血失过多阴伤，肺燥虚火上炎，午后虚热颧赤，气促神疲，语言音嘶，再以养阴润喉、止咳化痰续治。

北沙参9克 小生地9克 北杏仁9克（杵） 牡丹皮4.5克

杭菊6克 麦冬9克 莲子心6克 藕节12克

黛蛤散12克 白及片9克 川贝母粉4.5克（分吞）

茯神 9 克　瓜蒌皮 6 克　鲜枇杷叶（去毛）2 片

服五剂。

11 月 2 日四诊：咯血已靖，痰中无余瘀，但精神萎靡，咽干咳呛，行动气促，因吐血过多，阴伤液耗，肺损及肾，金失水养，再仿益阴养肺、培土生金善后。

北沙参 9 克　白芍 6 克　北杏仁 9 克（杵）　白及片 9 克

杭菊 6 克　蒸女贞子 12 克　炒旱莲草 9 克　山药 9 克

麦冬 9 克　黛蛤散 12 克　地骨皮 9 克　野芩 9 克

川贝母粉 6 克 （分吞）　鲜枇杷叶（去毛）2 片　炙甘草 2.4 克

服五至十剂。

咯血（二）

周某，女，30 岁，工人，1968 年 3 月 10 日初诊。

哺乳之体，原有慢性咽炎，日前因感冒咳嗽，经久未愈，夜晚咳嗽尤甚，痰稠不易咳出，胸透：两上肺纹理增厚。日前因用力提水，当日络裂咯血盈口而出，色鲜红，两日来连续咳血未止，喉干作痒，唇赤，舌边红，脉细数。久咳络伤，加以用力过甚，而致络裂失血。阴虚之体，拟清金止咳、祛瘀固络治。

元参 9 克　牡丹皮 4.5 克　杏仁 9 克（杵）　桑叶 6 克

仙鹤草 12 克　茜草根 9 克　川郁金 4.5 克　前胡 4.5 克

瓜蒌皮 6 克　藕节 12 克　茯神 9 克　炒山栀 9 克

鲜白茅根 12 克　广田三七粉 1.5 克（分吞）

服三剂。

3 月 15 日二诊：上方服三剂，咯血已止，咳嗽亦减轻，头昏神疲，便解溏泄，舌尖赤，唇绛，脉细。肺火仍盛，再以养阴清肺、止咳固络治。

甜杏 6 克（勿杵）　前胡 3.6 克　桑叶 6 克　白扁豆衣 9 克

元参 9 克　藕节 12 克　杭菊 4.5 克　带心麦冬 4.5 克

浙贝母 9 克　茜草根炭 9 克　仙鹤草 9 克　鲜茅根 12 克

广田三七粉 2.4 克（分吞）　茯神 12 克

服四剂。

3 月 24 日三诊：迭进养阴清肺固络之剂，咳嗽减轻，咯血亦止，一周以来没有反复，肺络迸裂已弥，平时体弱，咯血过多，肺失肃降，津少上供。有时心悸睡不宁神，日晡面颧潮红，舌黄尖赤，仍以养阴生津、保肺宁心调理。

北沙参 12 克　大生地 12 克　甜杏 9 克（勿杵）　山药 9 克

麦冬 9 克　白芍 9 克　黛蛤散 12 克　川贝母粉 4.5 克（分吞）

生谷芽 12 克　生薏苡仁 12 克　朱茯神 12 克　杭菊花 6 克

白及粉 9 克（分吞）　鲜枇杷叶（去毛）2 片

服五至十剂。

咯血（支气管扩张）（三）

丁某，男，45 岁，工人，1972 年 7 月 7 日初诊。

原患支气管扩张症，年年咯血，今以暑热内迫，肺火上蒸，咯血盈口而出，连续不止。喉干唇赤，脉细数。形体瘦弱，值兹炎暑，金不耐灼，慎防涌吐，亟予甘寒清肺、祛瘀生新固络法治。

元参 12 克　牡丹皮 4.5 克　仙鹤草 9 克　炒山栀 9 克

甘菊 9 克　白药子 9 克　茜草根 9 克　炒黄芩 4.5 克

瓜蒌皮 9 克　藕节 12 克　鲜茅根 12 克　广田三七粉 1.8 克（分吞）

服四剂（两天服下）。为防止涌吐，嘱一日服两剂以加强药效。

7 月 10 日二诊：咯血已止，咳亦减轻，咽喉干燥，暑热肺火交炽未戢。药能适应，守原法续治。

元参 9 克　牡丹皮 4.5 克　甜杏 9 克（杵）　甘菊 9 克

黑山栀 9 克　白药子 9 克　白及片 9 克　茜草根 9 克

莲子心 4.5 克　藕节 12 克　鲜茅根 12 克　广田三七粉 1.5 克（分吞）

浙贝母 9 克

服三剂（两天服下）。

7 月 13 日三诊：咯血止，咳痰不爽，咽喉干燥，少阴肾水不足，肺火暑热交迫，津少上供，再以养阴润肺、化痰止咳续治。

南沙参 9 克　北沙参 9 克　甜杏 9 克（杵）　小生地 12 克

甘菊 6 克　麦冬 9 克　马兜铃 4.5 克　瓜蒌皮 4.5 克

白及片 9 克　生薏苡仁 9 克　川贝母 4.5 克　莲子心 4.5 克

野苓 9 克　藕节 12 克

服四剂。

7 月 17 日四诊：血止多日未反复，咳亦减轻，唯咽喉干燥欠润，夜晚颧赤。病历多年，今夏为剧，肺肾阴虚，清肃失常，津少输布，再以养阴清金保肺续治。

北沙参 9 克　元参 9 克　牡丹皮 4.5 克　甜杏 9 克（杵）

白及片 9 克　炒旱莲草 9 克　蒸女贞子 9 克　麦冬 9 克

川贝母 4.5 克　瓜蒌皮 6 克　马兜铃 3 克　野苓 9 克

枇杷膏半斤（每次二匙冲药服）

服五至十剂。

咯血（空洞型肺结核）（四）

程某，女，41岁，农民，1971年3月2日初诊。

患肺结核已5年，多次咯血，近招外感咳嗽加剧，痰浓稠，高热（39℃），咯血盈碗，心悸，神倦，舌淡红，脉细数。肺结核病并发感染，又值产后两月加以哺乳，益难支持。胸透：两上肺活动性结核伴左上肺空洞。建议住院，患者拒绝，权以清肺化痰、退热固络法治。

元参9克　牡丹皮4.5克　仙鹤草9克　黑山栀9克

杏仁9克（杵）　旋覆花6克（包）　炒黄芩4.5克　连翘9克

浙贝母9克　茜草根9克　桑叶6克　野茯神9克

藕节12克　鲜茅根12克　广田三七粉1.5克（分吞）

服二剂。

3月4日二诊：发热已退，咯血渐止，仅痰中夹以少量瘀血，咳嗽痰浓，气促，动则虚汗，心悸，失眠，口干，舌淡黄，脉数。哺乳之体，外邪虽解，肺病尚难愈，上方适应，守原法续治。

元参9克　牡丹皮4.5克　杏仁9克（杵）　仙鹤草9克

瓜蒌皮6克　蜜炙款冬花9克　浙贝母9克　炒黄芩3.6克

白及片4.5克　藕节12克　茯神9克　广田三七粉1.5克（分吞）

鲜茅根12克

服三剂。

3月7日三诊：昨因咳重又咯血少量，色紫，积瘀未清，痰咳难出，动则虚汗，心悸脉数，舌淡红少津。阴虚肺燥，痰火交盛，哺乳之体，时虑虚脱，再予清肺化痰、固络敛汗兼治。

元参9克　甜杏9克（杵）　仙鹤草9克　牡丹皮4.5克

茜草根9克　白及片9克　朱茯神9克　带皮芪9克

浮小麦12克　麻黄根2.4克　藕节12克　十灰散9克

广田三七粉1.5克（分吞）

服三剂。

3月11日四诊：咯血靖止，咳嗽稍减，自汗，心悸，难眠，阴分既伤，阳失外护，表难固摄，舌红苔燥，脉数。以益气固表、化痰宁神续治。

太子参12克　甜杏9克（杵）　牡丹皮4.5克　白及片9克

带皮芪 12 克　夜交藤 9 克　野茯神 9 克　川贝母粉 4.5 克（分吞）

服四剂。

3 月 15 日五诊：咯血止后未反复，虚汗亦敛，咳嗽未愈，痰质绵，头昏痛，神力不振，由于失血过多，气阴两伤，肺失肃降，舌干燥，脉数。肺病入深，难获近功，再以养阴益气、止咳化痰续治。

移山参 9 克（另炖水服）　白芍 6 克　白及片 6 克　北沙参 9 克

甜杏 9 克（杵）　紫菀 4.5 克　瓜蒌皮 6 克　川贝母粉 4.5 克（分吞）

生谷芽 12 克　远志 6 克　柏子仁 9 克　野茯神 9 克

炙甘草 2.4 克　鲜枇杷叶（去毛）2 片

服五剂。

3 月 20 日六诊：咳嗽减轻，痰亦易出，睡眠较宁，食纳增加，唯动则气馁，究由肺伤累及脾肾，肾不纳气，再拟方从症调理以资弥补。

移山参 9 克（另炖水服）　白术 4.5 克　山药 9 克　甜杏 9 克（杵）

橘衣 2.4 克　川贝母粉 4.5 克（分吞）　蒸百部 4.5 克　白及片 9 克

柏子仁 9 克　生海蛤粉 12 克　野茯苓 6 克　野茯神 6 克

远志 9 克　炙甘草 2.4 克　鲜枇杷叶（去毛）2 片

服五至十剂。

按：以上四例肺咯血患者均有慢性咳嗽史，阴虚肺火内炽而致肺络迸裂咯血，治则须以祛瘀生新、固络止血与清肺化痰止咳并施。处方常用三七粉、茜草根、仙鹤草、十灰散、藕节、白药子、白及等药物以祛瘀生新、固络止血；元参、牡丹皮、生地、甘菊、山栀等甘寒药物以清肺火；杏仁、前胡、款冬、贝母等以化痰止咳，咳止可减少肺络损伤避免暴涌。当咯血止后，重在治其本，则需易以养阴保肺滋肾、培土生金药物予以调治，常用沙参、白芍、女贞子、旱莲、麦冬、山药之类养阴滋肾药物，再结合体征对症治疗。如例三支气管扩张症，暑热迫肺，并发大量咯血，投以甘寒清肺、祛瘀生新固络之剂，首诊嘱每日服药二剂（即日服药四次），服药两日咯血即止。根据患者病程深久，肺肾阴虚，津少上供，故需以养阴保肺、滋肾生津合法，以改善肺肾阴虚，恢复肺脏清肃功能。例四患空洞型肺结核伴感染大量咯血，首应祛邪、固络止血，采用清肺化痰、退热固络之剂，服药二剂邪解热退，由于反复咯血，络裂难固，气阴两伤，阳失外护，自汗频泄，则需用参、芪益气固表，以防虚脱，再予化痰止咳、保肺益肾、培土生金，以弥补空洞。仍宜配合西药抗痨治疗。

五、消化系统疾病

胃 病

胃痛（胃寒痛）（一）

章某，女，48 岁，农民，1967 年 6 月 12 日初诊。

胃病多年，经常泛吐清水，胃脘隐痛，今次入水操作受以寒湿，胃痛发作甚剧，症历多日，面青肌冷，汗多，曾厥晕一次，脉沉迟，舌淡白，以温中祛寒、调气暖胃止痛治。

淡附片 4.5 克　法半夏 4.5 克　炮姜 2.4 克　沉香曲 9 克

制香附 9 克　广木香粉 2.4 克（分吞）　广皮 4.5 克　蔻仁 1.2 克

砂仁 1.2 克　炒谷芽 9 克　桂花子 9 克　佛手片 4.5 克

金桔饼 4 个

服三剂。

6 月 14 日二诊：服上方胃痛渐止，自汗减少，肢略温，舌苔淡白，寒邪内受，胃阳不振，气机不调，守前法治。

淡附片 4.5 克　川桂枝 2.4 克　法半夏 4.5 克　苏梗 3.6 克

广木香粉 2.4 克（分吞）　蔻仁 2.4 克　砂仁 2.4 克　炒谷芽 9 克

广皮 4.5 克　炒建曲 9 克　炒枳壳 4.5 克　沉香曲 9 克

炮姜 1.8 克　佛手片 4.5 克

服三剂。

6 月 17 日三诊：胃剧痛止，尚不能食，泛泛欲吐，因剧痛时汗泄过多，卫阳虚不能护外，故形体怯寒，舌仍白，由于脾胃中寒未解，仍以温调脾胃、回阳固表续治。

淡附片 3.6 克　川桂枝 3.6 克　生芪皮 9 克　广皮 4.5 克

浮小麦 12 克　麻黄根 2.4 克　炒谷芽 9 克　炒六曲 9 克

砂仁 2.4 克（杵）　广木香 2.4 克　炮姜 2.4 克　佛手片 6 克

服三剂。

按：患者脾胃虚寒，胃痛常犯，今次入水操作受以寒湿，胃痛发作，疼痛剧烈而致晕厥。根据胃寒痛症状，采用桂枝、附片温阳祛寒，配合调气止痛，参与固表之剂，连诊三次，服药九剂，疼痛止，汗敛，肌温，能进食，症情好转，原有胃痛尚须平时注意谨食寒凉，以杜反复。

胃痛（十二指肠溃疡）（二）

陈某，男，40 岁，工人，1975 年 5 月 7 日初诊。

患十二指肠球部溃疡已十余年，经常胃脘隐痛，嗳气吐酸，今以饮食不慎，胃痛发作，疼痛难忍，痛甚汗淋，唇绀，面青，指冷，头昏乏力，舌淡白，脉濡细。拟温中止痛治，仿理中汤加味处方。

炒党参 9 克　淡附片 4.5 克　炒白术 9 克　广木香 4.5 克

砂仁 2.4 克（杵）　陈皮 4.5 克　炒谷芽 12 克　茯神 12 克

炙鸡金 9 克　佛手片 6 克　炒六曲 12 克　黑姜 2.4 克

沉香粉 2.4 克（分吞）　炙甘草 3 克

服三剂。

5 月 10 日二诊：胃痛减轻，汗已少，仍头昏乏力，脉濡。久病脾胃交伤，气机不调，再予温脾胃、调气机，则痛可止。上方获效，续服三剂。

5 月 13 日三诊：胃痛减轻大半，仅食后一两小时仍有隐痛，头昏，精神疲软，舌淡黄，脉细，续予调整脾胃。

炒党参 9 克　炒白术 6 克　炒谷芽 12 克　炙鸡金 9 克

炒建曲 9 克　砂仁 2.4 克（杵）　广木香 2.4 克　煅乌贼骨 12 克

炙甘草 3 克　绿萼梅 3 克　钩藤 12 克（后下）　茯神 12 克

服五剂。

5 月 19 日四诊：胃痛已止，头昏稍减，下肢乏力，脉细，舌淡黄。脾主四肢，脾胃虚弱而致肢软乏力，再予从症调理。

炒党参 9 克　炒白术 6 克　炒当归 9 克　鸡血藤 9 克

炒谷芽 12 克　炒建曲 9 克　炙鸡金 9 克　陈皮 4.5 克

砂仁 2.4 克（杵）　绿萼梅 4.5 克　钩藤 12 克（后下）　茯神 12 克

炙甘草 3 克

服五剂。

按： 患者十二指肠溃疡已多年，脾胃虚弱，运化失职，气机郁滞，致成寒积而疼痛。根据阳虚体征，采用附子理中汤，补气益脾，扶阳温胃散寒，再伍以消散止痛之剂，寒祛积消，脾阳得振，而疼痛渐止。由于久病体虚，续予补脾健胃，养血宁神调治。

胃痛（胃寒夹滞）（三）

程某，女，42 岁，农民，1968 年 12 月 1 日初诊。

食滞夹寒，胃脘剧痛四日未止，呕吐不能食，舌淡白，脉濡。有昏厥之变，以温中散寒、消滞止痛治。

苏梗 3.6 克　制香附 9 克　广木香 6 克　广皮 4.5 克

蔻仁 2.4 克（杵）　砂仁 2.4 克（杵）　炒麦芽 9 克　焙鸡金 9 克

炒枳壳 4.5 克　法半夏 4.5 克　佛手片 6 克　沉香末 1.2 克（分吞）

生姜 2 片

服四剂。

12 月 4 日二诊：胃脘剧痛已止，不作呕吐，可进食薄粥半碗，病情好转，再守前法治。

广木香 3.6 克　砂仁 2.4 克（杵）　炒谷芽 9 克　炒建曲 9 克

制香附 9 克　广皮 4.5 克　炙鸡金 6 克　佛片手 6 克

炒枳壳 4.5 克　省头草① 9 克。

（编者注：原书此处未记明几剂）

按： 患者原无胃病史，以食滞夹寒，而致胃脘剧痛，呕吐，此为实证。治宜温中散寒消滞则痛可止，采用苏梗、生姜、半夏温中散寒和胃止呕，伍以理气消滞止痛药物，对症加减，首诊服药四剂，胃痛呕吐得止，二诊再服以芳香理气消导之剂而愈。

胃痛（积滞）（四）

孙某，女，54 岁，农民，1968 年 9 月 24 日初诊。

原患胃病，每年发作胃痛一两次，今以哝食滞气之物引发胃痛甚剧，痛难忍耐，背胀，呕吐不能食，嗳气频繁，舌淡白，脉细。亟以温中消滞、降逆调气止痛治。

苏梗 4.5 克　法半夏 4.5 克　制香附 9 克　蔻仁 3 克（杵）

砂仁 3 克（杵）　广皮 4.5 克　炒建曲 9 克　广木香粉 2.4 克（分吞）

旋覆花 6 克（包）　代赭石 12 克　沉香曲 9 克　佛手片 9 克

生姜 3 片

服三剂。

因患者胃痛较剧，嘱一天服二剂药，当日痛即止，次日改为每天一剂。

9 月 27 日二诊：药服后胃脘剧痛即止，背亦不胀，纳食不呕吐，药已获效，

---

① 省头草：即佩兰。

原方再服三剂，以资巩固。

按： 本例为食滞，气机不调，引发胃痛，呕吐不能进食，舌淡白，为寒滞之象，治以温中消滞，降逆调气止痛。由于疼痛剧烈，嘱当日服药二剂，加重药量，滞消气调寒解，即获止痛之效。

胃痛（瘀痛）（五）

程某，女，54 岁，农民，1967 年 5 月 2 日初诊。

肝胃瘀阻，瘀则气不条达，继则胃脘胀痛甚剧，实难忍耐，胀处膨脝坚硬拒按，不能食，大便六日未通，舌淡红，边瘀紫，脉涩。胃属阳腑，以通为补，以化瘀通腑消胀法治，仿大承气汤加味处方。

归须 4.5 克　桃仁 9 克（杵）　炮山甲 9 克　炒青皮 9 克

广皮 4.5 克　砂仁 2.4 克（杵）　川朴 3.6 克　炒枳实 9 克

炒莱菔子 9 克　茜草根 9 克　郁李仁 9 克（杵）　川郁金 6 克

玄明粉 12 克（分冲药服，如便通即除）

服二剂。

5 月 4 日二诊：服上方胃脘膨硬胀痛缓和，仍不能进食，便解八天未通，瘀阻气滞，胃肠尚难涤下，仍须祛瘀消导通腑续治。

归须 4.5 克　桃仁 9 克（杵）　山甲珠 9 克　制乳香 4.5 克

制没药 4.5 克　川朴 6 克　砂仁 9 克（杵）　炒莱菔子 9 克（杵）

炒山楂 12 克　广皮 4.5 克　炒青皮 9 克　郁李仁 9 克（杵）

沉香末 1.2 克（分吞）　通幽草 3 克（泡水一小杯冲药服）

服二剂。

5 月 6 日三诊：两服祛瘀通腑之剂，大便已解三次，量不甚多，纳食稍增，胃脘胀硬，业已消软，药获效机，原方加减续进。

归须 6 克　桃仁 9 克（杵）　山甲珠 9 克　川朴 4.5 克

砂仁 4.5 克（杵）　茜草根 9 克　片姜黄 9 克　炒青皮 9 克

炒山楂 12 克　炒枳实 9 克　沉香末 1.2 克（分吞）　玄明粉 12 克（分冲药服）

炒延胡索 6 克

服三剂。

5 月 9 日四诊：便解通畅，宿积瘀阻已获下行，胃脘膨脝消失，食下不作胀，多食仍不适，消化力未恢复，再以调和胃肠之剂续治。

炒当归 4.5 克　广木香 4.5 克　砂仁 2.4 克（杵）　广皮 4.5 克

炒麦芽 12 克　炒建曲 9 克　青皮 9 克　川郁金 6 克

佛手花 4.5 克　炒枳壳 4.5 克　橘络 4.5 克　佩兰叶 9 克

服三剂。

按：本例患者为肝胃瘀阻，胃脘胀痛，胀处膨硬拒按，属于实证。故采用软坚通腑，仿"实者攻之，瘀者消之"之意，使宿积瘀阻得以导下，胃腑胀痛获止。可见胃肠以通为补，确是正治法则。

反胃呕吐

毕某，女，62 岁，农民，1965 年 6 月 13 日初诊。

气滞于中，胃失下降，脾之运化失常，食下呕吐，每吐必尽倾而出，胃脘剧痛，历时三月，屡治未效，舌淡脉濡。予以降逆止吐法治。

法半夏 6 克　黄郁金 6 克　西菖蒲 1.5 克　代赭石 12 克

旋覆花 6 克（包）　炒谷芽 12 克　炒六曲 9 克　橘皮 4.5 克

蔻仁 2.4 克（杵）　佛手片 6 克　干姜 1.8 克　乌梅肉 2.4 克

炒川连 0.9 克

服三剂。

6 月 16 日二诊：服上方三剂，胃痛呕吐均止，嘱原方再服三剂。

6 月 20 日三诊：服上方苦辛通降，呕吐已止，饮食稍增，胃嘈不适，不时气逆嗳噫，由于吐久伤及脾胃，运化失常，年事已高，体倦乏力，舌淡黄口不干，脉濡弱。再予健脾胃，助消化，缓图恢复。

党参 9 克　炒白术 6 克　陈皮 4.5 克　砂仁 3 克（杵）

炒谷芽 12 克　炒建曲 9 克　焙鸡金 9 克　佛手花 4.5 克

茯苓 9 克　炒枳壳 4.5 克　炙甘草 2.4 克　大枣 4 枚

服五至十剂。

按：本例患者呕吐已三个月，每食必吐，尽倾而出，吐后胃脘剧痛，始因停滞不化，继之病久胃阳损伤，气逆不降，食入反出，平素脾胃薄弱，运化失常。胃为水谷之海，性喜通降，而畏倒逆，治疗方法采用苦辛通降、安胃止吐，效果良好。

慢性胃炎

丁某，男，48 岁，工人，1974 年 12 月 14 日初诊。

胃痛已数年，经常举发，发则胃有灼感，食硬则不适，口舌常干，但不多饮，心烦神倦，劳累有低热，舌质淡红，唇燥，便秘，脉细数，属于胃阴不足，虚火上炎。治以养胃阴清虚火，使胃液充，虚火平，胃痛自可缓和。

南沙参 12 克　白芍 6 克　黄郁金 4.5 克　千张纸 4.5 克

女贞子 9 克　金扁斛 9 克　莲子心 4.5 克　橘白 2.4 克

生冬瓜子 9 克　川楝子 9 克　绿萼梅 3 克　生谷芽 12 克

野苓 9 克

服四剂。

12 月 20 日二诊：服药后各症有所好转，无不良反应，原法加减续进。

南沙参 12 克　白芍 6 克　黄郁金 4.5 克　川楝子 9 克

沙陀子 9 克　莲子心 4.5 克　金扁斛 9 克　女贞子 9 克

佛手片 2.4 克　绿萼梅 2.4 克　生谷芽 12 克　野苓 9 克

服四剂。

12 月 24 日三诊：连服上方，胃液回复，虚火得以下降，胃痛缓和，低热退清未反复，精神好转，舌苔正常，唯多食不适，原系清养胃阴之功，药既获应，原法调理以资巩固。

北沙参 9 克　白芍 9 克　金扁斛 9 克　生谷芽 6 克

炒谷芽 6 克　焙鸡金 6 克　沙陀子 9 克　绿萼梅 2.4 克

女贞子 12 克　野苓 9 克　橘白 3.6 克　炙甘草 2.4 克

干荷蒂 2 枚　陈籼米一汤匙（入煎）

服五至十剂。

按：上例患者偏虚，属慢性胃炎。胃隐痛数年之久，反复发作，有胃灼感，舌淡红，唇燥，虚热烦躁，由于久病胃液损耗，产生种种症状。治疗方面采用甘淡养胃少佐理气之剂，促使胃液濡润，虚火自平，痛亦消除。

肝胃气痛

王某，男，64 岁，农民，1966 年 3 月 6 日初诊。

嗜饮中虚，饥饱失时，胃痛常发，历时七月，屡治未应，食少体瘦，痛时频吐绵涎，为肝气犯胃症。治以疏肝和胃祛痰法，仿二陈汤加味。

炒党参 9 克　法半夏 4.5 克　黄郁金 6 克　陈皮 4.5 克

川楝子 9 克　旋覆花 6 克（包）　淡干姜 2.4 克　炒谷芽 12 克

炒建曲 9 克　橘络 4.5 克　绿萼梅 3.6 克　佛手片 4.5 克

服四剂。

3 月 10 日二诊：上方服后能进食一小碗，精神较振，但消化力钝，有时胃脘不适，再予调气和胃助消化治。

炒党参 9 克　炒白术 4.5 克　黄郁金 9 克　法半夏 4.5 克

旋覆花 6 克（包）　炒枳壳 4.5 克　炒谷芽 12 克　白蔻仁 2.4 克（杵）

陈皮 4.5 克　茯苓 9 克　炙甘草 2.4 克

服四剂。

按：本例患者胃痛长期不止，平素嗜饮，中虚多湿，湿聚生成，肝气横逆犯胃，吐绵涎，亦痰之所化，脾胃以膜相连，久痛伤及脾胃，每痛必脾之运化失常，方中参、术、苓、草（四君子）补中益气，二陈、郁金、干姜和胃祛痰，橘络、佛手、绿萼梅、鸡金、旋覆花和脾胃、疏肝理气止痛、助消化，调整机体功能，综合治疗效果明显。

上消化道出血

胡某，男，50 岁，农民，1967 年 5 月 28 日初诊。

胃痛半年余，食下作痛，形体消瘦，近益加剧，骤然之间，大量呕血，厥色紫瘀，连续半盂之多，数日未止，心慌气短，舌淡白，面㿠无华，两脉细弱。症情严重，姑仿血脱益气并佐祛瘀固摄综合处方。

红参片 6 克（另炖水服）　炙黄芪 12 克　炒当归 6 克

柏子仁 9 克　丹参 9 克　茜草根炭 9 克　十灰散 9 克

朱野神 9 克　橘白 4.5 克　藕节 12 克　黑蒲黄炭 4.5 克

白及片 9 克　广田三七末 1.8 克（分两次吞下）

服二剂。

5 月 30 日二诊：药服两剂，胃出血停止，精神稍振，心悸气短，不能安眠，胃痛缓和能饮薄粥半小碗，药症适应，病获转机，守前法治。

太子参 12 克　炙黄芪 12 克　炒当归 6 克　焦白芍 6 克

茜根炭 9 克　炒谷芽 9 克　陈皮 4.5 克　藕节 12 克

白及片 9 克　炒酸枣仁 9 克（杵）　花蕊石 9 克　朱茯神 12 克

远志 6 克

服四剂。

6 月 3 日三诊：吐血虽渐止，但血出过甚，心脾大伤，以致气促心悸头晕，精神疲倦，食欲不振，脉细急。年事已高，血脱益气是治疗的基本原则，仿归脾汤处方，从整体调理，愈后适当营养，注意休息。

党参 9 克　炒白术 6 克　炙黄芪 12 克　炒当归 9 克

朱茯神 12 克　远志 9 克　炙甘草 2.4 克　酸枣仁 9 克（杵）

制首乌 9 克　广木香 2.4 克　炒谷芽 12 克　白及片 9 克

砂仁 2.4 克（杵）

服五至十剂。

按： 上消化道大量出血（呕血），血质紫暗，吐时呈喷射状，此为胃络出血。本例患者呕血过多，必须强心益气，气壮自能摄血，同时在药剂中须配合祛瘀生新的药味，大量血呕出后，必有残余的积瘀逗留，瘀血不除则新血不能归经。方中用参、芪、归、芍补气养血固脱，十灰散、茜根炭、蒲黄炭、藕节、白及片、三七、花蕊石祛瘀生新以止血，酸枣仁、远志、朱茯神、陈皮、谷芽养心脾宁神止痛。首诊服药二剂而呕血止，连续三诊服药十剂，病获痊愈，改用归脾丸一斤，每天上、下午开水吞服9克，以资巩固。

胃痞

朱某，男，73岁，工人，1973年9月10日初诊。

胃脘幽痛已三个月，由于悒郁引起胸脘闭闷，自后食纳减少，吞咽作梗，每餐仅能进稀粥半小碗，并有慢性气管炎，咳嗽多痰。年高病久，痰气郁结，有转噎膈可能，亟予祛痰、和胃降逆帮助消化，以观效果。

法半夏4.5克　广木香2.4克　蔻仁2.4克（杵）　黄郁金9克

金沸草6克（包）　炒麦芽12克　丹参9克　炙鸡金9克

炒枳壳4.5克　沉香曲9克　陈皮4.5克　炒建曲9克

威灵仙9克

服四剂。

9月15日二诊：药获效，食纳多进，胃痛痞闷减轻，唯晨起咳嗽痰多，便秘，再以调气化痰、祛瘀降逆续进。

广木香2.4克　黄郁金9克　金沸草9克（包）　丹参9克

西菖蒲1.8克　桃仁6克（杵）　威灵仙9克　橘皮4.5克

炙鸡金9克　炒枳壳6克　沉香粉1.5克（分吞）　降香片4.5克

川贝母粉4.5克（分吞）

服四剂。

9月21日三诊：服上两方效果良好，胃管已宽，纳食不觉哽噎，能进干饭，咳嗽痰稠，舌转干燥，再易以清肺化痰、宽胸理气之剂。

南沙参9克　杏仁9克（杵）　黄郁金9克　金沸草6克（包）

蜜炙款冬花9克　瓜蒌皮9克　橘衣3克　绿萼梅2.4克

炒枳实4.5克　焙鸡金9克　茯苓9克　紫菀4.5克（研末分吞）

川贝母6克（研粉分吞）　鲜枇杷叶（去毛）2片

服五剂。

10月5日四诊：胃脘痞闷完全消失，胃已不痛，食纳如常，咳嗽吐浓痰亦大为减少，仅早晚稍有咳嗽，再予清肺化痰和胃续治。嘱今后硬性和生痰食物不宜食。

南沙参9克　蜜甜杏9克　黄郁金6克　瓜蒌皮9克

橘衣2.4克　桔梗6克　生谷芽6克　炒谷芽6克

焙鸡金9克　紫菀4.5克　蜜炙款冬花9克　川贝母粉4.5克（分吞）

绿萼梅3克　茯苓12克

服五至十剂。

按：本例患者素患气管炎咳嗽多痰，因忧思气郁，感觉胸脘闭闷不舒，纳食胃管痞闷，仅能食稀粥，喉舌正常，属于痰气郁结，为实证而非虚。运用舒郁化痰和胃助消化之剂，连诊五次胃痞消除病愈，说明治病必须分清虚实，这是提高疗效的关键。

食管梗阻（食管炎）

程某，男，47岁，农民，1975年4月16日初诊。

主诉食下胸口梗阻疼痛，咳嗽喉系有痰，背部作胀，症起四日，乃痰火交结，肺胃失降。经食道X线钡餐检查：梨状窝少量钡剂滞留，食道钡剂通达顺利。病属食管炎。以清降痰火、宽胸利膈治。

薄荷3克　杭菊6克　法半夏4.5克　黄郁金6克

桔梗4.5克　旋覆花6克（包）　浙贝母9克　山豆根9克

橘衣3克　连翘9克　炒枳实6克

服三剂。

4月19日二诊：绵痰，食软物胃脘舒适，药能适应，原法续治。

黄郁金9克　杭菊6克　陈皮4.5克　法半夏4.5克

浙贝母9克　炙鸡金9克　炒谷芽12克　炒枳壳6克

山豆根9克　桔梗4.5克　旋覆花6克（包）　全瓜蒌6克（杵）

绿萼梅3克

服四剂。

按：本例证情属于痰火内郁，肺胃升降失常所致，经采用清降痰火、宽胸利膈，辅助消化药味，连诊两次痊愈，纳食如常，无梗阻感。

肝脏疾病

黄疸之阳黄（病毒性急性黄疸型肝炎）（一）

王某，男，13岁，1972年4月1日初诊。

湿热内郁肝胆，胆汁外泄溢于肌肤，以致面目肌肤黄染，尿如浓茶色，肝胃区作胀触痛，纳食减退，乏力，脉弦数，舌薄黄。肝功能检查：麝香草酚浊度试验（以下简称"麝浊"）5单位，麝香草酚絮状试验（以下简称"麝絮"）（++），硫酸锌浊度试验（以下简称"锌浊"）10单位，脑磷酯胆固醇絮状试验（以下简称"脑絮"）（++），谷丙转氨酶210单位，黄疸指数20单位，凡登白试验：复相反应。此阳黄证即病毒性急性黄疸型肝炎。治拟疏利肝胆、清泻湿热，仿茵陈蒿汤处方。

西茵陈12克　炒山栀9克　川朴3.6克　赤苓9克

木通2.4克　车前子9克　海金沙9克　陈皮4.5克

滑石9克　炒枳壳4.5克　萹蓄草9克　紫花地丁12克

服四剂。

4月5日二诊：黄疸稍退，尿量增多，尿色稍淡，食纳增，守前法续治。

西茵陈12克　炒山栀9克　海金沙9克　车前子9克

木通2.4克　炒麦芽9克　青皮9克　紫花地丁12克

赤苓12克　生薏苡仁12克　焙鸡金9克　大黄2.4克

服五剂。

4月10日三诊：黄疸渐退，面目不甚黄，尿转淡，肝胃不作胀痛，肝胆湿热渐获下渗，续方再循利湿泻热之剂。

西茵陈12克　炒山栀9克　川朴3.6克　车前子9克

生薏苡仁12克　炒枳壳3.6克　海金沙9克　炒六曲9克

青皮6克　佩兰叶9克

服五剂。

4月17日四诊：面目肌肤已不泛黄，尿清，纳食如常，舌滑，脉弦，咽喉稍干。肝功能复查：麝浊4单位，麝絮（-），锌浊10单位，脑絮（++），谷丙转氨酶40单位以下，黄疸指数4单位。提示黄疸退清，诸症改善，而脑絮试验尚未正常，此湿热内郁未清，再予清利湿热佐以活血疏肝续治。

西茵陈12克　炒山栀9克　牡丹皮4.5克　板蓝根9克

海金沙9克　炙鸡金6克　生薏苡仁12克　平地木9克

车前子 6 克　干茅根 12 克　茯苓 9 克

服五剂。

4 月 24 日五诊：症状俱消失，纳食如常，上方续服四剂后，4 月 30 日肝功能复查：麝浊 2 单位，麝絮（－），锌浊 5 单位，脑絮（－），谷丙转氨酶 40 单位以下，黄疸指数 4 单位。肝炎痊愈。

按： 本症的病因是湿热蕴结肝胆，以致肝胆疏泄失常，主要症候表现为黄疸、胁痛脘胀、食纳减少、四肢倦怠、尿似浓茶等。在临床诊断时必须区别阳黄与阴黄，前者黄疸色鲜明，若病程久，黄疸呈黯晦色，此寒湿在脾为阴黄证。本病例黄疸色鲜明为阳黄证。治疗以疏利肝胆，清泻湿热为主，仿茵陈蒿汤加味处方，经服药半月，黄疸消退，谷丙转氨酶恢复正常，唯脑絮（++）。再予清泻湿热并酌用疏肝活血散瘀药物，防止湿热稽留，继而瘀阻肝络转为慢性肝炎，经续服药九剂，肝功能检查各项指标均正常，整个治程共 23 日而愈。治疗期间慎口甚为重要，切忌油腻滋补之品，否则湿热难清转为慢性肝炎，稽延难愈。

黄疸之阳黄（病毒性急性黄疸型肝炎）（二）

王某，男，22 岁，工人，1974 年 11 月 30 日初诊。

湿热入于肝胆，肌肤巩膜黄染，脘胀，肝区隐痛，纳差，尿浊黄，原有慢性咽炎，舌淡红。肝功能检查：麝浊 7 单位，麝絮（+++），锌浊 12 单位，脑絮（++），谷丙转氨酶 160 单位，黄疸指数 25 单位，凡登白试验：复相反应。证属阳黄，以利湿清热退黄治。

炒山栀 9 克　西茵陈 15 克　海金沙 9 克　板蓝根 9 克

车前子 9 克　蒲公英 9 克　青皮 9 克　焙鸡金 6 克

炒枳壳 4.5 克　茯苓 12 克　萹蓄草 9 克

服五剂。

12 月 6 日二诊：湿热下渗，尿转淡，黄疸减退，肝胃胀痛亦缓，守前法续治。

制苍术 9 克　炒山栀 9 克　西茵陈 15 克　海金沙 9 克

蒲公英 9 克　车前子 9 克　茯苓 12 克　萹蓄草 9 克

垂盆草 12 克　青皮 9 克　柴胡 4.5 克　炒六曲 9 克

生薏苡仁 12 克

服五剂。

12 月 15 日三诊：黄疸减退，尿转清，体力食纳如常，原患慢性咽炎湿热易于化燥，舌赤中黄，仍守原法清热利湿退黄治。

炒山栀 9 克　西茵陈 15 克　茯苓 12 克　车前子 9 克

生薏苡仁 12 克　甘菊 6 克　赤芍 9 克　紫花地丁 12 克

垂盆草 12 克　佩兰叶 9 克

服七剂。

12 月 29 日四诊：黄疸退清，肝区不痛，纳食如常，尚有嗳气肠鸣，续方清热利湿、调理脾胃。

西茵陈 15 克　旋覆花 9 克（包）　黄郁金 6 克　茯苓 12 克

炒谷芽 12 克　茜草根 9 克　生薏苡仁 12 克　泽泻 9 克

绿萼梅 2.4 克　焙鸡金 9 克　橘白 4.5 克　六一散 9 克

服四剂。

1975 年 1 月 5 日五诊：肝功能复查各项指标正常，肝炎痊愈，再方调理肝脾少参清利湿热续治。

藿梗 4.5 克　旋覆花 9 克（包）　炒麦芽 12 克　炒六曲 9 克

炙鸡金 9 克　绿萼梅 3 克　赤苓 12 克　车前子 4.5 克

西茵陈 15 克　干茅根 9 克　橘络 4.5 克

服四剂。

按：本例阳黄证，治疗原则同上，首治清利湿热，使邪有去路，黄疸消退后再以疏肝理气、调理脾胃为主。该患者共服药二十五剂而愈，治疗期间每日均参加竹器生产而未休息。

黄疸之阳黄（病毒性急性黄疸型肝炎）（三）

郑某，男，17 岁，工人，1975 年 5 月 2 日初诊。

始而寒热，上腹部饱胀不适，纳食不思，乏力，巩膜黄染，肝肿压痛，尿深黄，脉弦数，舌淡滑。肝功能检查：谷丙转氨酶 260 单位，黄疸指数 25 单位，凡登白试验：复相反应，脑絮（++），麝絮（++），锌浊 10 单位，麝浊 4 单位。证属阳黄。仿茵陈汤加味处方以疏肝清利湿热治。

西茵陈 12 克　炒山栀 9 克　海金沙 9 克　制苍术 9 克

川朴 4.5 克　蒲公英 12 克　青皮 4.5 克　陈皮 4.5 克

飞滑石 9 克　猪苓 9 克　赤苓 9 克　车前子 9 克

板蓝根 9 克　炙鸡金 9 克

服五剂。

5 月 7 日二诊：黄疸稍退，尿黄，食纳稍增，食后胃脘不胀，肝区尚隐痛，舌淡红。守上法治。

西茵陈 12 克　炒山栀 9 克　海金沙 9 克　川朴 4.5 克

蒲公英 12 克　飞滑石 9 克　车前子 9 克　田基黄① 9 克

过路黄② 9 克　猪苓 9 克　赤苓 9 克　板蓝根 9 克

炙鸡金 9 克

服五剂。

5 月 12 日三诊：黄疸退，肝区不痛，纳食增加，尿淡黄。病虽好转，余湿未清，仍以清热利湿续治。

炒山栀 9 克　西茵陈 12 克　垂盆草 12 克　过路黄 9 克

炒建曲 9 克　焙鸡金 9 克　车前子 9 克　川朴 4.5 克

生薏苡仁 12 克　猪苓 9 克　赤苓 9 克

服五剂。

5 月 16 日四诊：自觉症状全消失，食纳佳，无乏力感，舌淡不干。肝功能复查：谷丙转氨酶、黄疸指数，凡登白试验均在正常范围，麝絮（++），脑絮（++），麝浊 8 单位，锌浊 15 单位。肝功能尚未全部正常。再予活血疏肝清利之剂。

西茵陈 12 克　炒山栀 12 克　丹参 9 克　茜草根 9 克

对坐草 9 克　川朴 4.5 克　焙鸡金 9 克　炒麦芽 12 克

车前子 9 克　茯苓 12 克　生薏苡仁 12 克　炒枳壳 4.5 克

川郁金 9 克　柴胡 4.5 克

服五至十剂。

5 月 31 日五诊：上方服十剂，无不适感，食纳佳，已参加工作。肝功能复查全部指标正常。

按： 阳黄证服清利湿热疏肝之剂十五剂后，黄疸消退，谷丙转氨酶正常，说明病情好转。但絮浊度试验未正常，肝脏功能损害，且仍有转为慢性肝炎可能。在治疗中必须加以丹参、茜草根、郁金、柴胡等疏肝祛瘀药物，配合清利湿热、调理脾胃，使肝脏气滞血瘀进一步排除，致使肝炎痊愈。治疗期间切忌啖食滋补油腻食物，否则湿热稽留难清，而转慢性肝炎。

黄疸之阴黄（慢性肝炎）（四）

黄某，男，47 岁，职员，1965 年 7 月 17 日初诊。

---

① 田基黄：广布长江流域及其以南各地，具有清热利湿、利胆退黄之功，常用于治疗黄疸。

② 过路黄：与田基黄功效相近，为黄疸常用药。田基黄、过路黄二药，为新安医家汲取民间土医之长，用以治疗黄疸。

湿热郁于脾胃，面目肌肤深黄黯晦，误服补药十余剂黄疸愈甚，胃腹饱胀，肝肿痛，尿色黄浊，舌淡，脉濡。症历年余由阳转阴，气血瘀阻肝络，肝渐硬化趋于腹水可能，切宜慎荤忌口，以疏肝通络利湿法治。

淡附片 4.5 克　淡干姜 3 克　西茵陈 9 克　川朴 6 克

青皮 4.5 克　陈皮 4.5 克　炒谷芽 6 克　炒麦芽 6 克

炒建曲 12 克　砂仁 3.6 克（杵）　茜草根 9 克　片姜黄 6 克

川郁金 6 克　赤苓 12 克　泽泻 9 克

服六剂。

7 月 24 日二诊：黄疸减退，腹胀亦松，尿转淡，但面容仍黯，胃脘间犹作胀痛。症起去冬迁延失治，今夏雨季复以湿邪郁蒸，脾阳不运，湿阻难解，失治复不慎荤因此由阳转阴，再仿茵陈附子干姜汤处方。

西茵陈 12 克　淡附片 4.5 克　淡干姜 3 克　法半夏 4.5 克

川朴 4.5 克　猪苓 9 克　赤苓 9 克　砂仁 2.4 克（杵）

炒谷芽 6 克　炒麦芽 6 克　炒建曲 9 克　青皮 9 克

泽泻 9 克　片姜黄 6 克

服八剂。

8 月 13 日三诊：黄疸退清，腹不作胀，目黄、面容鳌黯全部消失，尿转清，食纳增加，病情向愈，精神亦振（来院就诊往返 60 华里步行不感疲劳）。为巩固疗效，仍仿平胃四苓处方。

制苍术 9 克　川朴 3.6 克　炒半夏曲 9 克　砂仁 2.4 克（杵）

西茵陈 9 克　泽泻 9 克　猪苓 9 克　赤苓 9 克

广皮 4.5 克　生薏苡仁 9 克　炒谷芽 12 克　茜草根 9 克

焙鸡金 9 克

服十剂。

按：阴黄证表现为面容呈鳌黯色，多为寒湿瘀阻脾胃，迁延不解，由阳转阴，能导致肝脏疼痛肿大，进一步发展为肝硬化腹水，屡见不鲜。本例是属寒湿阴黄，茵陈汤加以附子、干姜治阴黄是一张主方，其作用为温中散寒、燥湿除黄，服后肝脾肿痛得消，使久蕴之湿热得以下泻无余，亦等于离照当空，阴霾四散。本病迁延半年余，以辨证明确，门诊三次而愈。

黄疸之阴黄（慢性肝炎肝硬化）（五）

宣某，女，67 岁，1964 年 5 月 18 日初诊。

肝脏肿硬，肌肤泛黄，面目黄黯，胃脘作胀，不能多食，舌淡，脉濡。症起为黄疸肝炎，稽延年余，因循失治，湿浊瘀阻难解，转为慢性阴黄重症，姑仿阴黄论治。

淡附片4.5克　淡干姜3克　川朴4.5克　砂仁3克（杵）

西茵陈9克　炒山栀9克　炒建曲12克　茜草根4.5克

青皮9克　炒枳壳3.6克　柴胡3.6克　赤苓12克

川郁金9克

服五剂。

外用按摩药软肝散：炒枳壳18克，炒枳实18克，制香附30克，酒曲10个，麦皮、食盐各半碗。上药研细后，用食盐、麦皮拌匀，加白酒30克，炒透至香黄，用布袋盛之趁热按摩肝肿硬处，每天按摩一两次，每剂连续应用一周，每次照原法加酒炒热应用。

5月22日二诊：面黯稍退，食纳增加，脘胀减轻。肝硬化未明显改善，舌淡，脉濡细。病历深久，湿邪郁阻肝胆，脾胃运化阻滞，缠绵难解，再以前法续治。

淡附片4.5克　淡干姜3克　炒归须6克　川郁金9克

青皮9克　广木香4.5克　柴胡4.5克　砂仁3克（杵）

炒三棱6克　炒莪术6克　炒山楂12克　焙鸡金9克

生牡蛎12克

服七剂。外用按摩药同前诊方，续用一周。

6月1日三诊：迭服温中散寒燥湿疏肝软坚之剂，并用软肝散肝外按摩，肝肿硬明显消软，按之不痛，食纳增，胃脘不胀，面容黄黯渐退，症情好转。平常油腻腥发生冷之物仍须慎口，再方疏肝软坚以巩固疗效。

炒当归6克　广木香6克　砂仁3克（杵）　青皮6克

陈皮6克　柴胡4.5克　马鞭草9克　生鳖甲12克（杵）

茜草根9克　炒麦芽12克　炒建曲9克　车前子6克

焙鸡金9克　炒枳壳4.5克

服七剂。

按：本例原为阳黄证，因循失治，湿浊瘀阻难解，渐转慢性阴黄证，趋于肝硬化。湿为阴邪，故面晦黯。首诊采用茵陈蒿汤并附片、干姜取其温中通阳、散寒燥湿退黄，当瘀阻之湿热开始下渗，则应加重疏肝理气散结软坚，如归须、三棱、莪术、牡蛎、生鳖甲、茜草根、马鞭草等药物以化瘀软坚。并配合软肝散炒热肝外按摩，外用方中枳壳、枳实、香附理气散结，食盐咸能软坚，麦麸消胀软坚，酒曲及白酒化瘀通络。经采用内服及肝外药物按摩，而使肝硬渐获软化，病渐向愈，治疗中切忌投补，以调理脾胃增加食纳，更有助于病体恢复。

慢性肝炎并慢性支气管炎

成某，男，65 岁，司机，1975 年 12 月 31 日初诊。

慢性肝炎逾年，肝胃俱胀，湿热入于肝胆，尿深黄，并有慢性气管炎咳嗽，形体消瘦，舌黄，脉数。肝功能检查：黄疸指数 10 单位，锌浊 17 单位，脑絮（++），麝浊 7 单位，谷丙转氨酶在正常范围内，白球比 1.1。拟方宣肺化痰、疏肝利湿合治。

西茵陈 9 克　炒山栀 9 克　炙鸡金 9 克　青皮 9 克

柴胡 3.6 克　茜草根 9 克　车前子 6 克　炒山楂 12 克

川郁金 6 克　橘红 3 克　杏仁 9 克（杵）　炒麦芽 9 克

服五剂。

1976 年 1 月 4 日二诊：气管炎咳嗽减轻，胃腹膨胀稍松，舌苔黄燥，症绪两歧兼顾调治。

西茵陈 12 克　炒山栀 9 克　旋覆花 6 克（包）　款冬花 9 克

焙鸡金 9 克　瓜蒌皮 6 克　茯苓 12 克　炒山楂 12 克

车前子 6 克　青皮 9 克　片姜黄 6 克

服五剂。

1 月 9 日三诊：症情相仿，肝区作胀减轻，仍触痛，嗳气纳食尚少，乏力，心悸，夜寐不宁，舌苔黄燥。仍以茵陈蒿汤加减，清热利湿、疏肝宁神合治。

西茵陈 12 克　炒山栀 9 克　川郁金 6 克　炙鸡金 9 克

橘红 3 克　炒枳壳 4.5 克　青皮 4.5 克　远志 9 克

朱茯神 12 克　片姜黄 4.5 克　绿萼梅 3 克　对坐草 9 克

干茅根 12 克

服五剂。

1 月 15 日四诊：肝功能复查脑絮（++），其余指标均在正常范围内，白球比未测，守原法续治。

归须 6 克　川郁金 6 克　西茵陈 12 克　青皮 9 克

沉香曲 9 克　丹参 9 克　炙鸡金 9 克　柴胡 3 克

朱茯神 9 克　车前子 6 克　炒枳实 6 克　平地木 12 克

服五剂。

1 月 20 日五诊：肝肿硬消软，食后稍感腹胀，续予疏肝消胀治。

川郁金 6 克　西茵陈 12 克　炙鸡金 9 克　旋覆花 6 克（包）

炒麦芽 12 克　炒建曲 9 克　沉香曲 9 克　平地木 12 克

炒延胡索 9 克　茯苓 9 克　佛手 4.5 克　炒枳壳 6 克

服五剂。

1 月 25 日六诊：迭服调治肝脾胃之剂，食纳增，但食后仍有饱胀感，年高久病血少荣心，肝区仍有压痛，心悸，舌黄。以养血疏肝、宁心消胀合治。

炒当归 6 克　丹参 9 克　川郁金 6 克　炒麦芽 12 克

远志 6 克　柏子仁 9 克（杵）　夜交藤 12 克　橘络 4.5 克

白芍 6 克　朱茯神 12 克　炙鸡金 9 克　绿萼梅 3.6 克

服五至十剂。

2 月 8 日七诊：肝功能复查：白球比 1.38，余均在正常范围，肝硬化渐改善，再方养血疏肝、宁神合治。

炒当归 6 克　白芍 4.5 克　生炒谷芽 12 克　炒建曲 9 克

焙鸡金 9 克　绿萼梅 4.5 克　橘络 4.5 克　朱茯神 12 克

夜合花 9 克　远志 6 克　炒枳壳 4.5 克　夜交藤 9 克

柏子仁 9 克

服五剂。

2 月 14 日八诊：肝痛胃胀俱减，纳增，稍有心悸，再予养血宁心、调和肝脾胃。

太子参 9 克　炒当归 6 克　鸡血藤 12 克　丹参 9 克

柏子仁 9 克　生炒谷芽 12 克　炒六曲 9 克　橘白 4.5 克

朱茯神 12 克　夜交藤 9 克　佛手片 4.5 克　小红枣 6 个

服五至十剂。

4 月 10 日复查肝功能，白球比 1.6，各项试验均正常，症状均除。

按：患者为慢性肝炎肝硬化伴轻度黄疸，并有气管炎咳嗽，年高体质较差，采用疏肝祛瘀软坚、利湿退黄法治，缓图药效，不宜偏重活血祛瘀，以防伤正。经采用肝脾肺胃兼顾调治，黄疸消退，肝功能渐改善，絮浊试验均转正常，再予养血舒肝宁心调理，先后服药四十剂，终至肝功能蛋白比例（白球比）恢复正常，慢性肝炎痊愈。

肝硬化（一）

余某，男，65 岁，石工，1966 年 6 月 1 日初诊。

湿热瘀阻肝胆，肝区肿硬剧痛，内热，食少，难以行动，面容黄黯，尿赤浊，舌腻，脉细。拟疏肝理气、祛瘀软坚法治。

归须 6 克　桃仁 9 克（杵）　广木香 4.5 克　砂仁 3 克（杵）

青皮 9 克　柴胡 4.5 克　川郁金 9 克　旋覆花 4.5 克（包）

制乳香 6 克　制没药 6 克　炒枳壳 4.5 克　炮山甲 12 克

炒赤芍 9 克　橘络 6 克

服三剂。

外用方软肝散：制香附 30 克，炒枳壳 18 克，炒枳实 18 克，麦皮 60 克，食盐 60 克，酒曲 10 个，白酒 30 克。上药研成细粉拌匀置锅中炒至香燥，趁热盛于布袋，熨摩肝区肿硬处，每次须炒热熨摩，每日二三次，原药可复用，直至焦黑再另换一剂。

6 月 3 日二诊：肝肿硬稍软，疼痛减轻，药获效，原法续治。

炒归须 6 克　桃仁 9 克（杵）　广木香 4.5 克　砂仁 3 克（杵）

青皮 9 克　旋覆花 6 克（包）　柴胡 4.5 克　炒延胡索 9 克

片姜黄 4.5 克　炒山楂 12 克　制乳香 6 克　制没药 6 克

生鳖甲 12 克（杵）　炒赤芍 9 克

服四剂，外用方同前。

6 月 6 日三诊：肝肿硬渐消软，痛亦和缓，内热已退，面容尚黄黯，尿深黄，舌苔淡滑。湿热瘀阻肝胆未完全疏泄，仍需续进疏肝调气、祛瘀软坚之剂。

炒归须 6 克　桃仁 9 克（杵）　炒三棱 6 克　生鳖甲 12 克（杵）

炮山甲 6 克　川朴 4.5 克　砂仁 2.4 克（杵）　炒麦芽 12 克

炒六曲 9 克　广皮 4.5 克　柴胡 4.5 克　青皮 9 克

炒车前子 6 克　赤苓 9 克

服四剂，外用方同前。

6 月 10 日四诊：迭进疏肝软坚之剂，以及软肝散肝外熨摩，肝肿硬已消软，触之不痛，可以行走，纳食增，精神好转，但尿色尚黄，湿热稽留脾胃未清，再守原法疏肝理气、祛瘀软坚，佐以利湿退黄续治。

炒归须 6 克　炒三棱 4.5 克　炒莪术 4.5 克　生鳖甲 12 克（杵）

炒谷芽 9 克　炒麦芽 9 克　砂仁 3.6 克（杵）　川朴 6 克

柴胡 4.5 克　赤苓 9 克　焙鸡金 6 克　青皮 4.5 克

陈皮 4.5 克　炒车前子 9 克　生牡蛎 12 克　金钱草 12 克

服六剂，外用药同前。

按：本例症起由于湿热瘀阻肝胆，病久失治，肝气愈加郁结，以致肝络瘀阻，形成肝脏肿硬，须重用活血祛瘀、疏肝软坚之剂。方中归须、桃仁、三棱、莪术均活血祛瘀，鳖甲软坚，山甲直透肿硬之处，配合外用药物熨摩，使肝脏肿硬逐步消软。再以疏肝理气、和胃利湿药味伍用，终至病愈。患者现年 76 岁，肝病愈后十一年来，体质健旺，仍干石工。

肝硬化（二）

项某，男，28 岁，农民，1965 年 9 月 21 日初诊。

湿热郁阻，肝胆疏泄失常，气滞血瘀，病久失治，形成肝硬化，触痛，尿黄不利，内热（37.4℃），纳食腹胀，舌苔淡燥，肢软无力。症历数月，有腹水胀满之虑，以疏肝软坚、利湿消胀为治。

炒归须 6 克　生鳖甲 9 克（杵）　生牡蛎 12 克　青皮 9 克

炒麦芽 12 克　青蒿珠 9 克　银柴胡 3.6 克　泽泻 9 克

丹参 9 克　炒建曲 12 克　金钱草 12 克　炒三棱 4.5 克

炒莪术 4.5 克

服十剂。

10 月 9 日二诊：服上方十余剂，内热已退，肝肿硬消软，胃腹不作胀，尿已转清，近日便解略溏，舌中黄燥。病情好转，仍以疏肝软坚续治。

炒当归 6 克　炒白芍 4.5 克　青皮 9 克　炒谷芽 6 克

炒麦芽 6 克　生牡蛎 12 克　金钱草 12 克　泽泻 9 克

焙鸡金 9 克　丹参 9 克　茜草根 9 克　茯苓 9 克

炒三棱 6 克　炒莪术 6 克

服六剂。

10 月 17 日三诊：肝脏肿硬渐获软化，触之不痛，虚热亦退，尿清不黄，湿热郁阻已得疏泄。但病延数月之久，肝阴暗耗，辛燥既不可投，补益亦难进，再酌予养阴、调理肝脾巩固疗效。

南沙参 9 克　当归 6 克　白芍 6 克　生鳖甲 9 克（杵）

生炒谷芽 12 克　炒建曲 9 克　橘络 4.5 克　丹参 9 克

焙鸡金 9 克　金扁斛 9 克　佛手片 3 克　茯苓 12 克

泽泻 9 克

服八剂。

按： 本例治则同上例，患者年轻体格强健恢复较快，由于山区路远就诊不便，故首诊嘱服十剂，除疏肝软坚、利湿消胀药味外，采用青蒿、银柴胡、赤芍清内热，收效甚显。二诊续进疏肝软坚之剂，复以当归、白芍养血柔肝。三诊同样参用育阴调理肝脾，以期巩固疗效。

肝硬化（三）

陈某，男，37 岁，工人，1969 年 11 月 8 日初诊。

1962 年曾手术切除脾脏，目前食下胃脘作胀，肝区亦痛，某医院检查诊为肝硬化，有胀满腹水之虞，以疏肝软坚消胀治，忌食荤腻生冷滞气之物。

广木香 2.4 克　川朴 2.4 克　砂仁 2.4 克（杵）　炒麦芽 9 克

炒建曲 9 克　焙鸡金 9 克　炒三棱 9 克　炒青皮 9 克

炒枳壳 4.5 克　广皮 4.5 克　炒车前子 4.5 克　生牡蛎 12 克

生鳖甲 12 克（杵）

服七剂。

11 月 16 日二诊：腹胀减轻，肝质略软，多食仍不适，肝络瘀阻，脾失运化，再守前法续治。

炒归须 4.5 克　桃仁 4.5 克（杵）　广木香 4.5 克　砂仁 3 克（杵）

生鳖甲 12 克（杵）　青皮 9 克　柴胡 4.5 克　生牡蛎 12 克

炒三棱 9 克　广皮 4.5 克　炒麦芽 12 克　炒建曲 12 克

炒山楂 12 克　茜草根 9 克

五至十剂。

12 月 1 日三诊：上方服十剂，肝痛胃胀消失，纳食增进，病情好转，仍以消胀软肝治。

炒当归 9 克　橘皮 4.5 克　炒麦芽 9 克　炙鸡金 9 克

青皮 9 克　炒枳壳 4.5 克　砂仁 4.5 克（杵）　川朴 4.5 克

茯苓 9 克　生鳖甲 12 克（杵，先煎）　丹参 9 克

服十剂。

12 月 11 日四诊：肝胃症状消失，纳食佳，以迭进辛温消胀软坚之剂，引起咽喉炎赤干燥，再拟方兼顾调治。

南沙参 9 克　当归 4.5 克　白芍 6 克　炒谷芽 6 克

炒麦芽 6 克　淮山药 9 克　炙鸡金 9 克　金扁斛 9 克

茯苓 9 克　绿萼梅 2.4 克　杭菊 4.5 克　赤芍 9 克

服五剂。

12 月 16 日五诊：肝胃不胀，纳食佳，便解如常，喉不干燥，面有血泽，再予调理。

太子参 9 克　炒当归 6 克　炒白芍 6 克　炒谷芽 12 克

炒建曲 9 克　炙鸡金 9 克　生牡蛎 12 克　夜交藤 9 克

佛手片 4.5 克　茯苓 9 克　炒川断 9 克

服五剂。

按：肝硬化患者迭进疏肝软坚、理气消胀之剂，症状渐次改善，当脘胀消失

纳增之后，适当增加养阴益营药味，以调理肝脏阴血之不足，有助于机体的恢复。但在治疗中始终必须以疏肝软坚为主治，尤在肝胃胀痛纳差的情况下不宜进以滋补，否则不利于软坚消胀，反有胀满之弊。

鼓胀（肝硬化腹水）（一）

林某，男，54岁，农民，1963年11月1日初诊。

原有血吸虫病史，肝脾肿大。雨淋受湿，因未慎口误补，脾失健运，湿滞愈深，分利失职，以致水气充斥，月余以来，腹部逐渐膨胀，脐凸筋绊，下肢浮肿，食少形瘦，尿短少，大便溏。曾在某医院诊断"肝硬化、腹水"，久服利尿药逐渐效果不显。舌淡，苔腻，脉细缓。鼓胀重症，以温运脾肾、利湿消肿胀治。

淡附片4.5克　川桂枝3克　砂仁4.5克（杵）　广木香4.5克

汉防己9克　槟榔9克　炒车前子9克　青皮9克

炒川牛膝9克　洗腹毛9克　茯苓皮9克　沉香末1.5克（分吞）

服四剂。宜禁盐，以秋石代用。

11月5日二诊：服药四剂，小便增多，水湿有下行之趋势，腹胀减轻，但两下肢浮肿未消，有时感觉畏寒发热，病久湿邪久困太阴、阳明二经，脾失健运，气化不利，水湿积聚，再予温化疏肝、利湿消肿，希进一步获效。

淡附片4.5克　桂枝2.4克　川朴6克　砂仁3.6克（杵）

汉防己9克　槟榔9克　车前子9克　青皮9克

陈皮6克　炒川牛膝9克　银柴胡2.4克　青蒿梗9克

茯苓皮12克　五加皮9克　陈赤豆12克

服五剂。

11月10日三诊：畏寒发热已愈，腹水下行，腿足肿均消，肝脾仍肿大未软，进食后胃腹作胀，病久体虚，脾阳失其健运，消化力弱。胀属气，肿属水，势必疏肝理气，以利消胀排满，希图改善。

广木香4.5克　砂仁3.6克（杵）　广皮6克　青皮9克

炒山楂12克　川郁金6克　柴胡4.5克　丹参9克

生鳖甲12克（杵）　炒车前子9克　片姜黄6克　茜草根9克

陈赤豆12克　沉香末1.2克（分吞）

服六剂。

11月16日四诊：迭进温运脾肾、利尿排水之剂，腹部膜胀以及足浮肿已松解，但肝脾肿大尚难软化，由于症情深痼，肝络瘀阻，脾失健运，多食则饱胀，再以疏调肝脾、软坚消胀续治。

炒归须 6 克　广木香 4.5 克　砂仁 3.6 克（杵）　青皮 9 克

陈皮 9 克　炒山楂 12 克　炒延胡索 9 克　焙鸡金 9 克

茜草根 9 克　柴胡 4.5 克　马鞭草 9 克　炒三棱 6 克

炒莪术 6 克　陈赤豆 12 克　生鳖甲 12 克（杵，先煎）

服五至十剂。

按：三诊后腹水消退，加用软肝散炒热肝外按摩。

鼓胀（肝硬化腹水）（二）

胡某，男，61 岁，农民，1975 年 2 月 4 日初诊。

原有血吸虫病史，多年以来肝脾肿硬，腹中膨胀如鼓，青筋暴绽，食纳作胀，面色萎黄，近来下肢浮肿如柱，尿次短少，舌苔白腻，脉濡细。肾阳虚，膀胱气化不利，水湿积聚趋于鼓胀，满症形成，权以温阳利水、排满消胀治。

淡附片 4.5 克　川桂枝 3 克　细辛 2.4 克　广木香 4.5 克

川朴 4.5 克　砂仁 3.6 克（杵）　洗腹毛 9 克　汉防己 9 克

槟榔 9 克　炒川牛膝 9 克　车前子 9 克　陈赤豆 12 克

青皮 6 克　陈皮 6 克　干姜皮 4.5 克

服三剂。忌盐，以秋石代。

2 月 7 日二诊：尿量增多，腹水及足肿消退部分，大便溏薄，幸食纳尚可，肾司二阴，肾阳不足，水湿积聚，续予温调脾肾、利尿排满。

淡附片 4.5 克　川桂枝 3 克　细辛 2.4 克　广木香 4.5 克

砂仁 3.6 克（杵）　片姜黄 6 克　汉防己 9 克　炒川牛膝 9 克

车前子 9 克　野苓皮 12 克　青皮 6 克　陈皮 6 克

陈赤小豆 12 克　炒川椒目 3 克

服五剂。

2 月 15 日三诊：服温化消胀排满之剂，尿次增多，腹胀足肿全消，但肢软乏力，乃体虚脾弱，舌淡，脉细。再以疏肝理气、和调脾胃善后。

炒归须 6 克　淡附片 4.5 克　肉桂片 1.5 克　砂仁 3 克（杵）

广木香 4.5 克　青皮 6 克　陈皮 6 克　炒谷芽 6 克

炒麦芽 6 克　炒六曲 9 克　焙鸡金 9 克　炒三棱 9 克

炒山楂 9 克　川朴花 4.5 克　带皮苓 12 克

服五剂。外用软肝散，炒热，肝外按摩，每日两次。

鼓胀（肝硬化腹水）（三）

余某，男，63 岁，农民，1966 年 7 月 22 日初诊。

原有慢性肝炎史，肝脾肿硬，食后腹胀，时而两下肢浮肿，适当休息，则减轻。近半月因劳累，感受暑湿，未及时治疗，加以呆补多食荤腻，湿浊气滞交阻中焦，肝络瘀结更甚，尿量短少，以致腹膨胀，下肢浮肿，形瘦力乏，舌淡白，脉细。年事已高，趋于胀满重症，以调中利湿、排除胀满。忌盐，以秋石代用。

制苍术 9 克　藿梗 6 克　川朴 4.5 克　砂仁 4.5 克（杵）

广木香 4.5 克　青皮 6 克　陈皮 6 克　川郁金 6 克

炒枳实 6 克　茵陈 12 克　五加皮 9 克　带皮苓 12 克

车前子 9 克

服四剂。

7 月 26 日二诊：服上方后尿量增加，湿浊已获下行，下肢漫肿消软，腹胀减轻，按上方增减，以期获效。

制苍术 9 克　川朴 4.5 克　广木香 4.5 克　砂仁 3.6 克（杵）

细辛 2.4 克　青皮 4.5 克　陈皮 4.5 克　炒枳实 6 克

川郁金 6 克　炒川牛膝 9 克　车前子 9 克　茯苓皮 12 克

陈赤豆 12 克　洗腹皮 9 克

服四剂。外用软肝散，炒热，按摩肝脾肿硬处，每日两次。

7 月 30 日三诊：两进温化利湿消肿胀之剂，小便量增多，腹胀足肿消退大半，食纳增加，水湿虽得分消，病久肾阳不足，脾失健运，多食难消化，虚难进补，补则有碍于利湿，反致增加胀满；过利则伤元，仍守原法疏肝通络消胀续治。

川郁金 6 克　广木香 6 克　炒当归 6 克　砂仁 3.6 克（杵）

焙鸡金 9 克　炒枳壳 6 克　青皮 4.5 克　陈皮 4.5 克

柴胡 4.5 克　生鳖甲 12 克（杵）　炒六曲 9 克　陈赤小豆 12 克

沉香末 1.2 克（分吞）

服五剂。续用软肝散按摩肝脾肿硬处。

8 月 6 日四诊：连服上方，腹胀足肿渐次消失，但尿出带浊黄，食纳多进则胃不舒有胀感，足软力乏，舌苔淡黄。腹水消后体虚未转，余湿未清，再方酌予调理脾胃，配合利湿消胀。

炒当归 6 克　炒白术 4.5 克　广木香 4.5 克　砂仁 3.6 克（杵）

炒谷芽 12 克　生薏苡仁 9 克　炙鸡金 9 克　炒枳壳 6 克

茯苓 12 克　泽泻 9 克　沉香曲 12 克　生鳖甲 12 克（杵）

青皮 4.5 克　陈皮 4.5 克

服五至十剂。续外用软肝散。

按：鼓胀属晚期肝脾硬化腹水为多，在本地区主要因慢性血吸虫病引起。1949 年后由于血防工作取得了很大成绩，血吸虫病流行已得到基本控制，因而鼓胀大大减少。以上三例鼓胀均属肝硬化腹水，例一、例二为晚期血吸虫病肝脾硬化腹水。例一由于雨淋受湿加以误补而气滞湿阻，水道不利，故小便短少，而加重腹水与肢体浮肿。例二脾肾阳虚，膀胱气化不利，水湿停聚，加重肿胀，治疗中以急则治其标。两例均以温阳利尿排满消胀为治，采用附片、桂枝、细辛温阳，伍以五苓散、五皮饮加减以利尿排满，木香、砂仁、青陈皮等理气消胀。例一因伴有低热加用银柴胡、青蒿以退内热，经对症施治，腹膨胀、水肿均消失。肝脾硬化乃气滞瘀阻，在腹水肿胀消退后续予疏调肝脾软坚消胀，胀能缓和，但肝硬化难于根治，两例均为农村患者，在胀满改善后，未再门诊续治。例三为慢性肝炎肝脾肿硬，因感受暑湿加以啖食荤腻而致湿浊气滞交阻，形成胀满，采用调气利湿、消胀排满，俟胀满减退后再予疏肝祛瘀、通络软坚调治，以利改善肝脾硬化。

胀满症（寒湿困脾）（一）

王某，男，71 岁，农民，1969 年 7 月 11 日初诊。

寒湿久蕴不解，脾失健运，腹笥膨胀，面浮足肿，二便不利，舌淡白滑，脉濡细。症历月余，治未应效，形成胀满重症，拟温化利尿、消胀排满治。

淡附片 3.6 克　细辛 2.4 克　川桂枝 2.4 克　广皮 4.5 克

野苓皮 12 克　炒川牛膝 6 克　炒车前子 6 克　槟榔 9 克

五加皮 9 克　砂仁 2.4 克（杵）　广木香 6 克　陈赤小豆 12 克

服三剂。

7 月 14 日二诊：上方服后尿次增多，腹膨胀消软，足肿亦退，乃温化排水之功，仍以原法处方。

淡附片 3.6 克　细辛 2.4 克　川桂枝 2.4 克　广皮 4.5 克

野苓皮 12 克　炒川牛膝 9 克　炒车前子 6 克　防己 9 克

川朴 4.5 克　砂仁 3 克（杵）　槟榔 9 克　五加皮 9 克

炒建曲 12 克

服五剂。

7 月 19 三诊：腹膨胀，腿足阴囊漫肿，经两次温化逐满排胀获效颇捷，胀肿完全消失，唯食后胃脘尚有胀感，夜分失眠，行动足软，乃消肿之后必然现象，续予调理，佐以利湿消胀。

广木香 3 克　川朴 3 克　广皮 4.5 克　带皮苓 12 克

炒麦芽 12 克　炒车前子 6 克　炒建曲 12 克　焙鸡金 6 克

佛手片 4.5 克　远志肉 6 克　夜交藤 9 克　炒当归 4.5 克

砂仁 3 克（杵）

服四剂。

胀满症（寒湿困脾）（二）

刘某，男，52 岁，农民，1970 年 7 月 10 日初诊。

久雨多湿，寒湿困于中焦，胃腹膨胀，面黄浮，足漫肿，尿黄浑浊，舌淡白不干，形倦懒动，此寒湿困脾。以温化利湿、消肿排胀治。

制苍术 9 克　川朴 4.5 克　砂仁 3 克（杵）　广皮 4.5 克

炒麦芽 12 克　炒建曲 12 克　洗腹毛 9 克　五加皮 9 克

炒莱菔子 6 克（杵）　野苓皮 12 克　酒炒川牛膝 9 克　川桂枝 2.4 克

炒车前子 9 克　陈赤小豆 12 克

服四剂。

7 月 14 日二诊：腹胀已松，尿量增多，腿足漫肿消退部分，舌淡白不干。续予温化利湿消肿胀治。

制苍术 9 克　淡附片 2.4 克　川桂枝 2.4 克　广皮 6 克

槟榔 9 克　炒麦芽 9 克　炒建曲 9 克　五加皮 9 克

野苓皮 12 克　炒川牛膝 6 克　泽泻 9 克　陈赤小豆 12 克

川朴 4.5 克　砂仁 3 克（杵）

服四剂。

7 月 18 日三诊：前两诊服药八剂，腹膨胀、足肿完全消失，尿量亦多，色淡黄不浑，但肢软无力，便解溏薄，面黄无泽。久病湿除血虚脾弱，再易方予以调理。

炒当归 6 克　炒川芎 4.5 克　川朴 4.5 克　砂仁 2.4 克（杵）

广皮 6 克　炒谷芽 12 克　炒建曲 9 克　鸡血藤 9 克

陈赤小豆 12 克　茯苓 12 克　广木香 3 克　煨益智仁 4.5 克

炒薏苡仁 12 克

服四剂。

7 月 22 日四诊：上方适应，便溏转实，行走尚足软乏力，胀满消除后，脾阳不振，加之血虚未复，虚难进补，续予养血健脾和胃调理。

炒当归 9 克　炒川芎 4.5 克　川朴 4.5 克　炒谷芽 12 克

炒建曲 9 克　鸡血藤 12 克　夜交藤 12 克　砂仁 2.4 克（杵）

焙鸡金 9 克　茯苓 12 克　广皮 4.5 克　炮姜 1.8 克

小红枣 5 个

服五剂。

胀满症（脾肾阳虚）（三）

黄某，女，75 岁，居民，1968 年 6 月 24 日初诊。

年高脾肾阳衰，运化分利失常，始而胃腹膨胀，以不慎口而胀加甚，尿不利，转至面浮肢肿，尤以两下肢漫肿如柱，不能行动，舌淡白不干，脉沉细。症趋胀满，予以温阳利尿、消肿排胀治。忌盐，以秋石或砂糖代。

淡附片 3.6 克　细辛 2.4 克　桂枝 2.4 克　川朴 4.5 克

砂仁（杵）2.4 克　广皮 4.5 克　炒麦芽 12 克　炒建曲 9 克

洗腹毛 9 克　炒川牛膝 9 克　炒车前子 9 克　槟榔 9 克

汉防己 9 克

服四剂。

6 月 29 日二诊：尿量增多，腹膨胀消软，足肿亦消，足胫已皱皮，舌仍淡白，再踵原法续治。

淡附片 3.6 克　细辛 3 克　桂枝 2.4 克　炒川牛膝 9 克

野苓皮 12 克　汉防己 9 克　淡姜皮 3 克　炒车前子 6 克

川朴 4.5 克　砂仁 2.4 克（杵）　炒川椒目 3.6 克　广皮 4.5 克

陈赤豆 12 克

服四剂。

7 月 3 日三诊：两服温肾阳、利尿消肿排胀之剂已获显效，腹笥胀满消软，腿足漫肿亦消，稍可进以半碗流质食物，舌淡脉弱，形体消瘦。年高病久，攻补难施，拟和中利气、调理脾胃以资善后。

广木香 4.5 克　砂仁 3 克（杵）　炒谷芽 12 克　炒六曲 9 克

焙鸡金 9 克　陈皮 4.5 克　炒白术 4.5 克　茯苓 12 克

省头草 9 克　炒枳壳 4.5 克　泽泻 9 克　陈赤豆 12 克

服五剂。

按：胀满症即腹水胀满、面浮、两下肢漫肿，尿短少为主要症候，农村患者属寒属实偏于夹湿者居多，并非晚期肝脾硬化腹水症。由于寒湿停聚，脾阳不振，分利失职而水蓄不行，故腹大胀满；肾阳不足而致小便不利，周体尤以下肢浮肿为甚。这类疾病的治疗须温运脾阳以行水利湿、消胀排满，例一、例二均属寒湿胀满实证。故以附、桂、细辛、苍术温阳，伍以理气消胀、行水利尿之剂，消除胀满收效甚捷，再予调理脾胃善后。例三为年高脾肾阳衰，运化功能衰退，始而胃腹胀，因误补而致胀满，治则同上。胀满消退后亦以调理脾胃，帮助消化，食纳增进，胜于补饵。

肝气郁结（慢性胆囊炎急性发作）（一）

朱某，男，30 岁，工人，1965 年 5 月 8 日初诊。

原患慢性胆囊炎，经常右上腹剧痛，嗳气，近因强度劳累，阵发性右上腹剧痛，拒按，痛甚汗淋呕恶，牵引右肩背亦痛，转侧不利，疼痛数日未止，脘闷，纳少，内热（37.6℃），尿深黄，舌淡白，脉濡。肝与胆相表里，肝脉布于胁肋，肝郁气滞，失其条达则胁肋疼痛，拟清泻湿热、疏利肝胆为治。

炒归须 6 克　川郁金 4.5 克　柴胡 4.5 克　旋覆花 4.5 克（包）

青皮 9 克　忍冬藤 9 克　炒川连 1.2 克　半枝莲 9 克

青木香 3.6 克　炒枳壳 6 克　醋炒五灵脂 9 克　泽泻 9 克

服四剂。

5 月 14 日二诊：肝胆区剧痛已止，内热退，稍可进食，症情好转，原法续方。

炒归须 6 克　川郁金 4.5 克　柴胡 4.5 克　青皮 6 克

金钱草 9 克　半枝莲 9 克　青木香 3 克　蒲公英 12 克

炒枳壳 4.5 克　川楝子 9 克　醋炒五灵脂 9 克

服四剂。

肝气郁结（胆绞痛）（二）

毕某，男，26 岁，农民，1965 年 6 月 9 日初诊。

气血郁于肝胆，升降不利，右上腹肝胆部位剧痛，痛引右背，痛处拒按，疼痛持续一周未止，食纳呕恶，尿深黄，舌淡，脉濡。以疏利肝胆、祛瘀通络治。

炒归须 6 克　制香附 9 克　青皮 6 克　川郁金 4.5 克

大桃仁 6 克（杵）　旋覆花 4.5 克（包）　炒枳壳 4.5 克　佛手片 4.5 克

佩兰叶 9 克　橘络 9 克　炒延胡索 9 克　广田三七粉 1.5 克（分吞）

服三剂。

6 月 12 日二诊：右上腹剧痛已减轻，稍可进食，呕恶止，尿仍深黄，舌淡，脉细。再予疏利肝胆，帮助脾胃运化处方。

炒归须 6 克　制香附 9 克　川郁金 4.5 克　旋覆花 6 克（包）

炒枳壳 4.5 克　川楝子 9 克　广木香 4.5 克　砂仁 3 克（杵）

法半夏 4.5 克　炒麦芽 9 克

服三剂。

6月16日三诊：迭服疏利肝胆，祛瘀通络之剂，气机已获条达，肝胆区剧痛亦止，可进食，精神稍振，尿转淡黄。续予调理脾胃，佐以疏肝祛瘀治。

炒当归 6 克　白芍 4.5 克　川郁金 4.5 克　青皮 4.5 克

陈皮 4.5 克　旋覆花 6 克（包）　炒延胡索 6 克　炒枳壳 4.5 克

泽兰叶 9 克　红花 3 克　炒谷麦芽 12 克　焙鸡金 9 克

佛手片 4.5 克

服四剂。

按： 以上两例肝气郁结患者，均为右上腹部剧痛，且痛时放射至右背部，为胆绞痛之征。例一有慢性胆囊炎史，由于湿热内蕴，肝郁气滞而急性发作胆绞痛，采用清泻湿热、疏利肝胆法治疗，疼痛迅速平息。例二为气血郁阻肝胆所致，疑有胆结石，采用疏利肝胆、祛瘀通络法治疗，气机渐获条达而疼痛亦止。

妊娠合并积块、黄疸

项某，女，36 岁，农民，1965 年 10 月 14 日初诊。

病起月余，始自寒热，继则右胁肋剧痛，面目肌肤泛黄，大便秘结，尿如柏汁，身孕 8 月。舌淡脉细，肝肿坚硬，疼痛拒按，可扪及如鸡蛋大肿块，质坚如石。患者曾在某医院住院半月，10 月 8 日因病情危重，主动要求出院。据住院病史记录。

1965 年 10 月 1 日入院检查：体温 37.8℃，脉搏 80 次 / 分，血压 100/60mmHg，呈急性重病容，消瘦，神志清楚。全身皮肤黄染、干燥，未见蜘蛛痣、出血点、皮疹，巩膜亦黄。右腋下肿大淋巴结一枚，可活动，无压痛，其余浅表淋巴结均不肿大，心肺无殊。腹部隆起，腹壁静脉怒张，肝上界在右侧第 4 前肋间，下缘在右肋弓下 5 厘米，剑突下 7 厘米，边缘稍锐，质硬，表面不光滑，于分叶处扪及乒乓球大小结节一个，有触痛及叩痛，脾未扪及，全腹无肌紧张，无移动性浊音。宫底脐上 2 指。双下肢可凹性浮肿。无病理反射征。实验室检查：血红蛋白 52%，红细胞 248 万 / 立方毫米，白细胞总数 12000/ 立方毫米，中性粒细胞百分比 65%，淋巴细胞百分比 32%，嗜酸性粒细胞百分比 3%，血沉 143 毫米 / 小时，尿常规检查：蛋白（＋），白细胞（＋），红细胞（少），颗粒管型（＋）。尿胆红素（＋），尿胆原（－）。大便常规检查未发现异常。肝功能检查：麝浊 20 单位，麝絮

（++），锌浊 30 单位，脑絮（+++），黄疸指数 50 单位，凡登白试验呈立即反应。血胆红素 4.7 毫克%。谷丙转氨酶 12 单位。总蛋白 7.46 克，白蛋白 3.15 克，球蛋白 4.31 克。碱性磷酸酶 33.2 单位。胸部 X 光片：心肺无异常发现，右第 8 肋以下见有液平。超声波肝区探查为密集中小波、束状波，右侧腋前线第 8 肋间进波 5 厘米后见 6 厘米液平段，提示肝癌液化、右胸腔积液、肝脓肿待排。

住院经过：入院后经青霉素（40 万单位，每 6 小时一次，肌注）、合霉素（0.5 克，每日四次），以及肝 B_{12}、维生素、高渗糖、水解蛋白等护肝、支持疗法，病情不见好转，仍感右上腹剧痛，厌食，精神萎靡。于入院第 7、8 天右胸腔两次穿刺均得血性液体，因标本凝固未检。患者日趋消瘦、浮肿不退，肝脏进行性肿大，质地更硬。血胆红素升至 5 毫克%，右上腹剧痛昼夜难眠。10 月 8 日因病情危重，通知家属预后不良，内、外、妇科会诊意见：晚期妊娠合并肝癌。家属执意要求出院，来本院门诊试以中医治疗。

根据以上症情，患者晚期妊娠合并肝癌可疑，属湿热瘀阻肝胆，胆汁溢于肌肤，肝失条达，气滞而致瘀阻肝络致成癥块，先予利湿退黄、疏肝通络治。

川朴 2.4 克　砂仁 2.4 克（杵）　制苍术 9 克　金钱草 12 克

炒谷芽 12 克　炒麦芽 12 克　橘络 4.5 克　旋覆花 6 克（包）

西茵陈 9 克　炒山栀 4.5 克　炒车前子 4.5 克　赤苓 9 克

服十剂。

11 月 2 日二诊：上方连服十剂，肝区剧痛略有减轻，食纳稍增，黄疸渐退。肝肿硬未消软，再以原方加减。

炒归须 4.5 克　川朴花 4.5 克　砂仁 2.4 克（杵）　橘络 4.5 克

炒麦芽 12 克　炒建曲 9 克　广皮 4.5 克　片姜黄 4.5 克

青皮 4.5 克　旋覆花 6 克（包）　西茵陈 12 克　干茅根 12 克

服八剂。

11 月 10 日三诊：前方服八剂后，肝肿硬似无明显消软，按之作痛，时有呃逆，重身之体，实难调治。再以疏肝利湿退黄续治。

制香附 9 克　广木香 2.4 克　砂仁 2.4 克（杵）　旋覆花 6 克（包）

青皮 4.5 克　陈皮 4.5 克　炒归须 4.5 克　片姜黄 4.5 克

炒麦芽 12 克　炒建曲 9 克　西茵陈 9 克　赤苓 12 克

泽泻 9 克　干茅根 12 克

服八剂。

11 月 20 日四诊：药症适应，疸黄渐淡，肝肿硬略消软。仍有腹痛，白秽较多，时有呃逆。湿热瘀结，肝脾胃失调。已有分娩先兆。体弱症重，补益难投。

以原法续进。

炒当归 6 克　炒白芍 4.5 克　旋覆花 6 克（包）　炒谷芽 12 克

片姜黄 4.5 克　广木香 2.4 克　砂仁 2.4 克（杵）　焙鸡金 6 克

炒建曲 9 克　广皮 4.5 克　远志肉 4.5 克　茯神 9 克

橘络 4.5 克　泽泻 9 克

服七剂。

11 月 27 日五诊：昨平产一女婴，肝肿硬稍软，黄染亦退。病既未愈，又加分娩，气血更耗，食少神疲。但产后以祛瘀为要，以生化汤结合疏肝调气祛瘀续治。

炒当归 6 克　桃仁 9 克（杵）　川郁金 4.5 克　广木香 2.4 克

砂仁 2.4 克（杵）　片姜黄 4.5 克　泽兰叶 6 克　炒续断 9 克

炒谷芽 9 克　广皮 4.5 克　炒六曲 9 克　茯神 9 克

炒山楂 9 克

服八剂。

12 月 23 日六诊：分娩已近一月，秽行未净，形体消瘦，病久体亏，湿郁肝瘀，攻补两难，予以兼顾调理。

炒全当归 6 克　炒白芍 6 克　广皮 6 克　白莲须 6 克

炒续断 9 克　煅牡蛎 12 克　炒谷芽 12 克　蒸菟丝子 9 克

炒六曲 9 克　佛手花 4.5 克　金桔饼 12 克　茯苓 9 克

服十剂。

外用软肝散：炒枳壳 18 克，炒枳实 18 克，酒曲 10 个，食盐半碗，制香附末 30 克，麦皮半碗。

用法：上药研末加白酒 30 克，拌匀炒香，趁热以布包，每日两次熨摩肿硬处。

1966 年 1 月 2 日七诊：肝肿硬经内服外摩较前消软，痛减大半。秽行渐少，以疏肝通络法祛瘀软坚。

炒当归 6 克　炒川芎 4.5 克　广皮 4.5 克　炒川楝子 6 克

生牡蛎 12 克　炒延胡索 4.5 克　炒谷芽 12 克　炒六曲 9 克

川朴 2.4 克　砂仁 2.4 克（杵）　茜草根 4.5 克　炒三棱 9 克

服六剂。

1 月 8 日八诊：肝肿硬消软大半，已不作痛，能操理家务，参加轻微劳动，食纳渐增。药能节节获效，仍按原法处方。

炒当归 6 克　炒川芎 4.5 克　青皮 4.5 克　陈皮 4.5 克

醋炒五灵脂 9 克　炒三棱 4.5 克　炒莪术 4.5 克　刘寄奴 4.5 克

炒延胡索 9 克　柴胡 4.5 克　生牡蛎 12 克　炒枳实 4.5 克

砂仁 2.4 克（杵）　川朴 4.5 克

服八剂。

1 月 16 日九诊：迭进疏肝通络、祛瘀软坚之剂，肝已不痛不肿，黄退食增。操作家务，哺乳如常。原方续用十剂。

3 月 25 日十诊：患者步行六十余里来诊，肝已扪不到，右胁亦不痛。但肝气末戢，横窜作胀。再沿原法续治，佐以调理肝脾胃，以期食纳加餐，胜于补饵。

炒当归 6 克　制香附 9 克　青皮 4.5 克　陈皮 4.5 克

炒乌药 9 克　广木香 2.4 克　砂仁 2.4 克（杵）　炒延胡索 4.5 克

生牡蛎 12 克　生鳖甲 9 克　佛手花 4.5 克　炒六曲 9 克

炒谷芽 12 克　佩兰叶 9 克　银柴胡 4.5 克

（编者注：原书未记几剂）

按：本例病起较骤，始自寒热，面目肌肤悉黄，尿如柏汁，大便秘结，右胁剧痛难忍，肝肿质硬如石，证属湿热内蕴，肝胆失于疏泄，胆汁外溢肌肤，气血瘀阻肝络，故肝肿质硬，不通则痛。立法当以利湿退黄，疏肝通络，活血祛瘀。但妊娠 8 月，消瘦、贫血、浮肿，几呈恶病质状。正虚邪实攻补两难，攻则有碍于胎，补则不利于病因祛除。李中梓云："大实有羸状，误补益疾。"遵经旨：疏肝通络。药症适应，黄疸渐退。于分娩之后"有故无殒，亦无殒也"。故始予利湿退黄，秽行渐尽之时，则重用活血祛瘀、软坚消肿，辅加外用软肝散熨摩肝肿硬处，内外兼施，而获良效，方剂中欲求扶正，佐以调理脾胃，有助增加食欲，增强体力。此乃食纳加餐胜于补饵，滋补之剂有伤脾胃，未予使用。

本例肝癌的诊断尚嫌不足，但不能排除，因限于当时条件，惜未能做进一步检查。患者全身状况极差，肝功能严重损害，肝脏进行性增大，经西医抗感染、护肝、支持等治疗未能获效。试用上法辨证施治，门诊十次服药近百剂，终使"不治之症"而获愈。患者为山区农民，病重又值临产，交通不便，来诊困难，每次门诊均系家属来院口述恙情而拟方，迄十诊时患者已能步行 65 华里山路来院门诊，且体力恢复。最近随访病治愈后并生一男孩，十余年来健康状况良好，照常参加农业生产。

肠道疾病

泄泻（急性胃肠炎）（一）

陈某，男，30岁，农民，1972年7月14日初诊。

暑湿食滞交阻胃肠，清浊混淆，寒热，身痛，汗少，茶水不能入，入则呕吐，肠鸣腹痛，每日泄泻稀水便十余次，舌淡白，面青，尿少，脉细。症情甚暴，慎防脱水，亟予温中降逆、止吐止泻处方。

藿梗6克　醋制半夏6克　广木香4.5克　砂仁3克（杵）

炒川连0.9克　乌梅4.5克　陈皮4.5克　茯苓12克

炒白术6克　山楂炭12克　佩兰9克　炒车前子4.5克

灶心土60克（以水搅拌澄清取水煎药）　生姜2片

服二剂（每一次缓缓服下）。

7月16日二诊：呕吐止，能饮稀米汤，腹痛肠鸣减轻，泄泻次数减少。精神疲乏，尿短赤，舌淡滑。症情已趋平稳，肠胃尚未调和，仍以芳香化浊，和中分利，利小便正所以实大便。

藿梗6克　广木香6克　砂仁3.6克（杵）　炒半夏曲6克

炒川连0.9克　淡吴萸2.4克　陈皮4.5克　煨益智仁6克

山楂炭12克　茯苓12克　炒车前子6克　佩兰叶9克

炒木瓜6克　煨姜2.4克

服三剂。

7月19日三诊：两进芳香化浊调治胃肠，吐泻均止，不思纳谷，神疲肢软，急性吐泻止后，脾胃功能失调，再方续治。

广木香4.5克　砂仁3克（杵）　陈皮4.5克　炒薏苡仁12克

煨益智仁6克　炒谷芽12克　炒建曲9克　焙鸡金6克

车前子4.5克　淡吴萸2.4克　茯苓12克　藿梗6克

佩兰9克

服三剂。

泄泻（急性胃肠炎）（二）

曹某，男，22岁，工人，1970年6月7日初诊。

体温39.3℃，外寒夹以食滞，怯寒高热，有汗不退，腹痛泄泻如稀水，头昏神疲不能起坐，舌淡，口干不多饮，脉浮洪，汗少。以解表止泻退热治。

薄荷 2.4 克　炒扁豆衣 9 克　藿梗 6 克　广木香 3.6 克

广皮 4.5 克　炒黄芩 3.6 克　蔻仁 1.5 克（杵）　砂仁 1.5 克（杵）

连翘 9 克　炒谷芽 9 克　茯苓 9 克　炒车前子 4.5 克

法半夏 4.5 克

服二剂。

6 月 8 日晨随访：昨药服一剂得汗热退，腹泻转以黏液，肛胀作坠，值兹初夏，暑湿浊郁于胃肠有转痢之征，上方除去炒黄芩，加炒枳壳 6 克，炒川连 1.2 克同煎，再服一剂观察。

6 月 9 日二诊：发热已退清（36.8℃），腹痛泄泻均止，可进食，神力转振，仍以芳香之剂调治胃肠。

藿梗 6 克　广木香 4.5 克　砂仁 2.4 克（杵）　广皮 4.5 克

炒川连 1.2 克　炒谷芽 12 克　炒建曲 9 克　焙鸡金 6 克

炒枳壳 4.5 克　炒车前子 4.5 克　佩兰叶 9 克　茯苓 12 克

服二剂。

6 月 11 日三诊：两进芳香调治胃肠之剂，腹不痛，肛坠除，泄泻幸未转痢，食纳亦增，消化力钝，仍以原法续治。

藿梗 6 克　广木香 4.5 克　砂仁 2.4 克（杵）　炒谷芽 9 克

焙鸡金 9 克　炒薏苡仁 9 克　茯苓 12 克　炒枳壳 3.6 克

炒川连 1.2 克　省头草 9 克　川朴花 4.5 克　陈皮 4.5 克

服三剂。

泄泻（急性胃肠炎）（三）

王某，女，27 岁，干部，1959 年 8 月 29 日初诊。

体质素弱，湿滞互阻胃肠，清浊不分，以致上吐下泻，次数甚频，不能进食，延已数日，吐泻未止，神软不能坐立，舌淡滑，脉细沉轻按不应。业已脱水。有亡阳内陷之变，亟予扶正强心、降逆止泻，仿理中汤加味治，应效则善。

红参 3 克（炖水冲药）　醋煮法半夏 6 克　炒祁术 4.5 克　煨木香 4.5 克

砂仁 3.6 克（杵）　乌梅肉 4.5 克（川连 0.9 克拌）　广皮 4.5 克　代赭石 12 克

旋覆花 6 克（包）　炒石榴皮 9 克　茯苓 9 克　煨姜 2.4 克

灶心土 90 克（搅水澄清液煎药）

一剂，缓缓服下。

8 月 30 日二诊：吐泻均止，药获捷效，原方续服二剂。

9 月 1 日三诊：服理中汤加味，腹泻呕吐均止，唯食纳尚少且无味，神疲，

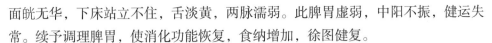

面㿠无华，下床站立不住，舌淡黄，两脉濡弱。此脾胃虚弱，中阳不振，健运失常。续予调理脾胃，使消化功能恢复，食纳增加，徐图健复。

炒党参 9 克　土炒祁术 6 克　炒谷芽 12 克　炒建曲 9 克

焙鸡金 9 克　炒当归 9 克　陈皮 4.5 克　藿梗 6 克

省头草 9 克　砂仁 2.4 克（杵）　茯苓神 12 克　米炒干荷蒂 2 枚

红枣 4 个

服五剂。

按： 泄泻即急性胃肠炎。以上三例多因食滞、受寒或受暑湿，肠胃不和，清气不升，浊气不降所致，治宜芳香化浊、降逆止吐、健脾利尿以实大便。例一为暑湿食滞交阻引起呕吐、泄泻，上法服药四剂即愈，灶心土搅水取澄清液煎药止呕甚效。例二受寒食滞引起泄泻，高热不退，须解表退热佐以芳香化浊止泻，当有转痢之征即加用枳壳、川连，幸免转痢而泻止，再以调治胃肠善后。例三患者比较严重，吐泻已数日，脾阳下陷，业已脱水，有亡阳内陷之变化，亟须采用补中益气升阳举陷，泄泻获止，继续配合调理脾胃促使善食[①]加餐，身体自易恢复。

慢性泄泻伴子宫下垂

李某，女，54 岁，农民，1973 年 3 月 5 日初诊。

腹泻经年，日解二三次，五更肠鸣腹痛，子宫下垂，舌淡面色萎黄。久泻脾肾必伤，肾为胃关，主司二便，肾命不充，脾阳不能升举，产生内脏下垂诸症。从补气升举、固护肾命缓图疗效。

炒党参 9 克　土炒白术 9 克　广木香 3.6 克　砂仁 3 克（杵）

炒补骨脂 4.5 克　煨肉豆蔻 6 克　炒木瓜 4.5 克　泽泻 9 克

陈皮 4.5 克　淡吴萸 2.4 克　五味子 4.5 克　炙升麻 3.6 克

茯苓 12 克

服四剂。

3 月 9 日二诊：服补中益气参合四神丸处方，升举固摄并施，脾胃肾阳得壮，药能适应原法续治。

炒党参 9 克　土炒白术 9 克　黄芪 12 克　广木香 4.5 克

砂仁 3 克（杵）　炒木瓜 4.5 克　煨肉豆蔻 6 克　炒补骨脂 4.5 克

陈皮 4.5 克　炙升麻 3.6 克　五味子 3.6 克　煨姜 1.8 克

红枣 5 个

服四剂。

---

① 善食：增进胃口。

3月14日三诊：腹泻转实，大便隔日一次，尿次正常，子宫下垂亦已升举，药获效果，仍宗补气固摄以升举之，忌食荤腻生冷，暂勿从事体力劳动。

炒党参12克　土炒白术6克　广木香4.5克　煨肉豆蔻4.5克

炒谷芽12克　陈皮4.5克　山药12克　炒木瓜4.5克

金樱子12克　泽泻9克　红枣4个　煨姜1.5克

茯苓12克

服四剂。

8月20日四诊：迭进益气升举固摄之剂，泄泻肠鸣止，子宫下垂亦已升举，稍有肛胀感，再方补中益气巩固胃肠善后。

炒党参12克　炒白术9克　广木香2.4克　砂仁2.4克（杵）

山药12克　升麻2.4克　金樱子12克　炒谷芽12克

泽泻9克　红枣4个　陈皮4.5克　煨益智仁4.5克

四神丸9克（分两次吞下）

服五剂。

慢性泄泻（五更泻）

盛某，女，62岁，农民，1972年3月31日初诊。

脐腹幽痛，肠鸣泄泻，尤以黎明肠鸣为甚，食少消化力弱，肢软乏力。症历8个月，脾肾久亏，肠难吸收，从补益脾肾、涩肠止泻治。

炒党参12克　炒白术6克　广木香4.5克　砂仁3克（杵）

煨益智仁9克　炒谷芽12克　炒建曲9克　煨肉豆蔻6克

茯苓12克　广皮6克　煨姜1.8克　炒石榴皮9克

红枣5个

服八剂。

4月9日二诊：肠鸣腹泻已止，便解转实，肢软较好，上方效果显著，无需变更，加肉桂片1.2克，去广皮换以香橼皮，续服十剂以资巩固疗效，并嘱续忌荤腻生冷食物。

慢性泄泻

孙某，男，46岁，工人，1973年5月24日初诊。

腹泻逾半载，日夕数次肛门作坠，脾胃运化失常，完谷不化，面黄肌瘦，神疲腰酸足软。肾为胃关，肾虚则腰痛。舌淡少苔，两脉濡细。拟参附理中培补脾肾、固涩止泻治。

炒党参 9 克　淡附片 4.5 克　炒白术 6 克　广木香 4.5 克

西砂仁 3 克（杵）　陈皮 4.5 克　炒谷芽 12 克　煨诃子肉 4.5 克

炒补骨脂 6 克　煨姜 1.8 克　煨肉豆蔻 6 克　茯苓 12 克

淡吴萸 3 克　炒杜仲 12 克

服五剂。

5 月 30 日二诊：服上方五剂，大便转实，肛已不坠，间有肠鸣，食纳少，不时嗳气，脾阳不足，消化力弱。仿理中汤合四神丸处方续治，忌食生冷油腻食物。

炒党参 9 克　淡附片 4.5 克　炒白术 6 克　广木香 4.5 克

砂仁 3 克（杵）　炒补骨脂 6 克　煨肉豆蔻 4.5 克　五味子 3.6 克

煨姜 2.4 克　炒薏苡仁 12 克　茯苓 12 克　陈皮 4.5 克

炒石榴皮 9 克　四神丸 9 克（分两次吞下）

服五剂。

6 月 20 日三诊：腹泻渐止，大便转实，食纳增加，仍有轻微肠鸣。原方加减续治以资巩固。

炒党参 12 克　炒白术 9 克　广木香 4.5 克　砂仁 3 克（杵）

炒杜仲 12 克　炒补骨脂 6 克　炒谷芽 12 克　肉桂片 1.2 克

炒木瓜 4.5 克　茯苓 12 克　煨姜炭 2.4 克　红枣 4 枚

焙鸡金 6 克

服十剂。

按：以上三例慢性泄泻，病史均有半年以上，久泻必伤脾肾，肾为胃关，主司二便。以益气温运脾肾，佐以升举涩肠止泻，连续调治，均能获效而愈。

痢疾（急性菌痢）（一）

毕某，男，65 岁，工人，1971 年 8 月 3 日初诊。

值兹炎夏，暑湿秽浊互滞阳明，腹部剧痛阵作，痢下赤白，里急后重，日夜二十余次，发热口干、食少作呕，舌淡黄。亟予调气通腑治痢，亦即寓泻于止之意。

生当归 9 克　白芍 9 克　广木香 4.5 克　砂仁 3 克（杵）

广皮 4.5 克　炒川连 1.5 克　炒枳壳 6 克　郁李仁 12 克（杵）

大黄片 3 克　佩兰 9 克　红曲 3.6 克　鲜马齿苋 60 克（洗净入煎）

服二剂（由于症重，一日服完两剂）。

8 月 4 日二诊：上方服后腹痛减轻，赤白痢下次数减少，呕平，稍可进食，发热退，精神好转，原法续治。

生当归 9 克　白芍 9 克　广木香 3.6 克　砂仁 3 克（杵）

广皮 4.5 克　炒川连 1.5 克（吴萸水拌炒）　炒山楂 9 克　炒枳壳 6 克

红曲 3 克　金银花 9 克　鲜马齿苋 60 克（洗净入煎）　白头翁 9 克

郁李仁 12 克（杵）　佩兰叶 9 克

服三剂（两天服下）。

8 月 6 日三诊：腹痛痢下渐愈，肛不坠胀，能进半流食物，神色好转，感到足软无力，再以芳香之剂涤余垢。

藿梗 6 克　广木香 4.5 克　砂仁 3 克（杵）　广皮 4.5 克

炒川连 1.2 克　败酱草 12 克　瓜蒌仁 12 克（杵）　金银花 9 克

炒枳壳 6 克　炒谷芽 12 克　炒建曲 9 克　白头翁 12 克

佩兰 9 克

服三剂。

8 月 9 日四诊：赤白痢已净，便解成形，不附黏液，腹不痛，肛不胀，舌淡不干，唯足软乏力，食纳不多，续予调涤肠腑、肃清余浊。

川朴 4.5 克　广皮 4.5 克　瓜蒌仁 9 克（杵）　败酱草 12 克

炒枳壳 6 克　砂仁 3 克（杵）　佩兰叶 9 克　炒谷芽 12 克

炒建曲 9 克　焙鸡金 9 克　茯苓 9 克

服四剂。

痢疾（急性菌痢）（二）

陈某，男，54 岁，农民，1967 年 9 月 6 日初诊。

时值初秋，天气酷热，暑湿滞阻于胃肠，腹阵痛，痢下如脓赤白相杂，次数频，里急后重，食少泛恶，舌苔腻，脉细数，脓赤白相杂，时出冷汗。症经多日，急予调肠通腑化浊治。

生当归 6 克　生白芍 6 克　广木香 3 克　砂仁 2.4 克（杵）

炒川连 1.5 克（吴萸水拌炒）　炒山楂 12 克　炒枳壳 6 克　生芪皮 9 克

广皮 4.5 克　红曲 4.5 克　郁李仁 9 克（杵）　鲜马齿苋 60 克（洗净入煎）

服三剂（一天服三次，两日服完）。

9 月 8 日二诊：腹痛已缓，痢下次数大减，汗少，不泛恶，可进食半流质，但头昏肢软，舌质淡黄。腑气通，湿浊下行未清，药获捷效，仍以清肠通腑续治。

生当归 6 克　生白芍 6 克　炒川连 1.2 克　金银花 12 克

生枳壳 4.5 克　白头翁 9 克　广木香 2.4 克　瓜蒌仁 9 克（杵）

广皮 4.5 克　炒山楂 9 克　鲜马齿苋 60 克（洗净入煎）　佩兰叶 9 克

服三剂。

9月12日三诊：痢疾渐止，腹不作痛，便解正常，食纳稍增，肠胃功能尚未协调，肢软乏力，再予清理肠胃，徐图恢复正常。

太子参9克　川朴4.5克　砂仁3克（杵）　生炒谷芽12克

炒建曲9克　焙鸡金9克　广皮3克　茯苓9克

炒枳壳9克　瓜蒌仁9克（杵）　佩兰叶9克　败酱草12克

服三剂。

痢疾（急性菌痢）（三）

程某，女，65岁，工人，1973年8月7日初诊。

盛夏受暑，高热退后暑湿热毒滞留未清，转为痢疾，腹痛里急后重，痢下红白脓血，日计十余次，食少神疲，平素阴虚少津，舌赤无苔，辛燥药味难投，拟清理胃肠以通为止。

南沙参12克　白芍9克　金银花9克　莲子心4.5克

野苓9克　冬瓜子9克　川连1.2克　炒枳壳4.5克

郁李仁12克（杵）　佩兰叶6克　白头翁9克　生甘草2.4克

鲜马齿苋60克（洗净入煎）

服三剂。

8月10日二诊：痢下次数减少，仍腹痛肛胀，暑湿浊垢滞于肠道未清，阴虚火旺之体，年高津液不足，辛燥难投，而偏清偏寒则难调涤肠腑，仍以清胃肠以泻为止。

南沙参12克　生白芍9克　金银花9克　败酱草9克

枳壳4.5克　生谷芽12克　白头翁9克　川连0.9克

六一散9克（鲜荷叶包煎）　瓜蒌仁12克（杵）　橘白4.5克

佩兰叶6克　鲜马齿苋30克（洗净入煎）

服三剂。

8月13日三诊：痢疾渐止，便解不作坠胀，每天一次，寐不安神，湿毒化燥，舌红少苔，原法续治。

南沙参12克　金银花9克　败酱草9克　炒枳壳4.5克

生谷芽12克　生冬瓜子12克　白头翁9克　瓜蒌仁9克（杵）

茯神12克　佩兰9克　炒黄芩3.6克　六一散9克（鲜荷叶包煎）

服三剂。

8月16日四诊：痢痊愈，腹不痛，便解正常，舌赤稍淡，平时肝阳头痛，失眠，再方清理肠胃，少佐生津宁神。

南沙参 12 克　　白芍 6 克　　金银花 9 克　　生谷芽 12 克

焙鸡金 6 克　　双钩藤 12 克（后下）　　瓜蒌仁 9 克（杵）　　茯神 12 克

莲子心 4.5 克　　霍山石斛 9 克　　炒枳壳 3 克　　佩兰 6 克

服三剂。

8 月 20 日五诊：痢疾愈，夜寐较宁，平素阴虚之体，心火旺盛。再予养阴生津宁神，兼理胃肠。

北沙参 9 克　　白芍 6 克　　杭菊 6 克　　麦冬 9 克

生炒谷芽 12 克　　焙鸡金 6 克　　生冬瓜子 12 克　　金扁斛 9 克

莲子心 4.5 克　　柏子仁 9 克　　茯神 9 克　　双钩藤 12 克（后下）

服四剂。

按： 痢疾为夏秋季节常见的传染病之一，主要由于湿热秽浊互结胃肠，腐血成脓所致。治痢方略，主要以香连丸为主方，伍以清肠解毒通腑之剂，刘完素云"行血则便脓愈，调气则后重除"，本此原则结合虚实寒热随症处方是有一定效果的。常用香连丸、芍药汤加减处方。当归、白芍酸敛止痛，木香、陈皮理气，郁李仁、大黄、枳壳、红曲通腑化浊，黄连、金银花、马齿苋、败酱草、白头翁等药均有清热解毒作用。以上三例急性菌痢患者，诸药配伍治疗，效果显著，服药数剂即愈，痢止后续进涤腑之剂可杜后患。例三患者平素阴虚火旺之体，舌赤少津，辛燥理气药味难投，须结合症情，在利肠通腑之中参以养阴生津之剂。例二因症历多日，表虚自汗，故需顾及固表敛汗。总之要从整体出发，辨证施治，始能获效。

慢性菌痢

汪某，男，18 岁，农民，1971 年 8 月 2 日初诊。

年前[①]曾患急性菌痢，因未根治转为慢性，便溏带黏液，劳累则发作，便下赤白垢，日有数次，伴腹痛里急后重，形瘦面黄，脉濡。久痢宜涩，故以调肠止痢为治。

炒当归 9 克　　焦白芍 9 克　　秦皮 12 克　　白头翁 9 克

广皮 4.5 克　　红曲 3.6 克　　炒川断 9 克　　炒樗根皮[②] 9 克

焦楂炭 9 克　　广木香 4.5 克　　炒肉豆蔻 4.5 克　　茯苓 9 克

服四剂（每剂煎三次服）。

8 月 5 日二诊：痢下次数减少，肛不坠胀，原法续治。

---

① 年前：即春节过年前，徽州本地习惯说法。

② 樗（chū）根皮：即椿皮，苦、涩、寒，止带，固崩止漏，涩肠止泻。

上方除茯苓，加炒木瓜 4.5 克，佩兰 9 克，炒枳壳 4.5 克，服四剂。

8 月 9 日三诊：痢渐止，无腹痛肛胀，药症适应。久痢体虚，再予健脾固涩止痢处方。

太子参 9 克　炒当归 9 克　焦白芍 9 克　炒川断 9 克

炒白术 4.5 克　炒楂炭 9 克　秦皮 9 克　白头翁 9 克

煨诃子肉 4.5 克　广皮 4.5 克　炒石榴皮 9 克　藕节 12 克

炒黄芩炭 4.5 克

服四剂。

8 月 13 日四诊：痢止多日，大便转实，应予调治胃肠以资巩固。

炒党参 9 克　炒当归 9 克　焦白芍 9 克　炒川断 9 克

山楂炭 9 克　炒石榴皮 12 克　广木香 4.5 克　炒白术 4.5 克

广皮 4.5 克　炒诃子肉 4.5 克　白头翁 9 克　小红枣 5 个

煅赤石脂 9 克

服四剂。

按： 久痢不宜通腑而应固涩，本例慢性菌痢患者采用化浊调肠、健脾、固涩止痢法治，渐次收效。痢止后根据体虚情况，酌予补中健脾、调理肠胃，以资巩固。

休息痢（慢性阿米巴痢疾）

吴某，女，25 岁，农民，1973 年 4 月 13 日初诊。

主诉去年十月间在某医院诊断为阿米巴痢疾，经西药治疗一度好转，然近半年来常发作，便解时腹痛肛胀作坠，泄泻，夹有少量黏液，日夕多次，面黄贫血，心悸。病久血伤，脾胃运化失常，肠难吸收，加以浊垢未清，拟养血宁心止痢合治。

炒当归 6 克　炒白芍 6 克　广木香 3 克　砂仁 3 克（杵）

白头翁 9 克　秦皮 9 克　丹参 6 克　炒川连 1.2 克

炒谷芽 9 克　炒薏苡仁 9 克　炒建曲 9 克　佩兰 9 克

茯神 9 克

服四剂。

4 月 17 日二诊：症情相仿，慢性疾患难获速效，再以补气固摄止痢续治。

炒党参 9 克　炒白术 9 克　广木香 3.6 克　砂仁 3 克（杵）

炒薏苡仁 12 克　陈皮 4.5 克　炒樗根皮 9 克　茯苓 12 克

炒木瓜 4.5 克　煨姜 1.8 克　炒肉豆蔻 4.5 克　淡吴萸 2.4 克

小红枣 5 个　炒当归 6 克　诃子肉 6 克

服五剂。

4 月 22 日三诊：腹泻次数减少，大便仍夹以红垢，肛胀坠感，再予补中益气、调肠止痢合治。

炒党参 9 克　炒白术 9 克　广木香 4.5 克　砂仁 3 克（杵）

煅禹余粮 12 克　炒樗根皮 9 克　陈皮 4.5 克　炒薏苡仁 12 克

炒川连 1.2 克　秦皮 6 克　红曲 3.6 克　炒枳壳 4.5 克

红枣 5 个　苦参子 1.5 克（另包，去壳用桂圆肉包分吞）

服五剂。

4 月 26 日四诊：赤痢已止，大便转实，再以原法续治。

炒党参 12 克　炒白术 9 克　广木香 4.5 克　砂仁 2.4 克（杵）

陈皮 4.5 克　红曲 3.6 克　炒川连 1.2 克　秦皮 9 克

石莲子 9 克　升麻 3 克　炒补骨脂 4.5 克　茯神 12 克

红枣 5 个　苦参子 1.5 克（另包，同上诊方法服）

服五剂。

4 月 30 日五诊：迭进益气补脾固涩之剂，泻痢俱止。但不时稍有肠鸣，久泻久痢，脾胃虚弱，肠道功能未复，为巩固疗效应予调理。

炒党参 12 克　炒白术 9 克　广木香 4.5 克　砂仁 3 克（杵）

炒谷芽 12 克　炒建曲 9 克　炒山药 12 克　煅禹余粮 12 克

陈皮 4.5 克　茯苓 12 克　煨益智仁 6 克　老姜 2 片

红枣 5 个

服五剂。

按： 患者半年前患阿米巴痢疾未根治转为慢性，迁延难愈，脾阳虚弱，湿滞肠道未尽，宜补脾益气佐以化浊固涩止痢，从缓调治。三诊时泄泻次数减少，但大便夹以红垢难清，经加用红曲、苦参子则赤痢止。据药理学研究，苦参子具有抗阿米巴原虫的作用，红曲有消滞去红垢之效。痢止之后，再进补脾益气、调理胃肠之剂，冀能巩固疗效。

胆道蛔虫症（一）

曾某，女，30 岁，农民，1974 年 12 月 10 日初诊。

始而食滞于胃，消化不振，继而蛔虫钻胆剧痛阵作，痛时汗泄伴以呕吐，牵引后背胀痛，舌淡白，脉濡细，拟苦辛通降消滞驱蛔并治。

法半夏 4.5 克　乌梅肉 3.6 克　槟榔 9 克　炒芜荑 6 克

苦楝子 9 克　炒麦芽 9 克　炒六曲 9 克　广木香 3 克

青皮 4.5 克　陈皮 4.5 克　旋覆花 6 克（包）　炒川连 1.2 克

炒川椒 4.5 克　炒使君子 9 克（杵）

服二剂。

12 月 12 日二诊：疼痛已止，可进食不呕吐，背不胀，已能步行十余里来院就诊，药既获效仿前法续治。

苦楝子 9 克　槟榔 9 克　炒使君子 9 克（杵）　炒谷芽 9 克

炒建曲 9 克　炒芜荑 9 克　广木香 7.5 克　乌梅肉 3.6 克

炒川连 1.2 克　炒川椒 2.4 克　陈皮 4.5 克

服三剂。

胆道蛔虫症（二）

张某，男，38 岁，农民，1973 年 1 月 17 日初诊。

脐腹阵发性剧痛五日，痛甚呕吐出蛔虫数条，背胀神疲，大便秘结不通，脉濡细。属蛔虫夹滞为患，治拟消滞驱虫止痛处方。

广木香 3.6 克　乌梅肉 3 克　槟榔 9 克　陈皮 4.5 克

川楝子 9 克　炒麦芽 12 克　炒六曲 9 克　郁李仁 9 克（杵）

榧子肉 9 克　炒川椒 3 克　炒芜荑 6 克　砂仁 2.4 克（杵）

鹤虱 9 克

服二剂。

1 月 19 日二诊：服药后大便已通，两日来腹未痛过，药既获效，守原法驱虫调胃肠治。

广木香 3.6 克　乌梅肉 3 克　槟榔 9 克　陈皮 4.5 克

川楝子 9 克　炒谷芽 12 克　炒六曲 9 克　榧子肉 9 克

炒川椒 4.5 克　炒芜荑 6 克　佛手片 4.5 克　砂仁 2.4 克（杵）

服二剂。

虫积腹痛

尹某，男，14 岁，1968 年 1 月 6 日初诊。

脐腹阵痛经常发作，有时蛔虫自肛门钻出，能食而面色萎黄、形体消瘦，昨日因受寒凉，腹痛甚剧，呕吐，泄汗，并厥晕抽搐历半小时始苏，此蛔厥症状。舌淡白，脉濡细。拟温中散寒驱虫治。

淡附片 2.4 克　川桂枝 1.2 克　乌梅肉 3.6 克　广木香 2.4 克

砂仁 2.4 克（杵）　炒使君子 9 克（杵）　槟榔 9 克　炒芜荑 4.5 克
广皮 4.5 克　沉香曲 9 克　炒川椒 2.4 克

服三剂。

1 月 9 日二诊：脐腹阵痛服上方三剂已愈，舌淡红，咽红、扁桃体微肿，由于前方药味偏温所致，应除附、桂，改以和中驱蛔，少佐清热合治。

川楝子 9 克　薄荷 2.4 克　广皮白 4.5 克　炒使君子 9 克（杵）
槟榔 4.5 克　炒麦芽 9 克　连翘 9 克　沉香曲 9 克
炒芜荑 4.5 克　胡连 0.9 克

服三剂。

按： 以上三例为蛔虫引起腹部剧痛。由于虫病患者多兼见食积，或湿热蕴结于中焦，招寒夹滞亦为诱发因素。治疗须分别症情轻重缓急虚实，以温中驱虫、消滞、清泻湿热并施，使虫无盘踞之所，更杜绝其生化之源。根据"虫得酸则定，见辛则伏，遇苦则下"的特性，常采用乌梅丸、化虫丸两张主方配伍治疗。方中药物如槟榔、芜荑、苦楝子、川椒、使君子、榧子、鹤虱等均有驱虫作用。

例一胆道蛔虫症，痛甚呕吐兼食滞，故并用半夏、旋覆花、川连苦辛降逆止呕，以及理气消滞止痛之剂。例二胆道蛔虫症伴热结便秘，则并用郁李仁通腑。例三为蛔厥症，因感寒凉蛔虫不安而致剧烈腹痛，则需采用附片、桂枝温中散寒配合驱虫。

以上三例患者经辨证施治，服药二剂腹部剧痛即止，症状愈后可酌用西药驱虫剂，加强驱虫效果，以杜后患为宜。

肠痈并热淋症（急性阑尾炎并尿路感染）

洪某，女，24 岁，农民，1975 年 5 月 12 日初诊。

湿热瘀阻下焦，少腹右侧剧痛，痛处拒按，转侧不便，恶心不能食，尿频急，尿出灼痛浑浊，怯寒身热，头昏神倦，症起两日，舌淡黄，脉弦数，体温 38.5℃。血常规：白细胞总数 21000，中性粒细胞百分比 86%，淋巴细胞百分比 14%。尿常规：白细胞（+++），红细胞（－），蛋白（±）。此肠痈并热淋病，治以清泻湿热祛瘀处方。

归须 4.5 克　桃仁 6 克（杵）　活血藤 15 克　制乳香 4.5 克
制没药 4.5 克　小生地 9 克　牡丹皮 4.5 克　连翘 12 克
大黄片 4.5 克　赤芍 9 克　紫花地丁 12 克　甘草节 3 克
车前子 6 克　冬瓜子 9 克

服四剂。

5月16日二诊：尿次减少，尿出不痛，寒热退，呕恶止，少腹右侧疼痛和缓，尚不思纳，口干，舌淡黄，脉弦。上方获效，湿热下泻，续进清泻湿热祛瘀之剂。

归须6克　活血藤15克　小生地9克　牡丹皮4.5克

川郁金6克　赤芍9克　浙贝母9克　炒山栀9克

忍冬藤12克　甘草节3克　生炒谷芽12克　茯苓12克

车前子6克

服四剂。

5月20日三诊：少腹右侧已不痛，尿次正常，精神好转，食纳稍增，唯胃脘不适，嗳气，舌淡黄。血、尿常规复查：白细胞总数6000，中性粒细胞百分比69%，淋巴细胞百分比31%，尿液白细胞（±），蛋白（－）。症情近愈，续予清利湿热、和中理气调治。

南沙参9克　绿萼梅3克　牡丹皮4.5克　生薏苡仁12克

炒谷麦芽12克　炒六曲9克　茯苓9克　车前子4.5克

六一散9克　木通3克　陈皮4.5克

服四剂。

按：本例为湿热瘀阻下焦，膀胱失于通利，则尿频而涩少，尿出灼痛；湿热瘀阻盲肠，局部发炎酿脓成痛，故少腹右侧疼痛拒按，怯寒发热，为肠痈并热淋症，即急性阑尾炎并尿路感染。血、尿常规检查符合急性感染征候，治则利湿泻热、祛瘀散结消痈，以大黄牡丹汤加味处方，方中归须、桃仁、活血藤、乳没破瘀行滞，大黄清肠胃滞热而泻火，丹皮、生地清热行血散瘀，连翘、赤芍、紫花地丁、甘草节清热解毒，冬瓜仁消肿散结，车前子、木通等利湿通淋。诊治两次后炎症迅速消退，症情而愈，血、尿常规正常，三诊续予清利湿热，佐以和中理气调治，以巩固疗效。

肠痈症（急性阑尾炎）（一）

张某，女，13岁，1966年9月27日初诊。

体温38.6℃，少腹右侧剧痛阵作，痛处触及肿块坚硬如掌，疼痛拒按，发热，汗少，舌燥唇赤，脉数，使便解不多。此肠痈症，痛有酿脓之势，治以清热解毒、活血散瘀、利肠通腑法，仿大黄牡丹汤、薏苡败酱散加减处方。

归须4.5克　桃仁9克（杵）　红藤15克　蒲公英9克

赤芍6克　连翘9克　牡丹皮3.6克　金银花9克

炒黄芩2.4克　生薏苡仁9克　甘草节3克　醋煮大黄4.5克

冬瓜仁9克

服三剂。

9月30日二诊：服上方三剂，热退，右少腹肿块消软，疼痛亦止，可以行走，守原法治。

归须4.5克　桃仁9克（杵）　蒲公英9克　牡丹皮3.6克

生薏苡仁9克　赤芍6克　甘草节2.4克　忍冬藤9克

败酱草9克　醋煮大黄3.6克　冬瓜仁9克

服三剂。

按： 本例肠痈症，右下腹疼痛肿块明显，按之滚热，痈有酿脓之势，仿大黄牡丹汤及薏苡败酱散加减处方，清热解毒、活血祛瘀、利肠消肿合治，连诊两次服药六剂，发热退清，痈肿消散，疼痛亦止，收效甚捷，免于手术治疗。

肠痈症（急性阑尾炎）（二）

程某，男，56岁，农民，1964年8月28日初诊。

患者急性阑尾炎曾住某医院治疗一周，痛止，痛处肿块未消，嘱手术治疗，患者拒绝而自动出院，脐腹部微有胀痛，右下腹触及如鸡蛋大肿块，触痛，舌淡，口不干，脉濡。症历旬余，肠痈瘀肿未消，予以活血祛瘀消肿治。

炒当归9克　桃仁9克（杵）　青皮9克　活血藤15克

老君须9克　炒山楂9克　连翘9克　川郁金4.5克

泽兰叶9克　忍冬藤12克　甘草节2.4克　佩兰叶9克

服六剂。

按： 上方服六剂后肿块消散，未续服药。本例肠痈症经住院治疗，炎症已控制而肿块未消。根据症情，患者舌淡，口不干，脉濡，属寒湿夹瘀遏阻盲肠，非佐以温通则肿块不能消，经投以活血祛瘀化湿消肿之剂，瘀散肿消而愈。故治病须辨证求因，灵活用药必能获效。

六、泌尿系统疾病

下焦湿热（急性尿路感染）（一）

裘某，女，61岁，工人，1975年3月11日初诊。

湿热蕴于下焦，膀胱发炎，尿次频急，排尿刺痛不利，并有灼热感，少腹按痛，舌淡黄，脉弦数。尿常规化验：白细胞（+++），红细胞（少量），蛋白

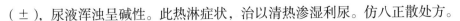

（±），尿液浑浊呈碱性。此热淋症状，治以清热渗湿利尿。仿八正散处方。

小生地 12 克　牡丹皮 4.5 克　川连 1.2 克　木通 3 克

车前子 9 克　萹蓄草 9 克　生山栀 9 克　飞滑石 9 克

赤苓 12 克　甘草梢 4.5 克　怀牛膝 9 克　瞿麦 9 克

琥珀粉 1.2 克（分吞）

服四剂。

3 月 15 日二诊：服上方尿道灼痛减轻，次数减少，尿量增多，清热利湿之剂已获效，再守原法续治。

小生地 12 克　牡丹皮 6 克　川连 1.2 克　木通 3 克

蒲公英 12 克　生山栀 9 克　车前子 9 克　萹蓄草 9 克

甘草梢 4.5 克　瞿麦 9 克　淡竹叶 9 克　怀牛膝 9 克

琥珀粉 1.2 克（分吞）

服四剂。

3 月 18 日三诊：排尿已无灼痛，尿量正常，少腹不痛，湿热已获下泻。尿常规：白细胞（少），红细胞（－），尿呈酸性，浊度清。症情向愈，再方巩固。

小生地 12 克　牡丹皮 4.5 克　炒山栀 9 克　紫贝齿 9 克

淡竹叶 9 克　生薏苡仁 12 克　茯苓 12 克　车前子 6 克

萹蓄草 9 克　甘菊 6 克　莲子心 4.5 克

服四剂。

下焦湿热（急性尿路感染）（二）

吴某，女，29 岁，演员，1975 年 4 月 23 日初诊。

尿频急，尿涩少，排尿刺痛难忍，少腹胀痛，舌淡红，脉弦数。尿常规化验：白细胞（＋＋＋），红细脆（＋＋＋），蛋白（±）。湿热下注膀胱，气化不利，仿八正散处方。

小生地 12 克　牡丹皮 6 克　蒲公英 12 克　淮木通 3 克

小蓟炭 9 克　怀牛膝 9 克　茯苓 12 克　车前子 9 克

萹蓄草 9 克　炒山栀 9 克　瞿麦 9 克　灯芯草 40 支

甘草梢 4.5 克　琥珀粉 1.2 克（分吞）

服三剂。

4 月 27 日二诊：尿痛和缓，尿次减少，尿量增加，少腹胀痛减轻，大便秘结，舌淡红，脉弦。尿常规复查：白细胞（少），红细胞（－），再予清热利湿续治。

小生地 12 克　牡丹皮 4.5 克　川连 1.2 克　生山栀 9 克

木通 3 克　萹蓄草 9 克　怀牛膝 9 克　炒小蓟 9 克

瓜蒌仁 9 克（杵）　茯苓 12 克　琥珀粉 1.2 克（分吞）

服五剂。

5 月 2 日三诊：湿热下注膀胱，尿道炎症连服前方获效，尿次频急，尿道刺痛，少腹痛俱愈，大便亦通，仍以清热利湿续治，宜注意休息以杜反复。

小生地 12 克　牡丹皮 4.5 克　木通 3 克　甘草梢 4.5 克

淡竹叶 9 克　川知母 6 克　炒黄柏 4.5 克　怀牛膝 9 克

野苓 9 克　生薏苡仁 12 克　车前子 6 克　萹蓄草 9 克

服五剂。

下焦湿热（急性肾盂肾炎）

程某，女，59 岁，农民，1975 年 2 月 25 日初诊。

症起怯寒发热头痛，继之左腰骶部酸痛，下腹作胀，尿次频急，排尿点滴刺痛，尿常规检查：白细胞（+++），红细胞（++），蛋白（++），尿深黄浑浊呈中性。此湿热郁结下焦，下注肾盂。拟清热利湿通淋治。

小生地 12 克　牡丹皮 6 克　川连 1.2 克　炒山栀 9 克

炒小蓟 9 克　木通 3 克　车前子 9 克　甘草梢 4.5 克

萹蓄草 9 克　猪苓 9 克　赤苓 9 克　瞿麦 9 克

琥珀粉 1.2 克（分吞）　怀牛膝 9 克

服四剂。

3 月 2 日二诊：服药四剂尿已不痛，次数减少，腰酸痛亦较前减轻，稍有心悸，腿足乏力，症状虽有好转，湿热下注未清，治疗之外注意休息，以期早愈。

小生地 12 克　牡丹皮 6 克　炒山栀 9 克　炒小蓟炭 9 克

萹蓄草 9 克　猪苓 9 克　赤苓 9 克　车前子 9 克

川连 1.2 克　怀牛膝 9 克　赤芍 9 克　鲜白茅根 12 克

琥珀粉 1.2 克（分吞）

服四剂。

3 月 8 日三诊：尿次正常，腰不痛，眠食尚佳，时有嗳气，心悸，便秘。尿常规复查：白细胞（少），红细胞（−），蛋白（−），尿液清黄呈酸性。再予养阴清热、利湿宁心续治。

南沙参 12 克　小生地 9 克　牡丹皮 4.5 克　朱茯神 12 克

生薏苡仁 12 克　远志 6 克　白芍 6 克　瓜蒌仁 9 克（杵）

泽泻 9 克　紫贝齿 12 克　绿萼梅 3 克　淡竹叶 9 克

服五剂。

按： 急性尿路感染与急性肾盂肾炎都属于下焦湿热，又称热淋症。前者尿路刺激症状明显，伴小腹拘急疼痛，后者腰痛较甚，症起常伴怯寒发热，由于湿热郁结下焦，气化不利，是以膀胱和尿道湿郁化火，出现尿次频数短赤涩痛。治疗以清热利湿通淋为法。

"八正散" 主治热淋是一张有效方剂，可从症化裁。以上三例下焦湿热病例均以 "八正散" 为主方加减：方中木通、车前、灯心草、瞿麦、滑石、茯苓诸药可清利湿热由膀胱而出，萹蓄草、黄连、生地、丹皮、蒲公英等有抗菌泻热作用；琥珀、甘草梢则可通淋止尿痛，消除尿道刺激症状。上药配伍治疗下焦湿热，疗效甚佳。

由于该病反复机会较多，在症状痊愈后，应继续调理以巩固疗效，同时须结合适当休息。例三急性肾盂肾炎患者，因年高体弱，在症状控制后，不宜再投偏于清利通淋药物，以防戕伤肾阴，故三诊酌予养阴宁心，佐以清利湿热以资兼顾整体。

下焦湿热（急性肾盂肾炎并腰部扭伤）

程某，男，18 岁，农民，1972 年 6 月 3 日初诊。

半月前因担重伤腰，腰部胀痛，一周来内热，乏力，尿次频急，排尿时灼热感，尿量少，色深黄浑浊，舌淡黄，脉数，体温 37.5℃。尿常规化验：白细胞（+++），红细胞（+++），蛋白（+）。下焦湿热郁蒸，并腰部扭伤瘀阻，治以清热利湿祛瘀治。

川郁金 4.5 克　茜草根 9 克　牡丹皮 4.5 克　金钱草 12 克

海金沙 9 克　丹参 9 克　赤芍 9 克　刀豆壳 6 克

活血藤 9 克　丝瓜络 9 克　茯苓 12 克　车前子 9 克

服四剂。

6 月 6 日二诊：尿次减少，尿量稍增，腰痛减轻，尿仍深黄浑浊，体温 37.3℃。湿热内蕴未清，以原法治。

小生地 9 克　茜草根 9 克　小蓟炭 9 克　金钱草 12 克

西茵陈 12 克　炒川连 1.2 克　野菊 9 克　半边莲 12 克

银柴胡 2.4 克　莲子心 4.5 克　车前子 9 克　赤苓 9 克

鲜茅根 12 克

服四剂。

6月10日三诊：迭服清热利湿之剂，内热退清（36.8℃），腰不痛，尿次正常，尿液转清，尿常规复查均正常。唯汗较多，症情向愈，再予清热利湿敛汗调治。

南沙参 12 克　牡丹皮 4.5 克　炒川连 1.2 克　金银花 9 克

半边莲 12 克　生薏苡仁 12 克　车前子 6 克　海金沙 9 克

野苓 12 克　鲜茅根 12 克　浮小麦 12 克　麻黄根 2.4 克

服四剂。

按： 本例急性肾盂肾炎伴有腰部扭伤，尿常规检查红、白细胞均（+++）。根据症情，既有炎症又有外伤瘀阻，故治疗须以清热利湿并祛瘀生新，症情复杂则须随症施治，故本例与前三例治则有别。

慢性肾盂肾炎

周某，女，37 岁，工人，1966 年 10 月 12 日初诊。

慢性肾盂肾炎反复发作已 3 年。今以劳累感腰痛，尿次频，尿量少。尿常规化验：蛋白（+），红细胞（+），白细胞（++）。咽干，舌淡红，苔燥少津，脉细数。久病肾阴亏损，虚火暗燃，肾脉循喉咙络舌本，故咽干舌燥少津。以滋益肝肾，清热生津治。

小生地 12 克　牡丹皮 4.5 克　白芍 6 克　淮山药 9 克

甘菊 6 克　金扁斛 9 克　天冬 6 克　麦冬 6 克

莲子心 4.5 克　茯苓 9 克　天花粉 9 克

服五剂。

10 月 17 日二诊：投滋益肝肾，清热生津之剂，尿次减少，尿量增多转清，腰痛减轻，喉干少津相似，睡眠多梦，再以滋益肝肾、养阴生津宁神合治。

北沙参 9 克　小生地 12 克　牡丹皮 4.5 克　甘菊 9 克

鲜石斛 9 克　生白芍 6 克　天冬 6 克　麦冬 6 克

朱茯神 9 克　莲子心 4.5 克　山药 9 克　甘草 0.2 克

服五剂。

10 月 23 日三诊：尿次正常，腰不痛，尿常规化验：蛋白（±），白细胞（少），红细胞（-）。喉干好转，舌润。症情向愈，再以原法续予调理。

北沙参 9 克　大生地 12 克　牡丹皮 4.5 克　甘菊 9 克

淮山药 9 克　蒸萸肉 9 克　白芍 9 克　天冬 6 克

麦冬 6 克　金扁斛 9 克　川断 9 克　炙甘草 2.4 克

朱茯神 12 克

服五剂。另知柏地黄丸两瓶，早晚各服 9 克，连续服一个月。

慢性尿路感染

姜某，女，47岁，工人，1969年11月13日初诊。

半年前曾患急性尿路感染，愈后未巩固，遇劳累则感腰酸，食辛辣刺激之物亦易发作。近一周来又复发，尿频急，尿出灼痛，尿常规化验：红细胞（++），白细胞（++），蛋白（±），舌淡红，脉细数。治以清热利湿处方。

小生地12克　牡丹皮4.5克　淮木通2.4克　甘草梢2.4克

茯苓9克　炒山栀9克　川连1.2克　怀牛膝9克

车前子6克　海金沙9克　萹蓄草9克　飞滑石9克

淡竹叶9克

服四剂。

11月17日二诊：服上方后，尿频尿急尿痛已明显减轻，原法处方。

小生地12克　牡丹皮4.5克　淮木通半分　甘草梢3.6克

炒贯众炭9克　紫贝齿12克　炒山栀9克　车前子4.5克

白芍6克　淡竹叶9克

服五剂。

11月22日三诊：尿次正常，尿出不痛，仍腰酸，舌淡红，口干，再方养阴清热滋肾。

南沙参12克　小生地9克　牡丹皮4.5克　茯苓9克

蒸天冬9克　炒山栀9克　白芍6克　贯众炭9克

山药9克　川断9克　炒黄柏4.5克　川知母4.5克

服四剂。

11月26日四诊：腰已不痛，尿亦正常，但夜间口干咽燥，慢性疾患肾阴暗耗，虚火未平，再以养阴滋肾生津处方。

北沙参9克　大生地12克　牡丹皮4.5克　天冬6克

麦冬6克　白芍9克　霍山石斛9克　莲子心4.5克

甘菊6克　茯苓12克　泽泻9克　川知母4.5克

服五剂。

12月29日五诊：症渐愈，尿不痛，眠食如常，以成药续服巩固疗效。

知柏地黄丸两瓶，每次9克早晚服。

按：慢性肾盂肾炎及慢性尿路感染治疗原则相同，在急性发作阶段必须及时控制尿频、尿急、尿痛等症状，以清热利湿通淋为主，尿检有红细胞需佐以凉血止血药物。由于肾的经脉循喉咙夹舌本，慢性泌尿系疾病患者往往肾阴耗损，虚火循经上炎，故有咽干舌燥之象，在尿路症状好转后则应着重养阴清热、滋补肝肾，从缓调理。中成药知柏地黄丸或六味地黄丸亦可长服。

急性肾炎

叶某，男，18岁，农民，1975年1月23日初诊。

一周前患感冒喉痛、咳嗽，服西药治疗，喉痛好转，而咳嗽仍甚，痰不易吐出，日前突然全身浮肿，尿涩少，腰酸痛，舌淡红，脉滑数。尿常规化验：蛋白（++），红细胞（+），透明管型（++）。风热郁于肺系，水道失于通调，故出现浮肿，参照尿常规化验结果，诊为急性肾炎，拟宣肺化痰、利尿消肿治。

薄荷2.4克　杏仁9克（杵）　前胡4.5克　桔梗4.5克

旋覆花6克（包）　橘衣3克　车前子6克　炒川牛膝9克

野苓皮12克　炒冬瓜皮12克　藕节12克　炙桑白皮9克

服四剂。忌食荤腻酱腊咸味。

1月27日二诊：服上方咳嗽减轻，痰较易吐出，尿次增多，面部浮肿消退大半，两下肢仍肿，腰尚酸痛，再守上法治。

杏仁9克（杵）　前胡4.5克　桔梗3.6克　款冬花9克

炒川牛膝9克　陈赤豆12克　炙桑白皮9克　炒冬瓜皮12克

车前子9克　橘衣2.4克　黄郁金4.5克　野苓皮12克

防己9克

服五剂。

2月1日三诊：浮肿完全消退，咳嗽亦少，腰酸痛稍轻。尿常规化验：蛋白（±），余正常。舌淡红，脉细。再予宣化利尿消肿续治。

杏仁9克（杵）　牡丹皮4.5克　瓜蒌皮6克　炙桑白皮9克

野苓12克　车前子6克　炒冬瓜皮12克　陈赤小豆12克

橘衣3克　款冬花9克　桑寄生9克　淮山药9克

服五剂。

按：本例急性肾炎主要症状为全身浮肿，咳嗽痰不易咳出，由于肺气不宣，导致三焦气化功能失利，水道不能调达而产生浮肿，治疗急需利尿消肿并予宣肺化痰，使肺主通调的功能得以恢复，才能消肿。浮肿消退后则酌佐益脾肾药物以资调理。

慢性肾炎

吴某，男，32岁，干部，1967年6月29日初诊。

患肾炎历时半年余，服过中药近百剂，仍经常面部浮肿，稍用体力或多行路则感到腰俞作痛，睡眠多梦不安神。尿常规化验：蛋白（+），白细胞（+），红细胞（++），颗粒管型（+）。舌苔干燥，脉细。久病肾阴暗损，为慢性肾炎，拟补养肝肾宁神合治。

大生地9克　淮山药9克　蒸萸肉9克　牡丹皮4.5克

茯苓9克　泽泻9克　川知母4.5克　黄柏4.5克

远志肉9克　甘菊4.5克　柏子仁9克　炒小蓟9克

服八剂。

7月8日二诊：进滋益肝肾、宁神清热之剂，尚能适应，腰痛减轻。尿常规：红细胞（+），蛋白（+）。仍以六味地黄汤加减处方。

北沙参9克　生地黄9克　熟地黄9克　白芍6克

淮山药9克　蒸萸肉9克　牡丹皮4.5克　炒杜仲9克

炙龟板12克　麦冬9克　茯神12克　炒小蓟9克

泽泻9克

服十剂。

7月22日三诊：前两诊已获效，半月来浮肿渐消失未复肿。尿常规化验：蛋白（±），白细胞（-），红细胞（-），管型（-）。腰不痛，食纳佳，睡眠尚好，神振，舌干燥。续予养阴、补益肝肾治。

北沙参9克　生地黄9克　熟地黄9克　淮山药9克

白芍9克　牡丹皮4.5克　炒杜仲9克　泽泻9克

蒸萸肉9克　茯神12克　炙龟板12克　天冬4.5克

麦冬4.5克

服十剂。

8月1日四诊：浮肿消退，因肾炎日久，肾阴暗耗，肾脉循咽喉，故喉头干燥少津，再以养阴补益肝肾治。

北沙参9克　生地黄9克　熟地黄9克　杭菊4.5克

牡丹皮4.5克　天冬9克　麦冬9克　白芍9克

莲子心4.5克　沙苑子9克　淮山药9克　炒川断9克

服十剂。

8月15日五诊：慢性肾炎迭进滋补肝肾药味渐次获愈，面肿消，腰俞不痛，尿常规化验仍有蛋白痕迹，其余正常。肾阴未充分恢复，喉头常感干燥，仍宜注意休息以杜反复，改以成药调理。

知柏地黄丸两瓶，每次9克早晚各吞服一次，继续服一个月。

按：慢性肾炎难于根治，久病肾阴内损，症见腰酸，夜寐不宁，治疗除对症处理外，须从本元施治，重在滋养肾阴、清泻虚火，常用六味地黄汤加味，从缓调治。本例患者服药四十剂始愈，尿常规化验基本正常，为防止复发，仍需长期服知柏地黄丸，巩固疗效。

癃闭（尿闭）

何某，男，70岁，木工，1969年8月27日初诊。

患者施工中被重物撞伤右侧腰部，疼痛逐渐下移膀胱，突然尿闭点滴不通，少腹隆起疼痛拒按，曾去某医院导尿一次，排尿后又癃闭不通已两日。舌紫瘀，脉细。年高肾阴内亏，瘀阻膀胱，气化不利导致尿闭不通，属实证。姑仿八正散加以化瘀启闭通尿治。

桃仁9克（杵）　川郁金9克　淮木通3克　瞿麦9克

萹蓄草9克　赤苓9克　炒川牛膝9克　车前子9克

牡丹皮4.5克　黑丑2.4克　白丑2.4克　蟋蟀2对

琥珀粉1.5克（分吞）

服一剂。

8月28日二诊：服上方一剂尿稍通，但淋涩不畅，药尚适，原方续服两剂，慎加观察。

8月30日三诊：尿已畅利，腹不胀，尿时阴茎尚有余痛，尿浑浊未清，精神好转，饮食尚可，舌干边红。年高七秩，肾阴内亏，似难续予化瘀利尿，拟以知柏地黄汤加减处方以资调理。

北沙参9克　白芍6克　大生地12克　牡丹皮4.5克

山药9克　茯苓12克　炒川柏4.5克　知母6克

阿胶珠9克　怀牛膝9克　泽泻9克　甘草梢2.4克

服五剂。

按：癃闭是以排尿困难，少腹胀痛，甚则尿闭不通为主证的疾病。本例为外伤内脏，瘀蓄膀胱，气化不利腹乃膨胀，引起癃闭，属实非虚。治疗原则采用竣剂化瘀利尿，否则癃闭可导致尿毒症。方中桃仁、牛膝、黑白丑、蟋蟀、琥珀祛瘀通尿作用甚强，盖积瘀能化火，配伍八正散清热利尿。服药三剂，尿获通利，病得转机，尚有余热未清，高年肾阴内亏，难以续用通利之剂，改以知柏地黄汤加减处方以期兼顾调治。

尿闭

方某，女，3 岁，1972 年 3 月 1 日初诊。

患孩一天未解小便，面部浮肿，稍咳嗽，痰鸣，不发热，食纳玩耍亦如常。诊疑急性肾炎，但尿常规正常。且从化痰利尿消肿处方。

桔梗 2.4 克　橘衣 1.8 克　车前子 6 克　木通 2.4 克

茯苓 9 克

服二剂。

3 月 3 日二诊：上药服一剂尿量增多，服完两剂面部浮肿消退。

上方加陈赤豆 9 克，炒冬瓜皮 4.5 克，续服两剂。

按： 肺主通调水道下输膀胱，患孩当尿闭之时，咳嗽，喉系有痰，浮肿。采用化痰开启上闸、下利水道之法，服上药后尿通利则周体浮肿消除。

血尿

程某，男，17 岁，农民，1966 年 9 月 16 日初诊。

主诉月前因推车翻倒伤腰，左侧腰痛，今尿血甚多并夹以瘀块，尿次频，尿后尿道刺痛。舌中黄苔，脉细数。斯乃肾脏伤损瘀阻为患，并伴以下焦湿热。拟清热祛瘀生新法治。

小生地 9 克　牡丹皮 4.5 克　山栀炭 9 克　血余炭 4.5 克

炒小蓟炭 9 克　丹参 4.5 克　贯众炭 9 克　甘草梢 3.6 克

川连 1.2 克　川郁金 6 克　藕节 12 克　鲜茅根 12 克

服三剂。

9 月 19 日二诊：尿血已止，尿道不痛，积瘀已消，药症适应，再守原法治。

小生地 9 克　牡丹皮 4.5 克　血余炭 4.5 克　小蓟炭 9 克

贯众炭 9 克　甘草梢 3.6 克　车前子 4.5 克　炒山栀 9 克

藕节 12 克　茯苓 12 克　白芍 4.5 克　川连 1.2 克

鲜茅根 12 克

服三剂。

9 月 23 日三诊：尿血已止多日，尿时尿道不痛，唯稍有灼感，尿浑，神倦，行走腰俞微痛，舌黄燥。再予滋养肾阴善后。

北沙参 9 克　大生地 9 克　蒸当归 6 克　白芍 6 克

山药 9 克　天冬 9 克　麦冬 9 克　牡丹皮 4.5 克

泽泻 9 克　野茯苓 9 克　莲子心 4.5 克　藕节 12 克

蒸萸肉 9 克

服五剂。

按：血尿有很多病因引起，临床上遇到大量尿血时，亟须止血，常采用祛瘀生新法，因瘀除始能止血。本例因肾脏外伤瘀阻而致大量尿血，治以清热祛瘀生新法。方中丹参、川郁金、血余炭祛瘀生新，生地、丹皮、黑山栀、白芍、贯众、小蓟、藕节、鲜茅根、甘草梢等药清热祛瘀、止血止痛，诸药配合治疗效果显著。血止之后，再予滋养肾阴续治。

二便大量出血

余某，女，60 岁，农民，1969 年 4 月 29 日初诊。

年高操劳过甚，肝脾失于统摄，骤然尿血如注，大便下血如酱，因血出过多曾厥晕两次，当时服别直参抢救，厥得回甦，但心悸头晕眼花仍甚，血未全止，脉细弱，舌淡。以补益气血、宁心固摄法治。

红参片 4.5 克（另炖水服）　炒焦白术 6 克　炙黄芪 9 克　炒酸枣仁 9 克（杆）

蒸归身 9 克　炒白芍 9 克　藕节 12 克　炒小蓟炭 9 克

夜交藤 9 克　地榆炭 9 克　朱茯神 9 克　炙甘草 3 克

服四剂。

5 月 3 日二诊：二便出血已止，因血出过多，气血重耗，心脾交虚，是以心悸、头晕、耳鸣、目花，足软力乏。急需补益气血，仿归脾汤处方。

炒党参 9 克　蒸祁术 6 克　炙黄芪 9 克　蒸归身 9 克

炒白芍 9 克　广木香 2.4 克　炒酸枣仁 12 克（杆）　熟地炭 12 克

野茯神 9 克　远志肉 6 克　桂圆肉 8 个　炙甘草 3 克

炙龟板 12 克

服六剂。

另：党参 12 克，桂圆肉 10 个，炖水代茶饮，每天一剂，配十剂。

按：年高二便大量失血而致厥晕，亟需补益气血，气壮才能摄血，厥晕时以别直参抢救甚为及时，回甦后仍需参、芪补气，当归、熟地等药物养血，并用止血宁心之剂使血止，病情稳定。但病因尚须进一步检查。

少腹积块

余某，男，39 岁，农民，1964 年 9 月 5 日初诊。

少腹左侧积块，剧痛，坚硬如卵，日渐增大，尿后带以血水，内热，肢软不能行动，舌淡黄边带紫暗，脉细数。证属湿热瘀阻致成积块，某医院建议住院手术切除，患者拒绝，要求中医药治疗，姑予祛瘀消肿利湿法治。

川郁金6克　桃仁9克（杵）　金钱草9克　牡丹皮4.5克

茜草根9克　泽兰叶9克　炒怀牛膝9克　甘草梢3克

生薏苡仁12克　忍冬藤12克　车前子4.5克　赤苓9克

鲜茅根12克

服三剂。

9月7日二诊：服上方三剂，内热退，痛止，肿块已消大半，药获显效，再以原法续治。

炒归须6克　桃仁9克（杵）　金钱草9克　牡丹皮4.5克

青皮6克　茜草根9克　泽兰叶9克　忍冬藤12克

川郁金6克　炒枳壳6克　甘草梢3.6克　车前子9克

赤苓9克

服三剂。

9月12日三诊：少腹积块已消，腹不痛，舌黄边赤，尿后茎痛，乃湿浊阻于尿道未清，再以清热利湿祛瘀续治。

川萆薢9克　牡丹皮4.5克　甘草梢3.6克　金钱草9克

怀牛膝9克　忍冬藤12克　野苓9克　茜草根9克

炒山栀9克　飞滑石9克　青皮4.5克　车前子9克

鲜茅根12克

服三剂。

9月16日四诊：积块完全消除，尿亦转清，尿出不痛，唯便解不畅，胃脘稍有气胀，食纳尚少，舌淡不燥。再以调肠消胀利湿法治。

桃仁9克（杵）　青皮6克　炒麦芽12克　炒山楂9克

炒枳壳6克　炒六曲9克　川郁金4.5克　金钱草9克

佩兰叶9克　茯苓9克　淮木通3克　广皮4.5克

服四剂。

按：本例少腹积块坚硬如卵、剧痛、内热，并伴有尿血、尿痛。辨证为湿热瘀阻致成积块，并伴热淋（尿路感染）。治以祛瘀清热利湿法，获显效，门诊两次服药六剂，积块消散。三诊根据尿路湿热未清，再予清热利湿，四诊予以调理肠胃。此严重病例由于辨证明确，服药十余剂而告痊愈。药费省而免手术，本例限于当时病史记录不完整，西医诊断缺乏记载。

肾虚遗精

郑某，男，38岁，干部，1969年10月16日初诊。

肾藏精、生髓，肾亏精关不固，相火扰其精室，时患遗泄历时数年，腰酸腿软，咽干舌红，睡不宁神，脉细数。治宜益肾清心、安神固精法。

北沙参9克　生地黄6克　熟地黄6克　牡丹皮4.5克

芡实12克　酸枣仁9克（杵）　煅龙骨12克　煅牡蛎12克

莲须9克　沙苑子9克　麦冬9克　菟丝子9克

朱茯神12克　金樱子12克

服十剂（缓火煎，日服三次）。

10月28二诊：服药期间遗泄未发，咽喉干燥转为较润，仍腰酸肢软。久患遗泄，肾虚精耗，难于短期恢复，宗原法续治。

北沙参9克　大熟地12克　牡丹皮4.5克　莲须9克

天冬9克　麦冬9克　煅牡蛎12克　莲子9克（不去心）

沙苑子9克　蒸萸肉9克　芡实12克　朱茯神12克

蒸菟丝子9克　炙龟板12克

服十剂。忌服辛热刺激等物。

停药后，改服六味地黄丸一个月，早晚各9克，以淡盐水吞服。

按：遗泄症虽有梦遗与滑遗之分，基本上是一致的，统称遗精。《素问·脏象论》云：肾者主蛰，封藏之本，精之处也。本例属肾虚，心肝之火亢，则相火妄动干扰精室，封藏失职，精乃自遗。肾藏精、主骨、生髓，肾阴虚则精关不固，而患遗泄。肾脉循咽喉络舌本，上原于脑，腰为肾府，肾水亏耗不获上济，是以产生头晕、咽干、舌赤、睡不宁神等症状。本例症在遗与滑之间，主要关系于心肝肾三脏，治则应以滋补肾阴、养心固精为主，尤应注意精神思想因素，是治愈本病重要关键。

七、痹证

痹证，指肢体、周围神经、关节等处疼痛、酸楚、重着、麻木等一类疾病。本病主要是由风寒湿三气侵袭人体，流注经络致气血不和而成。临床常见的神经痛、关节炎即属这类疾病。痹证的治疗须根据临床证候，凡肢体或关节疼痛，而痛处肌凉、麻木，舌淡为寒湿偏胜，称痛痹，治应温通宣痹法；凡疼痛有移走性为风邪偏胜，称行痹，治以祛风通络为主；凡痛处有灼热感，舌淡红或淡黄为湿热瘀阻经络，称热痹，治则清热利湿宣痹；局部经络血行障碍引起疼痛或麻木，则以活血通经法治。总之首应区分痹证性质，审证施治，以下列举数则验案。

痛痹（坐骨神经痛）（一）

余某，女，40 岁，职工，1969 年 7 月 11 日初诊。

半年前症起右腰椎疼痛，渐连及臀部、大腿致足胫疼痛，痛处肌肤冰凉、麻木感，侧睡不利，不能移步，据某医院诊断为右侧坐骨神经痛。舌淡，脉濡弦。度由寒湿入络，气血运行阻闭不通，不通则痛，治拟温通宣痹处方。

淡附片 4.5 克　川桂枝 3 克　炒当归 9 克　细辛 3 克

川独活 9 克　威灵仙 9 克　活血藤 12 克　五加皮 9 克

炒川断 9 克　宣木瓜 6 克　炒川牛膝 9 克　制乳香 6 克

制没药 6 克　海风藤 12 克　酥炙虎胫骨[①] 9 克　制川乌 2.4 克

制草乌 2.4 克

服四剂。

7 月 14 日二诊：疼痛稍见缓和，可安神熟睡，行动仍不利，究由病久风寒湿入络难获速效，再循温通气血、宣痹和络续治。

炒当归 9 克　桂枝 2.4 克　细辛 3.6 克　川独活 9 克

活血藤 12 克　制乳香 6 克　制没药 6 克　制草乌 3.6 克

宣木瓜 6 克　炒川断 9 克　炒川牛膝 9 克　海风藤 9 克

千年健 9 克　炒杜仲 9 克　酥炙虎胫骨 9 克

服六剂。

7 月 19 日三诊：服前两方患处麻痹作痛减轻大半，可弃杖缓行，再方续进温通活络宣痹之剂。

淡附片 4.5 克　川桂枝 3 克　炒当归 9 克　制豨莶草 9 克

防风 4.5 克　宣木瓜 6 克　川独活 9 克　炒川牛膝 9 克

炒川断 9 克　海风藤 9 克　络石藤 9 克　酥炙虎胫骨 9 克

小活络丹 2 颗（打碎入煎）

服七剂。

7 月 28 日四诊：患处回温，麻痹大为减轻，行走不痛，卧床翻动自如，唯腿肌尚有麻木感。寒湿凝结，局部经络血行尚少流畅，舌淡黄不燥，仍以温通祛湿痹治。

炒全当归 9 克　秦艽 9 克　川独活 9 克　宣木瓜 6 克

---

① 虎胫骨：具有祛风定痛、强筋健骨的功效，常用治风湿痹痛、脚膝痿软。现已禁止入药。

炒川断 9 克　川芎 6 克　炒川牛膝 9 克　鸡血藤 9 克

千年健 9 克　炒杜仲 12 克　虎胫骨 9 克

大活络丹 2 颗（打碎冲药）

服五至十剂。

按： 本例患者由于体虚，阳气不足、风寒湿乘虚而入，致使气血运行不畅，而成痹证，根据疼痛部位固定，疼痛较剧，痛处肌肤冰凉、麻木，此乃寒邪偏胜。治法以散寒为主，佐祛风除湿。经采用附片、桂枝、川乌、草乌、虎胫骨等辛温散寒伍以活血通络、发散风湿药物，寒湿渐祛，痛处肌肤回温，气血运行得畅，通则不痛，痹痛渐解。患者服药十一剂后，由卧床不能转侧而能弃杖缓行，实为温通宣痹之效，治则不更，门诊四次连续服药二十余剂而获愈。方中药味辛温，仅适于寒痹，不能用于热痹。

痛痹（坐骨神经痛）（二）

李某，男，47 岁，石工，1967 年 4 月 13 日初诊。

风寒湿入于经络，左侧臀腿沿及下肢足胫疼痛，痛处不红肿，咳嗽、喷嚏均牵掣疼痛，坐卧不安，不能行动，卧床已三月余，西医诊断为左侧坐骨神经痛。舌淡白，脉弦。此寒湿偏胜，属痛痹。以温通宣痹治。

炒当归 9 克　炒川芎 4.5 克　川桂枝 2.4 克　活血藤 12 克

川独活 9 克　炒宣木瓜 4.5 克　五加皮 9 克　海风藤 12 克

寻骨风 9 克　酒炒川牛膝 9 克　制乳香 4.5 克　制没药 4.5 克

制川乌 2.4 克　制草乌 2.4 克　白茄根 12 克

服四剂。

4 月 17 日二诊：服上方疼痛稍和缓，仍不能行动，风寒湿瘀痹，气血运行不畅，症转慢性难获速效，守前法从缓调治。

炒当归 9 克　炒川芎 4.5 克　制豨莶草 9 克　制乳香 6 克

制没药 6 克　炒川牛膝 9 克　炒木瓜 4.5 克　独活 9 克

五加皮 9 克　细辛 2.4 克　海风藤 12 克　桑寄生 12 克

制草乌 3 克　川桂枝 3.6 克　酥炙虎胫骨 12 克

豨桐丸一瓶（每日上午、下午各服 8 粒）

服六剂。

4 月 24 日三诊：疼痛明显减轻，可下床缓步活动，上方药获显效，守方不更，续服六剂。

4 月 30 日四诊：左臀腿疼痛渐愈，可缓行五里来诊，但痛处表皮作痒，风寒湿有从外泄之机，此为佳象，再予温通宣痹治。

制苍术 9 克　炒当归 9 克　制豨莶草 9 克　制乳香 6 克

制没药 6 克　制草乌 3 克　炒木瓜 4.5 克　独活 6 克

炒续断 9 克　木防己 9 克　炒川牛膝 9 克　川桂枝 2.4 克

海风藤 12 克　酥炙虎胫骨 12 克　小活络丹 2 颗（打碎入煎）

服五剂。

5 月 5 日五诊：疼痛痊愈，可以行走，但患肢酸麻痿软无力，疼虽去，气血循行未复，再调和营卫而利关节。

炒当归 9 克　炒白芍 6 克　鸡血藤 12 克　生薏苡仁 12 克

川独活 6 克　炒续断 9 克　炒宣木瓜 4.5 克　丹参 9 克

夜交藤 9 克　千年健 9 克　茯神 9 克　桑寄生 9 克

炒杜仲 12 克　大活络丹 2 颗（加水炖化冲药服）

服五至十剂。

按：患者剧痛在下肢，痛的特点有定处，难于行动。坐骨神经痛亦属痹证范畴，寒气胜者为痛痹，寒属阴，处方采用温通宣痹。如当归、虎骨、草乌、细辛、桂枝主活血开痹，伍以通络利关节药味，使凝滞之风寒湿得以畅通无遗，连续门诊五次而愈。

痛痹（三）

叶某，男，52 岁，工人，1968 年 9 月 1 日初诊。

左腿髋骨经络疼痛，痛处不红肿，行动不便，弯身蹲地均疼痛，症起数日，疼痛未止，舌淡腻。寒湿入络引起痛痹，拟温经祛湿、活血通络治。

酒炒当归 9 克　川独活 9 克　淡附片 2.4 克　川桂枝 2.4 克

炒川断 9 克　制乳香 6 克　制没药 6 克　五加皮 9 克

炒木瓜 4.5 克　海风藤 12 克　寻骨风 12 克　千年健 9 克

酒炒川牛膝 6 克　制草乌 3 克

服四剂。

9 月 8 日二诊：疼痛已减轻，可缓行，药已获效，守原法续治。

炒当归 9 克　淡附片 2.4 克　川桂枝 3.6 克　川独活 9 克

海风藤 12 克　炒川断 9 克　炒木瓜 4.5 克　制乳香 6 克

制没药 6 克　五加皮 9 克　千年健 9 克　络石藤 12 克

酒炒川牛膝 9 克　制草乌 3 克

服六剂。

按：本例患者亦为寒湿入络引起痛痹，按照"寒者温之，痹者通之"的治疗原则，温通宣痹，由于病程较短，先后诊治两次服药十剂而痊愈，照常参加劳动生产。

痛痹（肩关节周围炎）（四）

孙某，男，60，演员，1976年3月11日初诊。

主诉下乡工作席地而卧，寒湿乘之入络，左肩胛及手臂酸麻作痛，屈伸不利，历时两月，多方治疗效果不显。此为痛痹，治当祛风湿、宣通经络处方。

炒当归9克　川芎6克　片姜黄6克　秦艽9克

羌活9克　独活9克　宣木瓜6克　炒川断9克

伸筋草12克　川桂枝3克　制乳香6克　制没药6克

炒桑枝9克　五加皮9克　海风藤12克　小活络丹2颗（打碎入煎）

服五剂。

3月17二诊：左肩胛手臂酸麻抽痛和缓，可以举动，药已获效，原法续治。

炒全当归9克　川芎9克　片姜黄6克　羌活9克

独活9克　秦艽9克　络石藤12克　宣木瓜6克

川桂枝2.4克　桑枝9克　制豨莶草12克　伸筋草12克

海风藤12克　小活络丹2颗（打碎冲药）

服五至十剂。

按：患者左上肢痛痹迁延两月未愈，亦为寒湿入络而致，治则祛风湿，宣痹通络，门诊两次，服药十剂，效果良好，以后未继续来诊。往访患者说照前方续服了五剂，获痊愈，及时恢复工作。

痛痹（肩关节周围炎）（五）

张某，男，64岁，农民，1973年8月27日初诊。

年高血少不荣筋，风湿乘虚入络，左肩臂酸痛屈伸不利已数月，舌淡白，脉濡细，此属痛痹证。从活络舒筋治。

炒当归9克　川芎6克　片姜黄4.5克　黄芪9克

防风2.4克　宣木瓜4.5克　丹参9克　桑寄生12克

羌活6克　秦艽9克　炒川断9克　活血藤12克

制乳香4.5克　制没药4.5克

服五剂。

9月2日二诊：药症相适应，肩臂酸痛和缓，稍能活动，痹证得舒，当以原法续治。

炒当归 9 克　炒白芍 6 克　川芎 6 克　海风藤 12 克

片姜黄 4.5 克　黄芪 12 克　防风 3.6 克　宣木瓜 4.5 克

桑寄生 12 克　羌活 6 克　独活 6 克　秦艽 9 克

伸筋草 12 克

服七剂。

按：左肩关节局部酸痛，固定不移，屈伸欠利，乃血虚并风湿入侵经络，营卫运行不畅，此痛痹，采用活血祛风通络，连服两方奏效。

热痹（一）

余某，女，35 岁，干部，1974 年 11 月 25 日初诊。

风湿入于经络日久，湿郁化热，两肩肌肉连及颈椎骨节疼痛，痛处热灼感，拘牵不活络，舌淡黄。症历两月，湿热化火郁于上焦，气血流通不畅，故感疼痛，治拟清热疏风化湿法。

炒归须 6 克　秦艽 9 克　防风 3.6 克　甘菊 6 克

牡丹皮 4.5 克　羌活 6 克　生桑枝 9 克　活血藤 12 克

忍冬藤 12 克　连翘 9 克　赤芍 9 克　刺蒺藜 9 克

服五剂。

11 月 30 日二诊：服上方五剂，风热有外泄之势，肩颈疼痛减轻，能活动，药能适应，守前法续治。

薄荷 2.4 克　川芎 6 克　制乳香 4.5 克　制没药 4.5 克

钩藤 12 克（后下）　伸筋草 9 克　生桑枝 9 克　羌活 6 克

牡丹皮 6 克　刺蒺藜 9 克　甘菊 6 克　秦艽 9 克

忍冬藤 12 克

服五剂。

12 月 7 日三诊：迭服前两方，两肩肌肉及颈椎骨节酸痛减轻大半，无热灼感，背部尚有胀痛，舌淡边红，再予祛风活血舒筋续治。

炒当归 6 克　片姜黄 4.5 克　独活 6 克　木瓜 4.5 克

生桑枝 9 克　橘络 4.5 克　牡丹皮 6 克　伸筋草 9 克

忍冬藤 12 克　制豨莶草 9 克

服五剂。

12 月 13 日四诊：肩背酸痛渐愈，证明风湿热之邪已获外泄，再方调和营卫而利关节巩固疗效。

炒当归 9 克　白芍 6 克　伸筋草 9 克　络石藤 12 克

制豨莶草 9 克　丝瓜络 9 克　木瓜 4.5 克　鸡血藤 12 克

双钩藤 12 克（后下）　茯苓 9 克

服五剂。

按：患者风湿袭于上焦，日久化热，两肩肌肉连及颈椎关节疼痛，痛处有热灼感，缠延两月，治法与一般关节炎有所区别，但辛燥药味不可偏，以疏风清热、和络镇痛连诊四次，效果满意。

热痹（二）

曹某，女，56 岁，农民，1969 年 2 月 11 日初诊。

两下肢膝关节及踝关节肿痛，痛处灼热感，痛甚不能行走，卧床转侧不利，症起数年，遇天气阴雨或入水田操作则萌发，舌淡黄，脉缓。为湿热下注经络，治以清热利湿为主，通络消肿为辅。

制苍术 9 克　赤芍 9 克　川独活 9 克　制乳香 4.5 克

制没药 4.5 克　干地龙 9 克　木防己 9 克　木瓜 4.5 克

川牛膝 9 克　牡丹皮 4.5 克　忍冬藤 12 克　五加皮 9 克

川萆薢 9 克　生薏苡仁 12 克

服五剂。

2 月 17 日二诊：两腿膝踝关节肿痛减轻，药症适应，原方续服五剂。

2 月 25 日三诊：下肢关节肿痛减轻其半，患处已无灼热感，可下床扶杖缓行，再循原法活血通络佐以利湿清热治。

制苍术 9 克　制乳香 4.5 克　制没药 4.5 克　干地龙 9 克

伸筋草 9 克　木瓜 4.5 克　海桐皮 12 克　怀牛膝 9 克

制豨莶草 12 克　木防己 9 克　独活 9 克　生薏苡仁 12 克

炒黄柏 4.5 克　牡丹皮 4.5 克

服八剂。

3 月 5 日四诊：下肢关节肿痛消失，可弃杖步行，再予调理营卫而利关节徐图恢复。

炒当归 6 克　炒白芍 6 克　桑寄生 9 克　怀牛膝①

木瓜 4.5 克　制豨莶草 12 克　鸡血藤 12 克　炒黄柏 4.5 克

天仙藤 12 克　生薏苡仁 12 克　木防己 9 克　牡丹皮 9 克

带皮苓 12 克

服五剂。

---

① 编者注：此处剂量不详，原书亦脱失。

按：患者腿膝、足踝关节肿痛，活动不便，痛处灼热感，此为湿热瘀阻经络，治法重在清热利湿、宣痹消肿，使久留的湿热得从小便中排出，气血通行则痹证得以痊愈。

行痹

汪某，女，41 岁，农民，1966 年 4 月 24 日初诊。

气血亏虚，风湿乘之入络，两上肢肩、腕关节酸痛，有移走性，属行痹之类。平时头晕目眩，寐不安神而多梦扰，舌干唇红。乃血虚肝旺、心失所养。治拟养血祛风以利关节，平肝潜阳而宁心神。

当归 6 克　川芎 4.5 克　秦艽 9 克　枸杞子 9 克

白芍 6 克　煅龙骨 9 克　煅牡蛎 9 克　制豨莶草 9 克

夜交藤 9 克　桑寄生 9 克　朱茯神 12 克　双钩藤 12 克（后下）

杭菊 6 克

服五剂。

4 月 29 日二诊：头昏目眩、睡眠多梦比以前安定，上肢关节酸痛和缓，舌干少津，此阴分久虚，血少养心，络脉不和，再从养血平肝、宁心和络合治。

南沙参 9 克　蒸当归 6 克　白芍 6 克　滁菊 4.5 克

桑寄生 9 克　双钩 12 克（后下）　柏子仁 9 克　夜交藤 9 克

朱茯神 12 克　川断 9 克　伸筋草 9 克　石决明 15 克（先煎）

服五至十剂。

按：本例上肢关节酸痛，有移走性，属于行痹之类，患者心肝肾并虚，头晕心悸、夜寐梦扰不宁神，舌干。肝阳偏亢，治疗必须顾及整体，如用祛风宣痹药物，易于伤阴耗血，如单纯养阴补益心肝肾，又不利于痹痛，故以平肝宁心、活络舒筋合治，标本兼顾，于证不悖。

腿足麻木

贾某，男，9 岁，1969 年 2 月 8 日初诊。

体质较弱，昨夜睡觉前腿足行动如常无不良感觉，今晨醒后左足不能下地开步，推拿重按亦不痛不肿，度由体弱局部经络血行障碍所致，属痹证。予以行血通络治。

炒当归 4.5 克　夜交藤 6 克　酒炒川牛膝 4.5 克　活血藤 9 克

川独活 4.5 克　川桂枝 1.5 克　炙干地龙 4.5 克　制川乌 0.9 克

制草乌 0.9 克

服三剂。

按：上方服三剂后痹得宣通，左足活动如常。

臀腿痹痛

胡某，男，34 岁，职工，1964 年 3 月 17 日初诊。

主诉因乘长途车臀腿部被压抑过久，筋络血液循环障碍抽掣作痛，屡治未愈，行走俱感不便，历时半年，症趋慢性难治，姑拟活血舒筋通络一法备用。

酒炒当归 9 克　鸡血藤 9 克　独活 6 克　川桂枝 2.4 克

炒续断 6 克　酒炒川牛膝 9 克　炒杜仲 9 克　川红花 4.5 克

炒宣木瓜 4.5 克　活血藤 12 克　广皮 4.5 克　千年健 12 克

小活络丹 2 颗（打碎冲药）

服八剂。

按：据患者告上方服十二剂，右臀腿抽掣作痛已愈，步行自如，实为活血通络之效。

【 第二章 】
妇产科疾病

痛经

杨某，女，24岁，农民，1972年3月14日初诊。

经期先后不调，经前乳胀腹痛腰酸，经行量少延长难净，结婚两年未孕，眠食正常，由于情怀少舒，致气滞血瘀，痛经，属实非虚。以温通调经治。

制香附9克　炒全当归9克　川芎6克　黄郁金9克

广木香3克　砂仁2.4克（杵）　陈皮4.5克　川红花4.5克

肉桂片1.5克　泽兰叶9克　益母草9克　陈艾叶3.6克

服四剂。

3月18日二诊：服上方四剂，气血得调，经行通畅，色亦正常，乳胀腹痛腰酸大为减轻，今瘀行未净，续予疏肝调气行经。

炒当归9克　广木香3克　砂仁2.4克（杵）　川郁金6克

益母草9克　炒延胡索6克　青皮4.5克　陈皮4.5克

柴胡3.6克　淡吴萸2.4克　泽兰叶9克　艾叶9克

服三剂。

按：患者痛经，经前乳胀腹痛腰酸，量少，乳属厥阴，加之情怀欠舒，导致经行先后不调，属实非虚。血为气之依附，气郁则血滞，治法须以辛温药物调气祛瘀通经，所谓气行则血行，能促使月经恢复正常。

月经量多（一）

朱某，女，32岁，干部，1965年9月14日初诊。

禀赋素弱，已产育两胎，经期量多色淡，面容萎黄，常患心悸失眠，头晕肢软力乏，舌淡，脉细弱。心脾失调，气难摄血，从补益气血而养心脾，仿人参养营汤处方。

党参 9 克　白术 9 克　熟地黄 12 克（砂仁 1.2 克拌）　炒归身 9 克

炒白芍 6 克　柏子仁 9 克　远志 6 克　朱茯神 12 克

夜交藤 9 克　陈皮 4.5 克　阿胶珠 9 克　炙甘草 2.4 克

服五剂。

9 月 20 日二诊：服上方能适应病体，心悸失眠好转，食纳增加，面先前萎黄现已略有血泽。经期将届，再以原法加以补血调经。

党参 9 克　白术 9 克　炙黄芪 9 克　炒全当归 9 克

炒白芍 6 克　炒川断 9 克　陈皮 4.5 克　柏子仁 9 克（杵）

阿胶珠 9 克　大枣 3 枚　煨姜 1.5 克　朱茯神 12 克

甘草 2.4 克

服五剂。

9 月 28 日三诊：服上方后，此次经汛行量正常，血色较红，五天经净，其他恙情亦逐有好转，原方继服五剂，停药后改以成药归脾丸调理，每日上午、下午各吞服 9 克，服期一个月。

经行先期量多（二）

王某，女，37 岁，工人，1964 年 5 月 27 日初诊。

脾虚不能统血，虚火灼阴，热伏冲任，迫血妄行，经行先期量多色紫，质稠，肢麻腰酸，头晕心悸少寐，舌红苔黄，脉细数。治以养阴清热、益心脾。

北沙参 9 克　大生地 9 克　青蒿 9 克　地骨皮 9 克

山药 9 克　柏子仁 9 克　川断 9 克　茯神 9 克

白芍 6 克　藕节 12 克　炒黄柏 4.5 克

服五剂。

6 月 1 日二诊：服上方五剂，经量减少，色转鲜红，肢麻腰酸俱减轻，尚头晕心悸、寐不宁神，守原法续治可望痊愈。

北沙参 9 克　大生地 12 克　麦冬 9 克　白芍 6 克

炒黄柏 6 克　炒川断 9 克　生酸枣仁 9 克（杵）　远志 6 克

煅龙骨 12 克　煅牡蛎 12 克　朱茯神 12 克　藕节 12 克

双钩 9 克　牡丹皮 4.5 克

服五剂。

按：例一月经量多，由于体质虚弱，气血两亏，血随气行，冲任之气不固，致经行量多而色清淡，因此产生心悸、失眠、头晕肢软等症，治则重在补益气血、调理心脾、固摄冲任，经行可止。

月经先期，症状有热，有虚亦有实。例二属虚，因虚火灼阴，热伏冲任，迫血妄行，经期提前，量多紫瘀质稠，心悸少寐，舌红口干，治则须用滋水清热、养心固冲之品，使火泻而液不伤，其病自愈。

月经不调

李某，女，32 岁，农民，1974 年 9 月 24 日初诊。

5 年前曾生育一胎，此后月经先后不定期，平时心情不舒，经前腹痛，食欲不振，经行量少夹以紫块。少腹冷痛。舌淡白，经行将届，以温调通经之剂。

制香附 9 克　炒当归 9 克　川芎 6 克　炒白芍 6 克

泽兰叶 9 克　鹿角霜 9 克　青皮 9 克　肉桂片 2.4 克

炒小茴 4.5 克　益母草 9 克　柏子仁 6 克　川红花 3.6 克

服五剂。

9 月 30 日二诊：服温调行经之剂，月经已行，腹不痛，量适中，无紫块，药症适应，原法处方，主以温煦调经。

按：月经先后无定期，以肝脾失调为多见，肝主藏，脾主统，月经有一定的生理规律性，肝脾失调，则经汛紊乱或先后不调，临症需辨明寒、热、虚、实，对症施治，始能获效。本例经前腹痛，经量少，色紫瘀，少腹冷痛，是寒凝经阻的实证，应予辛温调气、祛瘀通经，故效果满意。

经闭（寒湿瘀阻）（一）

叶某，女，29 岁，农民，1972 年 8 月 19 日初诊。

受湿饮冷，经闭两月余，腹胀呕吐不能多食，舌淡白，脉细，而非妊娠，治以化湿消胀行经法。

制苍术 9 克　炒当归 9 克　川郁金 6 克　桃仁 6 克（杵）

砂仁 3 克（杵）　广木香 4.5 克　泽兰叶 9 克　青皮 9 克

炒川连 0.9 克　淡吴萸 3.6 克　炒车前子 4.5 克　茜草根 9 克

炒枳壳 6 克

服四剂。

8 月 23 日二诊：吐止，腹胀痛减轻，月经尚未行，再以祛瘀行经续治。

制香附 9 克　炒当归 9 克　炒川芎 6 克　川郁金 6 克

广木香 4.5 克　广皮 4.5 克　茺蔚子 9 克　砂仁 2.4 克（杵）

生卷柏 9 克　炒山楂 12 克　泽兰叶 9 克　酒炒川牛膝 9 克

服四剂。

8 月 27 日三诊：连诊两次，经获下行，腹不胀痛，乃调气祛瘀行经取得效果。食纳少且无味，舌淡白，口不干，尿黄。寒湿未清，再予芳香和中利湿治。

制苍术 9 克　川朴 4.5 克　砂仁 3 克（杵）　陈皮 4.5 克

炒麦芽 12 克　炒六曲 12 克　藿梗 6 克　车前子 6 克

赤苓 12 克　佩兰叶 6 克　生薏苡仁 12 克　炒枳壳 6 克

服四剂。

经闭（气血不调）（二）

周某，女，19 岁，学生，1974 年 12 月 2 日初诊。

经居半年未行，小腹不胀痛，感觉无异常，此气血不调不能循经下行，以调气行经法治。

制香附 9 克　炒当归 9 克　炒白芍 4.5 克　川芎 6 克

泽兰叶 9 克　益母草 9 克　陈皮 4.5 克　炒山楂 9 克

柏子仁 9 克（杵）　炒川牛膝 9 克　煅乌贼骨 9 克　月季花 3 朵

服四剂。

12 月 6 日二诊：服上方经行两天，量少，色深紫，再方调气祛瘀治。

制香附 9 克　炒当归 9 克　川郁金 6 克　青皮 4.5 克

陈皮 4.5 克　炒川牛膝 9 克　益母草 9 克　炒山楂 9 克

川红花 3 克　泽兰叶 9 克　川芎 4.5 克　肉桂心 1.2 克

服三剂。

经闭（血虚经闭）（三）

吴某，女，35 岁，农民，1966 年 9 月 11 日初诊。

血虚之体，经期四个月未行，身体渐次消瘦，腹不作胀，食少舌淡，脉细。拟养血调经，血海充盈，经水自行。

制香附 9 克　炒当归 9 克　炒白芍 6 克　炒川芎 4.5 克

川红花 2.4 克　丹参 6 克　柏子仁 9 克（杵）　熟地黄 9 克

炒续断 9 克　炙海螵蛸 9 克　益母草 9 克　广皮 4.5 克

月季花 3 朵

服三至六剂。

9 月 18 日二诊：药服六剂之后月经已行，行量不少，历四日始净，腹不痛，食纳少，气血久虚，再予调理气血、增进食欲，缓图恢复。

党参 9 克　炒当归 9 克　炒白芍 6 克　熟地黄 12 克 _{（砂仁 1.2 克拌）}

炒川芎 4.5 克　川红花 3 克　丹参 4.5 克　广皮 4.5 克

炒柏子仁 9 克　炒续断 9 克　炒谷芽 12 克　炒六曲 9 克

炙鸡金 9 克

服四剂。

经闭（抑郁经阻）（四）

徐某，女，20 岁，学生，1965 年 10 月 24 日初诊。

体元素弱，猝遭母丧，情志抑郁致心脾失调，经汛三月未至，腹无胀楚，只见神疲体瘦，精神倦怠，食纳少，舌淡，脉细。气血两虚之证，治以养血调经、怡悦情性为要。

太子参 9 克　炒当归 9 克　炒白芍 6 克　川芎 4.5 克

熟地黄 9 克 _{（砂仁 0.9 克拌）}　煅乌贼骨 12 克　制香附 6 克　茺蔚子 9 克

川红花 3.6 克　陈皮 3.6 克　鸡血藤 12 克　月季花 3 朵

柏子仁 9 克

服五剂。

10 月 30 日二诊：服上方五剂，月经尚未行，精神稍振，再予条达肝气、温养气血以行经。

炒当归 9 克　炒白芍 6 克　熟地黄 12 克 _{（砂仁 1.2 克拌）}　陈皮 4.5 克

川芎 4.5 克　柏子仁 9 克　炒川断 9 克　鸡血藤 12 克

黄郁金 6 克　茺蔚子 9 克　煅乌贼骨 12 克　炒山楂 9 克

月季花 3 朵

服五剂。

1966 年春，患者因感冒咳嗽症再次来门诊，告知去年经闭症服方两次，月经恢复正常。

按：以上四例经闭症，病因有所不同。例一为湿阻气滞所致经行不调，伴少腹作胀，首应结合利湿消胀，继则活血调气行经。例二为青年女孩，由于气血不调不能循经下行，无异常感觉，治则重在调气，气为血帅，气行则血行，经采用调气活血祛瘀，经行恢复。例三为血虚经闭，治疗应以养血调经，血海充盈，月经自行。例四由于丧母，情志抑郁，神倦体瘦，气郁则血不循经，治应条达肝气，温养气血以行经，断不可用耗气破血药味。

倒经

金某，女，21 岁，未婚，农民，1974 年 5 月 8 日初诊。

月经来潮之前先有鼻血，继而经行量多，因肝经郁热逆行致使月经倒行逆上，俗称"倒经"。此患者伴以头痛头昏，性情急躁，舌淡黄，口干，脉细弦。治以清肝泻热、祛瘀行经法。

炒当归 6 克　小生地 9 克　牡丹皮 4.5 克　赤芍 9 克

川郁金 9 克　夏枯草 9 克　炒山栀 9 克　丹参 9 克

益母草 9 克　炒川牛膝 9 克　杭菊 6 克　鲜茅根 12 克

服三剂。

按：本例为肝经郁热上逆，头昏痛，口干，性躁，表现为厥阴肝经症状。治则以清肝泻热，引经血下行，配合祛瘀生新，能达到衄止经调的效果。下次月经期前可将上方先服三四剂，可避免倒经，平时忌辛热刺激食物。

崩漏（气虚暴崩）（一）

黄某，女，36 岁，农民，1969 年 4 月 15 日初诊。

生育六胎，且在哺乳期，气血两亏，加以劳累，冲任不固，突然经行如崩，两昼夜未止，色红质稠，头昏心悸，腰痛，不能坐起，舌淡，脉细弱。为防其暴脱变化，亟须补气强心、养血固摄为治，善加护理。

党参 12 克　淡附片 4.5 克　炙黄芪 9 克　蒸白术 4.5 克

蒸归身 9 克　焦白芍 6 克　煅牡蛎 12 克　酸枣仁 12 克（杵）

茯神 9 克　莲房炭 9 克　炒川断 9 克　炒棕榈炭 9 克

海蛤粉拌炒阿胶珠 12 克　红参片 6 克（另炖水代茶饮）

服二剂（每剂浓煎三次服）。

4 月 17 日二诊：服上方后，崩漏已止。仍腰痛，白带多，头昏眼花，肢软面黄。气血重耗，脾肾交虚，再予补益气血，固摄冲脉治。

党参 12 克　蒸祁术 9 克　炙黄芪 12 克　蒸归身 9 克

焦白芍 6 克　熟地黄 12 克　煅牡蛎 12 克　山药 9 克

炒酸枣仁 9 克（杵）　茯神 9 克　炒阿胶珠 12 克　蒸菟丝子 9 克

炙龟板 12 克

服五剂。

崩漏（血虚崩漏）（二）

赵某，女，39 岁，农民，1965 年 8 月 15 日初诊。

肝脾两虚，藏统失调，经漏两月余未止，量多色淡，头昏，腰酸，肢软，面色苍白，食纳不进，舌淡，脉弱。因久漏，血随气陷，应予补益气血、固摄冲任，以防虚脱变化。

党参 12 克　炙黄芪 12 克　白术 9 克　炒归身 9 克

煅牡蛎 12 克　炒乌梅肉 4.5 克　黑蒲黄炭 6 克　焦白芍 6 克

熟地炭 9 克　莲房炭 12 克　酸枣仁 6 克（杵）　茯神 9 克

煨姜 1.8 克　别直参 6 克（另炖水频服）

服三剂（每剂浓煎三次服）。

8 月 18 日二诊：服前方三剂漏下减止十之八九，精神较振。由于崩漏已久，血难养心，动则气馁，心悸，多汗，面无血泽。再以补益气血、固摄冲任治。

上方除莲房炭、别直参，加蒸山萸肉 9 克，炒阿胶珠 9 克，服三剂。

8 月 21 日三诊：崩漏渐止，食纳增进，精神较振，药能获效，续予补益气血、调养心脾。

党参 12 克　炒归身 9 克　熟地黄 12 克　白术 6 克

炙黄芪 12 克　炒白芍 9 克　炒阿胶珠 9 克　炙龟板 12 克（杵）

朱茯神 9 克　酸枣仁 9 克（杵）　炙甘草 2.4 克　藕节 12 克

桂圆肉 9 克

服五剂。

按：以上两例崩漏症，均因肝脾不调，气血亏虚，血海不固所致。例一属急性即暴崩，遵"暴崩宜温"，采用参、术、芪、附片补气强心参以固摄血海，气得壮，血能归经，崩漏得止。例二为慢性经漏，"久漏宜清"固是正法，但患者因崩漏已久，气血大耗，冲任损伤，故动则气馁、心悸、多汗、面无血泽、脉弱。遵"血脱者，益其气"，中医认为有形之血不能速生，无形之气所当急固。故采用大补气血，固摄冲任，并予调养心脾而愈，可见中医重在辨证论治，既要掌握原则，还需灵活应用。

崩漏（阴虚崩漏）（三）

汪某，女，49 岁，农民，1966 年 6 月 12 日初诊。

经漏淋漓不尽，业已五个月，迭经中西药治疗均未获效。血下过多，肝脾俱伤，血难归经，冲任不固，头昏，耳鸣，心悸，面浮萎黄，两下肢浮肿，足筋抽掣，夜不安寐，虚热，舌淡红，口干，脉细数，体温 37.5℃。心肾阴虚，肝脾失其统摄，以滋阴益营、养血固经治。

生地黄 12 克　熟地黄 12 克　蒸归身 9 克　炒白芍 6 克

蒲黄炭 6 克　炒酸枣仁 9 克　远志肉 6 克　煅牡蛎 12 克

莲房炭 9 克　夜交藤 9 克　炒樗根皮 9 克　阿胶珠 9 克

茯神 9 克

服六剂（每剂浓煎三次）。

6 月 22 日二诊：服前方六剂，经漏已止，精神较振，食纳尚可。由于血耗太甚，气虚不能摄血，心悸头昏，背胀，间有低灼，续予益气养营、宁心固摄治。

太子参 9 克　炙黄芪 12 克　炒白术 9 克　熟地黄 12 克

蒸归身 9 克　炒白芍 6 克　酸枣仁 9 克（杵）　远志 6 克

炙龟板 12 克　阿胶珠 9 克　炒川断 9 克　炙甘草 2.4 克

朱茯神 9 克

服六剂（每剂浓煎三次）。

7 月 1 日三诊：经漏止后未反复，虚热已退，间有白带下行，腰酸，头昏心悸。当此月经应绝之年，久漏必虚，再予调理心脾肾。

太子参 12 克　炙黄芪 12 克　熟地黄 12 克　蒸归身 9 克

炒白芍 6 克　煅牡蛎 12 克　酸枣仁 9 克（杵）　山药 12 克

蒸菟丝子 9 克　炒龟板 12 克　炒川断 9 克　炒杜仲 9 克

朱茯神 12 克

服五至十剂。

按： 患者属阴虚之体，当经绝之年反致经行淋漓五个月未尽，冲任之损可知。久漏阴伤血耗，初诊以滋阴养营，固摄漏下。经漏止后，仍觉头昏，心悸，耳鸣，腰椎酸痛，少量带下，由于病程长，慢性失血，心脾肾交虚产生以上种种症状。治则非益气无以助统血之力，非补血无以复冲任之损，固经漏之源。二、三诊采用滋阴、补益气血、调理心脾肾合治，症渐向愈。

崩漏（血热崩漏）（四）

吴某，女，28 岁，教员，1969 年 11 月 6 日初诊。

经行量多，血色深红夹以瘀块，历时二十余日未止，小腹作痛，虚火灼阴，夜不宁神，舌黄燥，口干，尿赤，脉细数。平时嗜啖辛燥辣味，体虚多火，热迫冲任，逼血妄行，以清热固摄法治。

炒当归 6 克　白芍 6 克　大生地 12 克　牡丹皮 4.5 克

杭菊 4.5 克　贯众炭 9 克　地榆炭 9 克　炒黄芩炭 4.5 克

煅牡蛎 12 克　蒲黄炭 6 克　藕节 12 克　炙升麻 3.6 克

朱茯神 12 克

服三剂。

11 月 11 日二诊：前方服三剂，经漏获止。内热尿赤，阴道灼痛，白带较多，腰酸肢软，再予清热固摄处方。

炒当归 6 克　白芍 6 克　小生地 12 克　川知母 4.5 克

煅牡蛎 12 克　藕节 12 克　牡丹皮 4.5 克　炒黄柏 4.5 克

莲须 6 克　炒樗根皮 9 克　茯苓 9 克　山药 12 克

金樱子 9 克

服三剂。

11 月 15 日三诊：经漏止后未反复，浊带下行减少，但舌苔干燥，虚火灼阴，带脉失约，续予益阴清热固摄治。

小生地 12 克　牡丹皮 4.5 克　杭菊 6 克　天冬 6 克

白芍 6 克　炒樗根皮 9 克　白莲须 6 克　煅牡蛎 12 克

山药 9 克　茯苓 9 克　白鸡冠花 9 克　炒黄柏 6 克

藕节 12 克

服四剂。

11 月 20 日四诊：两进益营清热固带之剂，带下减少，虚火未降，仍舌干唇赤，再方养阴固摄止带予以调理。

北沙参 9 克　蒸当归 6 克　白芍 9 克　大熟地 12 克

杭菊 6 克　女贞子 12 克　麦冬 9 克　牡丹皮 4.5 克

芡实 12 克　莲须 6 克　蒸菟丝子 9 克　炒黄柏 4.5 克

茯苓 9 克

服五剂。

经漏（慢性盆腔炎）（五）

叶某，女，46 岁，工人，1966 年 9 月 1 日初诊。

经漏三月，淋漓不净，夹以白秽下行，面黄，低热，腰痛，肢软，小腹隐痛，经某院妇科检查诊为慢性盆腔炎。舌淡红，口干，脉细数。心肾并亏，虚火灼阴，血海不固，以养阴清营、固摄冲任治。

北沙参 9 克　生地黄 9 克　熟地黄 9 克　蒸归身 9 克

炒白芍 6 克　炒黄芩炭 4.5 克　贯众炭 9 克　地榆炭 9 克

煅牡蛎 12 克　蒸菟丝子 9 克　炒阿胶珠 9 克　炒乌梅肉 4.5 克

炒川断 9 克　藕节炭 12 克　茯苓 12 克

服四剂。

9 月 5 日二诊：经漏减少，白秽下行未减，神倦，腰酸，肢软。漏下过久，阴营重耗，心肝肾交虚，幸漏红已少，仍以原法续治。

北沙参 9 克　生地黄 9 克　熟地黄 9 克　蒸归身 9 克

炒白芍 6 克　牡丹皮 4.5 克　炒黄柏 4.5 克　棕榈炭 9 克

煅牡蛎 12 克　蒸菟丝子 9 克　炒阿胶珠 9 克　炒续断 9 克

藕节 12 克　炙升麻 3.6 克　茯神 12 克

服四剂。

9 月 12 日三诊：两进养阴清营、固摄冲任之剂，漏下夹以白秽渐止，低热退清，久漏血亏，面黄足肿，续予益阴养营、清热固摄治。

北沙参 9 克　小生地 12 克　炒黄芩 4.5 克　炒归身 9 克

炒白芍 9 克　棕榈炭 9 克　煅牡蛎 12 克　蒸菟丝子 9 克

山药 12 克　炙龟板 12 克　炒阿胶珠 9 克　炒酸枣仁 9 克（杵）

茯苓 12 克

服四剂。

9 月 18 日四诊：经漏止后各症俱有好转，虚火潜藏，唯日暮掌心有热感，舌干，再予益阴养营、补益心脾肾调治。

北沙参 9 克　蒸归身 9 克　白芍 6 克　大生地 12 克

杭菊 6 克　女贞子 9 克　酸枣仁 9 克（杵）　麦冬 9 克

山药 12 克　蒸菟丝子 9 克　湘莲子 9 克（不去心）　茯神 12 克

服五至十剂。

按：以上例四、五为血热漏下证。例四属实热型，热逼血行，冲任不固，治以清热固摄法，服药三剂经漏止。患者伴有阴道灼痛，白带较多，为宫颈炎之征，再予清热止带参以养阴药味。例五为血虚热证经漏（慢性盆腔炎），心肾并亏，虚火灼阴，血海不固而致经漏日久不尽，治以滋阴清营、养血固摄法使虚火潜藏，经漏自止。

带下（宫颈炎）（一）

潘某，女，31 岁，农民，1973 年 3 月 6 日初诊。

生育多胎，操劳过度，脾肾内亏；兼之湿热下注，宫颈发炎，带下较多，质稠色黄，腰痛肢软，舌黄，脉濡。症历多时，身体消瘦，以养肾阴、清利湿热治之。服药期间需注意休息。

南沙参 9 克　白芍 6 克　小生地 9 克　牡丹皮 4.5 克

炒黄芩 4.5 克　山药 9 克　莲须 6 克　炒山栀 9 克

车前子 4.5 克　生薏苡仁 12 克　白果肉 9 克　茯苓 9 克

服五剂。

3 月 12 日二诊：服上方后带下腰痛均减大半，由于平时参加农业生产感受湿热较重，再予清利湿热参以健脾益肾处方。

北沙参 9 克　白术 6 克　小生地 9 克　牡丹皮 4.5 克

炒黄柏 4.5 克　煅牡蛎 12 克　蒸菟丝子 9 克　莲须 6 克

白鸡冠花 6 克　山药 9 克　金樱子 12 克　生薏苡仁 12 克

茯苓 9 克

服五剂。

3 月 28 日三诊：带下渐止，腰亦不酸痛，胃纳增加。续予调理脾肾善后。

大生地 9 克　牡丹皮 4.5 克　白术 6 克　山药 9 克

莲须 6 克　炒黄柏 4.5 克　煅牡蛎 12 克　生薏苡仁 9 克

茯苓 12 克　蒸菟丝子 9 克　炒川断 9 克　枸杞子 9 克

服五剂。

带下（脾肾交虚）（二）

刘某，女，40 岁，工人，1963 年 3 月 4 日初诊。

平时月经量多，腹不痛而有坠感，腰酸痛，月经尽后继之带下甚多，质清色淡，头昏耳鸣，肢软，舌中黄，脉濡细。腰为肾府，肾开窍于耳，脾肾交虚则带脉不固，予以补摄固带治。

太子参 9 克　熟地黄 12 克　生白术 9 克　煅牡蛎 12 克

白莲须 6 克　蒸菟丝子 9 克　芡实 9 克　炒杜仲 9 克

金樱子 12 克　枸杞子 9 克　鹿角霜 9 克　茯苓 9 克

服五剂。

3 月 10 日二诊：服补益脾肾佐以固摄之剂，白带量显著减少，腰酸亦好转，药症适应，再以原方加减续治。

太子参 9 克　熟地黄 12 克　白术 9 克　炙黄芪 9 克

茯苓 12 克　蒸菟丝子 9 克　沙苑子 9 克　枸杞子 9 克

炒川断 9 克　炒杜仲 12 克　芡实 9 克　炙甘草 3 克

服五剂。

3月20日三诊：白带已渐少，不觉头昏耳鸣，病渐向愈，上方续服五剂后改服八珍丸半月，每日早晚分吞9克。并适当增加营养，注意休息。

带下（阴道滴虫症）（三）

吕某，女，44岁，工人，1965年8月18日初诊。

经期前后白带下行甚多，阴道作痒，头昏口干，带下黄稠有臭秽气味，经妇科检查为阴道滴虫症。属湿热毒久蕴，化热酿秽下行，予以清热利湿、解毒杀虫治。

小生地9克　牡丹皮4.5克　杭菊4.5克　炒黄柏4.5克

蛇床子4.5克　生薏苡仁9克　川萆薢9克　忍冬藤9克

茯苓9克　生甘草3克　车前子4.5克　白薇9克

服三剂。

外用方：制苍术18克，蛇床子15克，苦参24克，金银花24克。三剂，煎水蒸洗，每日两次。

8月21日二诊：白带下行减少，阴道亦不感作痒，仍头昏，此乃体虚，非与本病直接有关，当此湿毒未清之时不宜进补，守原法治。

小生地9克　牡丹皮4.5克　金银花9克　南沙参12克

生薏苡仁9克　白芍4.5克　川萆薢9克　炒黄柏4.5克

生谷芽12克　泽泻9克　土茯苓12克　生甘草3.6克

服四剂。

外用方：同前诊。

按： 带下症有脾虚、肾虚、湿热毒等不同病因，治则有别，但亦相互有关。

例一为宫颈炎，带下浓稠色黄为炎症之征，亦即湿热内踞；患者由于产育多胎，脾肾内亏，治则首须清热利湿，湿热除则炎消，白带下行显著减少；二、三诊参以补益脾肾、固摄任脉合治，收效良好。

例二为脾肾交虚，带下质清色淡，头昏耳鸣，腰酸足软乏力，治则以补益脾肾、固摄止带。

例三带下黄稠有臭秽气伴阴痒，为阴道滴虫症，治则以清热利湿、解毒杀虫法，并外用解毒杀滴虫药味煎水蒸洗患处，获效显著。

癥痞

鲍某，女，40岁，农民，1966年5月6日初诊。

气血瘀阻，月经数月未行，少腹左侧结以硬块，逐渐增大如掌，按之质坚，推之不移，疼痛难忍，不思食纳，形体消瘦，舌淡，脉濡细。此为癥痞，拟辛温化瘀、软坚通经法治。

炒当归9克　桃仁9克（杵）　青木香4.5克　砂仁2.4克（杵）

川郁金6克　青皮9克　炒三棱4.5克　炒莪术4.5克

制乳香4.5克　制没药4.5克　炒延胡索9克　炒枳壳4.5克

泽兰叶9克　沉香曲9克

服六剂。

5月13日二诊：左下腹硬块稍软，疼痛减轻，月经未行，守原法温通化瘀治。

炒全当归9克　桃仁9克（杵）　广木香4.5克　砂仁3.6克（杵）

淡吴萸2.4克　炒延胡索9克　泽兰叶9克　炒三棱4.5克

炒莪术4.5克　炒山楂12克　青皮9克　制乳香4.5克

制没药4.5克　炮山甲9克

服六剂。

5月18日三诊：少腹瘀块渐缩小消软，疼痛减轻大半，食纳稍增，但月经仍未行，再予调气祛瘀、行经消癥治。

炒全当归9克　炒川芎6克　炒延胡索9克　广木香4.5克

砂仁3.6克（杵）　青皮9克　炒三棱9克　炒莪术9克

炒山楂12克　泽兰叶9克　制香附9克　生蒲黄6克

炒五灵脂9克

服六剂。

5月24日四诊：经血已行，腹部瘀块消散不作痛，食增，神振，间有气胀不舒，胃肠气机失调所致，续予调气祛瘀消胀。

炒当归6克　广木香4.5克　砂仁3克（杵）　青皮4.5克

陈皮4.5克　佛手片4.5克　炒谷芽9克　炒六曲9克

焙鸡金9克　沉香曲9克　炒延胡索9克　炒枳壳6克

省头草9克

服四剂。

按：癥痞是指小腹内有硬块，固定不移，推揉不散，痛有定处，病属血分。本例患者因气血瘀阻，经闭数月形成癥痞，属实证。非攻不能破，经采用辛温理气、化瘀软坚行经之剂，首诊服药六剂癥痞有所软化，疼痛减轻，遵守原法续治，节节获效，经行后癥痞完全消散，再予调理胃肠增进食纳，帮助体质恢复。整个治程未敢见虚投补，补则有碍破癥，反致胃肠气滞不调，增加癥硬腹胀。在治疗中辨明症候虚实，抓住主要病因施治甚为重要。

产后瘀阻（一）

胡某，女，35 岁，工人，1964 年 6 月 28 日初诊。

分娩两日，恶露不下，脐腹膨硬如石，胀痛难忍，不能安睡，微有内热，舌淡，脉细弱。症情严重，予以生化汤加味化瘀下行。

酒炒当归 9 克　炒川芎 6 克　桃仁 9 克（杵）　泽兰叶 9 克

川郁金 9 克　广皮 6 克　茜草根 9 克　砂糖水拌炒山楂 12 克

琥珀粉 1.2 克（分吞）　煨姜 2.4 克　洁童尿一杯（炖热饮）

服一剂。

6 月 29 日二诊：昨晚药服下，恶露略有下行量不多，前方获效，再予加减。

上方加生蒲黄 6 克，炒五灵脂 12 克，肉桂片 1.5 克，每次煎药时加入黄酒 60 克同煎，服一至二剂。

6 月 30 日走访：上两方服三剂，瘀行量甚多，腹膨硬痛渐次消失。

产后瘀阻（二）

陈某，女，28 岁，船民，1968 年 6 月 10 日初诊。

分娩五天，少腹绞痛阵作，痛甚有硬块可扪，此瘀秽内阻不行所致，舌淡，脉细，多汗，仿生化汤加味处方温通化瘀行血。

炒当归 9 克　桃仁 9 克（杵）　炒川芎 6 克　泽兰叶 9 克

砂糖水拌炒山楂 12 克　广木香 2.4 克　砂仁 2.4 克（杵）　广皮 6 克

川郁金 6 克　淡吴萸 2.4 克　茜草根 4.5 克　煨姜 1.8 克

服二剂。

6 月 12 日二诊：服祛瘀行血之剂，恶露下行甚多，腹痛和缓；便解未通，再以上法续治。

炒当归 9 克　炒川芎 4.5 克　桃仁 9 克（杵）　砂仁 2.4 克（杵）

广木香 3 克　炒山楂 12 克　炒五灵脂 9 克　生蒲黄 4.5 克

泽兰叶 9 克　炒枳壳 6 克　广皮 4.5 克　煨姜 2.4 克

郁李仁 9 克（杵）

服三剂。

按：胎儿娩出后，胞宫内遗留的余血和浊液称为"恶露"，应自然排出体外，如果停瘀不下或下亦很少，则产生腹痛、腹胀甚至瘀阻结块等症状。治疗方法多采用行血祛瘀，常以生化汤为主方加减。以上两例均为严重的产后瘀阻症或称恶露不下，经采用生化汤加味处方效果甚显。

例一恶露不下，脐腹膨硬如石，腹痛难忍，亟须行血化瘀，患者舌淡白，脉濡细，采用辛温化瘀之剂，以生化汤、失笑散配伍，使恶露下行，砂糖水拌炒山楂温中而兼逐恶露，童便之咸可入胞行瘀，琥珀粉吞服以加强逐瘀之功，经服药三剂瘀阻下行，腹膨胀痛完全消失。

例二偏于气滞瘀阻，亦以生化汤、失笑散为主方，加用理气药味，使气机通畅则恶露下行，腹胀痛自愈。

乳妇高热自汗（一）

王某，女，25岁，农民，1971年6月16日初诊。

产后两月，一星期前因高热（40℃）曾就当地医院注射青霉素，当即晕厥，出大汗，经抢救回甦。自后发热始终未退清，汗淋不止，头昏食少，舌前半泛赤，脉弦数，口干喜饮，精神疲软，体温37.8℃。哺乳体虚，暑邪由表入里，以养阴清热、固表止汗治。

南沙参12克　白芍6克　甘菊4.5克　带皮芪12克

野料豆12克　浮小麦12克　麻黄根2.4克　橘衣2.4克

朱茯神9克　牡丹皮3.6克　莲子心4.5克　炒黄芩2.4克

服三剂。

6月19日二诊：体温36.8℃，热退，自汗敛，稍能进食，舌前半泛赤已退，原是养阴清热固表之功，守原法续进。

南沙参12克　白芍6克　甘菊4.5克　野料豆12克

浮小麦12克　麻黄根2.4克　橘衣2.4克　朱茯神9克

牡丹皮3.6克　柏子仁9克（杵）　钩藤9克（后下）　麦冬9克

服四剂。

按：患者因感受暑邪高热不退。当地医院注射青霉素发生过敏休克，经抢救回甦，而汗泄过多表失外护，热犹未退清，暑邪由表入里，舌赤口干，已有伤阴化燥趋势，应以养阴清热、固表敛汗为治，经服药三剂即热退汗止，疗效甚捷。

产后暑温自汗（二）

徐某，34岁，农民，1970年8月24日初诊。

分娩十二天，感冒暑邪，发热不退，表虚自汗，周身悉痛，恶露未尽，舌腻，脉数，体温38.8℃。拟固表退热参以生化汤合治。

炒当归6克　桃仁4.5克（杵）　甘菊4.5克　赤芍6克

炒黄芩 3.6 克　连翘心 9 克　广皮 4.5 克　带皮黄芪 12 克

麻黄根 2.4 克　炒桑枝 9 克　浮小麦 12 克　煨姜 1.5 克

川通草 2.4 克

服三剂。

8 月 27 日二诊：体温 37.5℃，发热降低，虚汗亦减，周身悉痛未止，少有瘀血下行，舌黄腻，脉细数。再予固表清热参以祛瘀合治。

炒当归 6 克　甘菊 4.5 克　蒲公英 9 克　炒黄芩 3.6 克

连翘心 9 克　莲子心 4.5 克　广皮 3.6 克　带皮黄芪 12 克

麻黄根 2.4 克　茯苓 9 克　浮小麦 12 克　川通草 2.4 克

炒山楂 9 克

服三剂。

8 月 30 日三诊：发热退清，虚汗已止，周体酸痛亦轻，瘀秽下行渐少，食纳尚差，再方调理。

炒当归 9 克　焦白芍 6 克　甘菊 4.5 克　莲子心 4.5 克

炒谷芽 12 克　炒建曲 12 克　茯苓 9 克　野料豆 12 克

夜交藤 9 克　丹参 6 克　陈皮 4.5 克

服四剂。

按： 患者分娩后十二天感受暑邪发热，产后多属气血交亏，卫阳失于固护，表虚多汗，加之恶露未尽，在治疗中应分清虚、实、寒、热，瘀露之滞与行，等等。因产后病因涉及多方面，如外感寒热，就不能表散，退热剂亦不宜苦寒；气血虚，补益药亦不宜轻投；更要顾及瘀露之有无……所以上例病应予固表清热少佐行瘀药味，在热汗止后，瘀血下行少量，为正常现象，则须易以益营养血，清热和调脾胃，合并调理，食纳增加身体自易恢复。

产后发热误汗

吴某，女，31 岁，干部，1968 年 5 月 20 日初诊。

分娩半月，因感冒发热头痛，某处西医给服安乃近片，致汗泄过多，元阳更耗，表失固护，自汗潸潸半月未止，肌凉不温，心悸，失眠，口干喜饮，尿少，间有瘀行，面无血泽，脉濡细。拟养血安神、固护卫阳治。

红参片 4.5 克（炖水冲药服）　淡附片 4.5 克　川桂枝 1.2 克　炒当归 9 克

带皮芪 12 克　煅牡蛎 12 克　炒酸枣仁 12 克（杵）　五味子 3.6 克

麻黄根 2.4 克　浮小麦 12 克　夜交藤 9 克　茯神 9 克

服四剂。

另：养血安神糖浆 1 瓶（睡前服 1 勺）。

5 月 24 日二诊：虚汗渐敛，肌肤渐回温，瘀行亦止。睡眠不宁，仍有少量自汗，乃气营两虚、心肾失交之故，再以固表宁心安眠治。

红参片 4.5 克（炖水冲药服） 白术 6 克 炙黄芪 12 克 炒当归 9 克

麻黄根 2.4 克 浮小麦 12 克 野料豆 12 克 炒酸枣仁 12 克

五味子 4.5 克 煅龙骨 12 克 煅牡蛎 12 克 朱茯神 9 克

夜交藤 9 克

服五剂。睡前续服养血安神糖浆。

6 月 2 日三诊：两进补益气血固表宁心之剂，自汗已止，能安神熟睡，头仍昏痛，食纳未复，原法佐以开胃调治。

太子参 9 克 炙黄芪 9 克 炒归身 9 克 炒白芍 6 克

野料豆 9 克 制首乌 9 克 朱茯神 9 克 五味子 3.6 克

炒谷芽 12 克 炒建曲 9 克 焙鸡金 6 克 陈皮 4.5 克

红枣 5 个

服五至十剂。

按：产后发热不可妄投发汗退热之剂，本例因服安乃近片致汗泄过多，阳虚不能外卫，自汗半月不止，肌肤不温，汗为心之液，夺汗则心悸失眠。为防过汗亡阳，亟须采用参、附、芪、术温阳固脱及养血宁心敛汗合治。汗止，肌肤回温，病情迅速好转，治疗妇产科疾病要全盘顾及，结合整体的虚实加以调理。

产后虚汗合并肩关节周围炎

翟某，女，27 岁，工人，1976 年 4 月 18 日初诊。

产后月余，气血损耗未复，阳失外护，表难固摄，寐则盗汗如淋，乳汁量少，食纳尚可，背部及右肩臂关节酸痛举动不便，舌淡，脉细。拟补益气血、固护卫阳为先。

党参 12 克 炒当归 9 克 炒白芍 6 克 带皮黄芪 12 克

麻黄根 2.4 克 川桂枝 0.9 克 浮小麦 15 克 煅牡蛎 12 克

夜交藤 12 克 柏子仁 9 克 五味子 4.5 克 野料豆 12 克

服四剂。

5 月 4 日二诊：前方服后，虚汗减少，药症适应，患者原方又续服四剂，虚汗获敛；背肩关节酸痛未愈，此乃产后血亏未复，风入于络，血不营经，致右背肩关节酸痛，右臂活动不便。治以调和营卫，舒筋活络，仿独活寄生汤处方。

炒当归 9 克 川芎 9 克 黄芪 9 克 防风 2.4 克

秦艽9克　鸡血藤12克　片姜黄4.5克　海风藤12克

宣木瓜4.5克　制乳香4.5克　制没药4.5克　桑寄生12克

羌活6克　独活6克

服五至十剂。

按： 患者产后气血损耗，卫失固护，寐则虚汗如淋，影响乳汁分泌，风乘虚入，致使肩关节周围酸痛，活动不利。两者不同病因，若固表止汗则碍于关节之通利，若侧重于祛风通络又不利于敛汗。权衡标、本、虚、实，治则先予补益气血、固护卫阳，俟表固汗敛后再治疗肩关节周围炎，仿独活寄生汤处方服药十剂，肩关节酸痛渐好转，活动较利。说明症绪分歧时不宜同时并治，要抓住主要症候着重治疗，余症逐一解决。

流产后腰痛（一）

方某，女，34岁，工人，1972年4月24日初诊。

流产后肝肾并虚，白带频下，又以劳累引起两侧腰痛，近两月未止。腰为肾府，从补益肝肾佐以止带合治。

炒当归9克　炒白芍9克　炒杜仲9克　炒补骨脂4.5克

蒸萸肉9克　莲须6克　熟地黄12克　炒川断9克

山药9克　煅牡蛎12克　青盐0.9克　毛狗脊12克

服四剂。

4月28日二诊：带下减少，腰痛相似，再以补益肝肾理腰合治。

炒当归9克　炒白芍6克　炒补骨脂9克　蒸萸肉9克

熟地黄12克　炒川断9克　核桃肉9克　青盐1.2克

煅牡蛎12克　山药12克　炒杜仲12克　蒸菟丝子9克

服五剂。

5月4日三诊：两侧腰痛减轻，白带渐少，原法续方。

炒当归9克　熟地黄12克　毛狗脊12克　蒸菟丝子9克

芡实12克　炒川断9克　桑寄生9克　莲须6克

炒补骨脂6克　茯苓9克　炒杜仲12克

服五剂。

5月11日四诊：腰痛好转，弯身俯地不甚痛，腿足有酸软感，再予调理肝肾。

炒当归9克　炒白芍9克　熟地黄12克　炒杜仲12克

枸杞子12克　桑寄生9克　毛狗脊12克　炒补骨脂9克

芡实 9 克　莲须 6 克　鸡血藤 12 克

服五剂。

5 月 21 日五诊：腰痛渐愈，带下亦少，再方续予调理。

太子参 9 克　蒸白术 9 克　炒当归 9 克　炒白芍 6 克

蒸萸肉 9 克　炒杜仲 12 克　桑寄生 12 克　山药 12 克

枸杞子 9 克　茯苓 12 克　炒川断 9 克　鸡血藤 12 克

服五至十剂。

患者 1975 年 3 月 6 日来门诊，谈及当时服药三十剂腰痛获愈，几年来未痛过。

流产后腰痛（二）

徐某，女，32 岁，干部，1968 年 10 月 4 日初诊。

流产后数月经期不调，经行量少色瘀，经净腰痛，以调经理腰法治。

炒当归 9 克　炒白芍 6 克　炒川断 9 克　制香附 9 克

川红花 2.4 克　丹参 4.5 克　广皮 4.5 克　炒杜仲 9 克

鹿角霜 9 克　骨碎补 9 克　毛狗脊 9 克　炒川断 9 克

服五剂。

10 月 9 日二诊：药服五剂后，腰已不痛，经期将届，再予调经合治。

制香附 9 克　炒当归 9 克　炒白芍 4.5 克　炒川芎 4.5 克

川红花 2.4 克　丹参 6 克　炒柏子仁 9 克　炒川断 9 克

益母草 9 克　骨碎补 9 克　鸡血藤 9 克　桑寄生 9 克

服五剂。

按：腰痛为妇科常见病，但引起腰痛的病因有所不同，须辨证施治。

例一因流产后肝肾并虚，白带频下，两月未止，而带下多复能累及肝肾，腰为肾府，肝肾虚而致腰痛，从补益肝肾、止带理腰合治，方中青盐能引药入督脉，共服药三十剂而使腰痛愈。

例二为经期不调，经行夹有瘀阻而致腰痛，从活血调经、理腰止痛治而获显效。

妊娠漏红（一）

唐某，女，34 岁，工人，1967 年 4 月 26 日初诊。

妊娠三月，以工作疲劳腰痛，漏红少许，慎防流产，以养血固摄安胎法治，仿胶艾汤意处方。

太子参 9 克　炒归身 6 克　炒白芍 6 克　生白术 4.5 克

炒黄芩 2.4 克　藕节 12 克　地榆炭 9 克　茯苓 9 克

桑寄生 9 克　炒阿胶珠 9 克　陈艾叶炭 2.4 克　炒杜仲 9 克

服三剂。

4 月 30 日二诊：漏红已止，腰痛、头昏未止，再以益气养血安胎处方。

太子参 9 克　白术 4.5 克　炒归身 9 克　炒白芍 6 克

炒黄芩 3 克　炒续断 9 克　炒杜仲 9 克　山药 9 克

桑寄生 9 克　双钩藤 12 克（先下）　茯苓 9 克　艾叶炭 2.4 克

陈阿胶 9 克（炖化冲药）

服三剂。

妊娠漏红（二）

史某，女，39 岁，干部，1965 年 6 月 12 日初诊。

妊娠三月，漏红迭见，色深带瘀，营分蕴热，热迫血行，予以清营安胎法。

蒸归身 9 克　炒白芍 6 克　炒白术 4.5 克　炒黄芩 4.5 克

小生地 9 克　乌梅肉 2.4 克　贯众炭 9 克　炒旱莲草 6 克

藕节 12 克　茯苓 9 克　山药 9 克

服三剂。

6 月 15 日二诊：上方服三剂后漏红即止，无不适感。嘱原方续服三剂以资巩固，平时少食辛燥之物。

按：以上两例妊娠漏红，症因有所不同。例一因工作劳累，胎难固于胞宫内，予以补益气血，固摄安胎佐以理腰以防流产。例二漏红色深带瘀，予以清热止血安胎，参以养血药味。两例药效均显。

乳痈（急性乳腺炎）（一）

查某，女，34 岁，教师，1963 年 3 月 29 日初诊。

分娩月余，乳汁壅滞凝结不通，化为乳痈，肿硬，时有寒热抽痛，乳患多日有酿脓外溃之势，当此脓未成熟，应予通乳消散法治。

炒当归 9 克　蒲公英 15 克　连翘 9 克　浙贝母 9 克

漏芦 4.5 克　通草 2.4 克　皂角刺 9 克　甘草节 2.4 克

忍冬藤 9 克　王不留行 6 克　制乳香 4.5 克　制没药 4.5 克

青皮 4.5 克　鲜橘叶 10 片

服四剂。

4月3日二诊：服上方四剂，乳腺炎肿已消软大半，痛势和缓，再守原法处方加减：

上方除皂角刺、王不留行，加鹿角片9克，炮山甲9克，服三剂。

乳痈（急性乳腺炎）（二）

汪某，女，25岁，农民，1964年11月16日初诊。

分娩两旬，右乳房积乳结块，乳汁不通，红肿胀痛不堪，形寒高热（体温39.2℃），头痛，舌淡，脉弦数。症经六日有酿脓转剧之势，亟予解表消散通乳治。

薄荷2.4克　料豆衣4.5克　银柴胡2.4克　炒黄芩2.4克

青皮4.5克　带心连翘9克　蒲公英12克　川通草2.4克

炒山楂9克　皂角刺6克　漏芦4.5克　浙贝母9克

黄酒30克（冲药服）

服二剂。

11月18日二诊：发热已退清，右乳肿块亦消软不甚胀痛，但乳头糜烂、乳孔不通，舌转红，药已获效，再以消散通乳续进。

生当归6克　川芎2.4克　蒲公英12克　天花粉9克

通草3克　漏芦4.5克　王不留行6克　青皮4.5克

金银花9克　连翘9克　皂角刺6克　猪前蹄2只（入煎）

服三剂。

按：以上两例乳痈即急性乳腺炎。由于乳腺淤塞，乳汁不通，积乳结块，红肿胀痛，并伴有寒热等全身症状，患处尚未溃脓，故采用清热解毒、通乳散结法治疗。蒲公英、金银花、连翘为清热解毒消乳痈要药；皂角刺、山甲、花粉等药消肿散结作用甚强；漏芦、王不留行、通草等均可通乳。上药加减处方，对治疗未溃之乳腺炎甚效。两例服药后迅速消肿、乳通，得免于溃脓。例二伴有高热需伍以解表退热药物以控制病情发展。

乳房肿块（小叶增生）

余某，女，30岁，工人，1972年3月11日初诊。

情怀不舒，肝脾气郁，右乳房肿硬一块呈条索状，工作重累则感到疼痛，表皮并无红肿，治以软坚散结，仿瓜蒌散处方。

制香附9克　炒全当归9克　黄郁金6克　青皮6克

柴胡2.4克　僵蚕4.5克　蒲公英12克　连翘9克

全瓜蒌 9 克（杵） 茯菇片 9 克 鲜橘叶 10 片 制乳香 4.5 克

制没药 4.5 克 甘草节 3 克

服五剂。

3 月 16 日二诊：服上方五剂后，肝气条达，右乳房结块肿痛减轻，硬结亦已软化，眠食正常，药获效机，仍以疏肝通络、软坚散结续治。

制香附 6 克 炒全当归 9 克 川芎 4.5 克 青陈皮 9 克

柴胡 4.5 克 橘核 9 克 茯菇片 9 克 蒲公英 12 克

浙贝母 9 克 制乳香 9 克 制没药 9 克 全瓜蒌 9 克（杵）

甘草节 3.6 克 鲜橘叶 9 克

服五剂。

按：乳属厥阴，由于情怀不舒，肝脾气郁能影响乳房产生硬结。一般并无表皮红肿热象，治疗方面需疏肝理气、软坚散结，常以瓜蒌散加减，如用犀黄丸吞服效果更强。须早期诊断，以防乳癌误诊。

子宫下垂（一）

汪某，女，44 岁，农民，1960 年 9 月 29 日初诊。

产育多胎，气血亏耗，子宫下垂年余，疲劳则甚，且有血水，疲劳足软。仿"陷者举之"，予以补气养血以升举之。

党参 9 克 炙黄芪 9 克 炒白术 6 克 炙升麻 4.5 克

柴胡 4.5 克 广皮 4.5 克 炒杜仲 9 克 炒续断 6 克

炒归身 9 克 炒白芍 9 克 枸杞子 9 克 炙甘草 3 克

黑枣 5 个

服六剂（每剂浓煎三次服）。

10 月 5 日二诊：服补中益气方六剂，子宫已升举不下垂。药获效应，原方加入生枳壳 4.5 克，制首乌 9 克，除柴胡，服十剂，配合适当休息巩固疗效。

子宫下垂（二）

何某，女，32 岁，农民，1959 年 3 月 30 日初诊。

一年前，产后体未恢复，参加劳动生产，疲劳过甚引起子宫下垂，经常发作，行动不便，加之脾虚便泻，形体消瘦，舌淡，脉濡细。予以补益气血以升举，兼理脾胃以止泻。

党参 9 克 炙黄芪 9 克 炒白术 6 克 炒归身 9 克

炒白芍 9 克 广皮 4.5 克 炒杜仲 9 克 炙升麻 4.5 克

炒谷芽 9 克　煨益智仁 9 克　泽泻 6 克　茯苓 9 克

小红枣 5 个　炒薏苡仁 12 克

服六剂（每剂浓煎三次服）。

4 月 6 日二诊：服上方六剂，子宫升举，大便转实。嘱原方续服五剂，并注意休息。

按：两例子宫下垂患者，采用参、术、芪、归、芍补益气血，伍以升举、益肾药味，配合适当休息，子宫得以升举。

第三章

儿科疾病

小儿之脏腑、气血、形体、功能均未发育成熟，因而对疾病的感染和发病的情况与成人有一定程度的差别，由于气血未充，卫外功能不固，易受风寒感冒；脾胃运化输布功能不足，易为饮食所伤而致呕吐、腹痛、泄泻等症。小儿发病容易，变化亦骤，如外感时邪容易出现高热，痰热交结又往往易致神昏、抽搐；又由于小儿稚阳未充，稚阴未长，机体缺乏内在调节功能，发病之后或用药不当，往往易出现伤阳、伤阴等变证。

所以治疗小儿疾病，处方应随时掌握病情趋向，且服药不宜剂量过大，如辛热易消耗阴津，苦寒不利解表且易伤脾胃，腻滞有碍消化反易滞邪。如小儿麻疹为常见病，但病情变化甚速，在疹粒未布出之前，切不可见高热烦躁而投苦寒，治应轻宣外托，否则有麻闭之险；当疹粒全身布发且已回退，仍见高热，肺胃火盛，则需及时易以甘寒清热之剂，否则易致化燥伤津等变化。

小儿生机蓬勃，发育迅速，不可见虚则投补，处方应顾及脾胃，当邪除纳增，身体自易恢复。在服药时，由于小儿每次服量少，应注意频频喂服，始能达到药效。对于乳婴患病，哺乳者亦应饮食慎口，以免通过乳汁影响患儿而不利于病。

以下列举儿科常见病验案。

麻疹透发不齐

王某，男，6岁，1968年12月23日初诊。

体温39.3℃，感染麻疹，咳呛，涕泪俱流，发热四天，逐渐增高不退，舌黄，唇赤，口干，结膜充血，皮疹隐约可辨，尚未布出，热重烦躁。亟予轻清宣托，俾麻疹及时透发则高热可减。

薄荷2.4克　杏仁4.5克（杵）　炒牛蒡子4.5克　蝉蜕2.4克

连翘9克　前胡2.4克　西河柳4.5克　炙升麻2.4克

桑叶 3 克　樱桃核 4.5 克

服二剂。

12 月 25 日二诊：体温 38.3℃，上方服一剂后，麻疹从头面部下及腹背腿足全面透发，然热势未减，咳呛，目赤，鼻干，呼吸气粗，口渴；舌赤干燥。肺系热盛之时，再以清肺化痰退热治，药味不可偏于苦寒。

杏仁 4.5 克（杵）　桑叶 3 克　甘菊 4.5 克　带心连翘 6 克

银柴胡 1.8 克　浙贝母 6 克　茯苓 6 克　生冬瓜子 9 克

桔梗 2.4 克　瓜蒌皮 4.5 克

服二剂。不时喂以清米汤生津解渴。

12 月 28 日三诊：白昼体温 36.8℃，三日来全身皮疹业已回清，皮肤仍泛红，咳嗽痰不爽利，舌赤口干，大便秘结数日未通，肺胃炎势未平，夜晚仍发热（体温 38℃左右），再以甘寒清肺、止咳退热续治。

元参 6 克　牡丹皮 2.4 克　杏仁 4.5 克（杵）　桑叶 4.5 克

桔梗 2.4 克　浙贝母 6 克　炒黄芩 2.4 克　银柴胡 2.4 克

金银花 6 克　生冬瓜子 9 克　全瓜蒌 9 克（杵）

服二剂。

按：本例在高热麻疹隐约未布时，亟应投以轻宣外托之剂，服后疹粒全身布发。症状已趋向平稳，发热不宜急剧下退，根据症情处方，如麻疹回退后热未退，肺胃炎势未平，可酌用甘寒生津退热、清肺止咳化痰结合治疗。三诊后热退清，咳嗽好转，大便通，症情渐愈。故麻疹初起宜透出，而不宜过早投以苦寒清热之剂，否则立即有麻闭危险，医者切宜审慎辨证施治。

麻疹并发肺炎

张某，男，4 岁，1967 年 3 月 14 日初诊。

体温 39.7℃，发热三日，增高不退，咳呛痰多，涕泪俱有，耳后颈部皮疹依稀隐约。麻疹初起，亟予轻宣外托。

薄荷 2.4 克　杏仁 4.5 克　桑叶 2.4 克　炒牛蒡子 4.5 克

蝉蜕 2.4 克　连翘 9 克　前胡 2.4 克　刺蒺藜 4.5 克

茯苓 6 克　西河柳 2.4 克

服一剂。

3 月 15 日二诊：体温 40.1℃，皮疹蒸布不密，热度继续增高，咳嗽频频不止，鼻翼煽动，舌燥口干唇赤，并发肺炎之象。由于热重肤燥，皮疹难以蒸布透发，疹透不齐则体温不降，再予轻清透托治，麻疹外布热自可减。

薄荷 1.5 克　杏仁 4.5 克　炒牛蒡子 4.5 克　蝉蜕 2.4 克

连翘 9 克　甘菊 3.6 克　浙贝母 4.5 克　桑叶 2.4 克

西河柳 2.4 克　樱桃核 2.4 克

服一剂。

3 月 16 日三诊：体温 38.7℃，前方一剂服后，疹粒全部透发至足，并开始回退，热度渐减，干呛痰不爽，舌赤尖有红刺，口干。肺胃热仍盛，再予清肺化痰退热治。

杏仁 4.5 克　桑叶 3.6 克　金银花 6 克　银柴胡 1.8 克

带心连翘 9 克　炒黄芩 1.8 克　瓜蒌皮 2.4 克　浙贝母 4.5 克

茯神 6 克　鲜枇杷叶 (去毛) 2 片

服二剂。

按：次日走访，热退咳减，情况良好，嘱原方再服两剂，并多食饮开水、米汤、水果，以生津补液。本例治则同上例，首诊麻疹透发不齐，亟予轻宣外托；因肺火炽盛，热度过高有并发肺炎之象，其时皮疹又未布齐，故二诊仍予透托并加以退热；三诊时疹已透发至足，热度下降，再进清肺化痰退热之剂，而使肺胃热清，症渐痊愈。

麻闭

刘某，男，6 岁，1968 年 11 月 19 日初诊。

发热四日，咳嗽流涕，未加注意，外出玩耍招寒，遍布皮疹隐约不显，体温下降，面淡口不干，神疲，此乃麻闭。症情危重，拟辛温疏托剂备服。

薄荷 2.4 克　炒荆芥 3.6 克　蝉蜕 2.4 克　炒当归 3.6 克

芫荽子 3.6 克　西河柳 4.5 克　杏仁 4.5 克　前胡 2.4 克

连翘衣 9 克　浙贝母 4.5 克　升麻 2.4 克

服一剂。

当晚随访，服药后皮疹已开始透发。体温上升（38℃），面转红，嘱续服一剂，促使皮疹透发至足，可使症情减轻。

11 月 21 日二诊：疹布齐后面部渐有回退之势，症情减轻，但热未退清，肺火尚盛，咳嗽痰不爽利，再予清肺止咳退热治。

杏仁 4.5 克　桑叶 4.5 克　桔梗 2.4 克　炒黄芩 3 克

旋覆花 4.5 克 (包)　连翘 6 克　前胡 2.4 克　橘皮 1.5 克

瓜蒌皮 6 克　生冬瓜子 9 克　浙贝母 6 克

服二剂。

按：服上方后发热退清，咳嗽减轻，症情向愈。本例起始麻闭，非用辛温外托促使疹粒全面透发，则有病毒逆传心包之危。故在诊断上必须审证求因而施治。

麻疹后口腔糜烂

程某，男，1岁，1973年8月24日初诊。

体温37.8℃，麻疹后旬日，肺胃热毒上蒸，口舌糜烂流涎，不能吮乳。以清泻肺胃热毒治，须忌糖及香燥食物。

薄荷0.9克　元参6克　牡丹皮2.4克　金银花6克

川连0.6克　莲子心4.5克　人中白4.5克　车前子2.4克

生石膏12克（杵）

服五剂。

外用药：锡类散2支，喉症散1瓶，拌匀吹敷患处，一日数次。

9月1日二诊：体温37.5℃，口腔糜烂已痊愈。喉有痰鸣，流清涕，再方续予清解肺胃余毒。（编者注：处方未记载）

9月14日三诊：内热退清，口腔糜烂业已痊愈，照常吮乳，时有口涎，咳嗽痰鸣，肺胃热毒未清，续予清肺化痰治。

元参4.5克　牡丹皮1.8克　杏仁3克（杵）　瓜蒌皮3.6克

桔梗2.4克　白前2.4克　浙贝母4.5克　桑叶2.4克

蜜炙款冬花4.5克　生冬瓜子6克　生石膏9克（杵）　生甘草1.2克

服三剂。

按：本例为麻疹后口腔炎，系肺胃热盛所致，重在清泻肺胃热毒，同时结合局部溃疡面敷药，内外合治获愈。

麻疹后大量虚汗

高某，男，9岁，1973年7月9日初诊。

体温38.4℃，麻疹回痂多日，又值盛夏暑热内逼，虚汗日夜不止，肤凉不温而内热尚重，舌赤唇燥，咳嗽有痰，以固表止汗、化痰清热治。

杏仁4.5克　带皮黄芪6克　浮小麦12克　麻黄根1.2克

煅牡蛎9克　橘衣1.2克　前胡2.4克　朱茯神9克

莲子心4.5克　川桂枝0.9克　双钩6克（后下）　野料豆9克

服三剂。

7月12日二诊：发热已退，虚汗止，肌回温，少有咳嗽，舌淡红，时叫脐周腹痛，夹以蛔虫为患，再方止咳化痰、敛汗驱虫合治。

杏仁 4.5 克（杵）　橘衣 1.2 克　浮小麦 9 克　麻黄根 1.2 克

煅牡蛎 9 克　槟榔 3.6 克　使君子 9 克　炒川楝子 4.5 克

炒六曲 6 克　佛手片 2.4 克　瓜蒌皮 3.6 克　朱茯神 9 克

服三剂。

7 月 15 日三诊：汗止热退，精神好转，但脐腹阵痛未减，稍有咳嗽，再予驱虫止痛参以止咳化痰治。

杏仁 4.5 克（杵）　浙贝母 9 克　款冬花 6 克　陈皮 2.4 克

炒苦楝子 6 克　槟榔 4.5 克　鹤虱 4.5 克　朱茯神 9 克

佛手片 4.5 克　炒芜荑 4.5 克　焙鸡金 4.5 克

服三剂。

另：驱蛔灵每日四片，连服两日。

按：麻疹之后，体虚阳失外护故虚汗不止，而心火肆炎内热不退，重在固表敛汗化痰。首诊服药三剂后汗止，肌肤回温，内热亦退；二诊虽有蛔虫腹痛，但仍需配合固表敛汗以期巩固；三诊经并用驱蛔灵，驱出蛔虫甚多而腹痛止，中西药结合效果显著。

麻疹后暑热证

江某，男，2 岁，1973 年 7 月 31 日初诊。

体温 38.9℃，麻疹后半月，高热烦扰，口干不思饮，为暑热外侵症状，须防高热抽搐惊厥。以清暑退热治。

南沙参 6 克　甘菊 4.5 克　银柴胡 1.8 克　炒黄芩 1.8 克

生谷芽 9 克　牡丹皮 2.4 克　朱茯神 9 克　炒六曲 4.5 克

白扁豆衣 4.5 克　六一散 9 克（鲜荷叶包煎，刺孔）　双钩 6 克（后下）

服三剂。

8 月 3 日二诊：体温 37.4℃，发热减退，烦扰见定，口仍作干，尿浑赤。药症适应，宗原法续治。

南沙参 9 克　甘菊花 4.5 克　银柴胡 1.8 克　炒黄芩 1.5 克

白扁豆衣 4.5 克　生谷芽 9 克　朱茯神 6 克　车前子 1.8 克

赤芍 4.5 克　六一散 9 克（鲜荷叶包煎）

服三剂。

按：暑季患麻疹与冬季有别，后者往往以犯肺、咳嗽为主，而前者往往暑热外侵，致使麻后多日高烧不退，因此同是麻疹，须根据季节辨证施治。本例因发热日久不宜重用解表之剂，而采用沙参、银柴胡、连翘、炒黄芩、六一散、菊花、赤芍等药味以清暑退热，药后退热甚捷，应手而愈。

麻疹后咳嗽低热

赵某，女，7岁，1968年1月23日初诊。

体温37.4℃，麻疹后月余，低热不退，咳嗽阵作，痰稠难吐，舌质红口干。痰热久蕴肺络，肺虚火盛，津少上供，拟清养肺阴、化痰退虚热治。

杏仁4.5克（杵）　元参9克　桑叶3.6克　橘衣1.2克

牡丹皮2.4克　瓜蒌皮4.5克　款冬花4.5克　地骨皮6克

炒黄芩2.4克　黄郁金3克　桔梗2.4克　生冬瓜子9克

鲜枇杷叶（去毛）1片

服四剂（每剂煎三次服）。

1月27日二诊：体温36.6℃，内热退清，咳嗽减轻，痰质稠黄，肺虚火盛，舌黄，脉细数。仍以清肺化痰法治。

元参9克　杏仁6克（杵）　桑叶4.5克　前胡2.4克

桔梗2.4克　浙贝母4.5克　蜜炙款冬花4.5克　莲子心4.5克

炒黄芩2.4克　鲜枇杷叶（去毛）2片

服四剂。

2月1日三诊：虚热退清后未反复，咳嗽好转大半，痰质转清，肺热未全平，原法续治。

杏仁6克（杵）　蜜炙桑白皮4.5克　前胡2.4克　桔梗3.6克

海浮石6克　牡丹皮2.4克　浙贝母6克　蜜炙款冬花6克

茯苓9克　炒黄芩2.4克　瓜蒌皮4.5克　鲜枇杷叶（去毛）2片

服三剂。

2月5日四诊：咳嗽渐次痊愈，偶尔痰出稠浓，舌淡尖红，食纳尚可，夜暮面颧泛赤，久咳肺虚，虚火上浮，再予清养肺阴、化痰止咳，食物宜清淡为要。

南沙参9克　杭菊4.5克　甜杏仁6克（杵）　白芍7.5克

牡丹皮2.4克　麦冬4.5克　蜜炙款冬花6克　野茯苓9克

川贝母粉3克（分吞）　瓜蒌皮4.5克　鲜枇杷叶（去毛）1片　莲子心4.5克

服五剂（缓火煎熬，每剂煎三次服下）。

按：麻疹后期肺热盛，又以啖荤过早，致痰热难清，内热不退，痰稠难吐。治疗重在清肺热、化痰止咳，饮食宜清淡之物，切忌滋补香燥之类。慎口配合治疗实属重要，否则成为慢性气管炎，长期难愈，为害甚大。本例多采用清养肺阴、化痰止咳药味渐次痊愈。

冬温化燥

胡某，男，9岁，1975年11月12日初诊。

体温38.4℃，温邪入肺，高热周余不退，咳嗽痰鸣，咽赤，扁桃体红肿，口渴频饮，肺火内炽，鼻衄，舌光绛干枯液涸，皮肤红疹，两脉细数。温邪化燥逆传心包，痰热交结，症情重危，所幸神志未糊，尚有转机。亟以甘寒清心、化痰退热治。

元参9克　牡丹皮4.5克　杭菊6克　莲子心4.5克

天竺黄6克　瓜蒌皮6克　浙贝母6克　杏仁4.5克（杵）

桔梗3.6克　麦冬4.5克　鲜竹叶心6克　野茯苓6克

鲜茅根15克

服两剂（每剂煎三次服）。

11月14日二诊：体温37.6℃，其余症情相仿，目珠亦充血，面颧泛赤，心肺之火极盛，津液枯耗。血常规检查：白细胞18000，中性粒细胞百分比79%，淋巴细胞百分比16%，嗜酸性粒细胞百分比5%。扁桃体红肿化脓，症仍严重，再以甘寒生津、清心化痰续治。

元参9克　小生地6克　牡丹皮3克　杭菊6克

莲子心4.5克　全瓜蒌9克（杵）　杏仁4.5克（杵）　生山栀9克

野茯苓9克　海浮石9克　天竺黄6克　地骨皮6克

鲜竹叶心6克

服二剂（每剂煎三次服）。米清汤代水饮。

西医治疗：青霉素40万单位，链霉素0.25克，每日肌注2次，共3日。

11月16日三诊：体温36.7℃，鼻衄止，扁桃体炎肿稍减，舌苔光绛，舌中白腐一大块，口唇燥裂，痰稠带血丝，肺火炽盛未戢。仍以甘寒清热、化痰生津续治。

元参9克　牡丹皮4.5克　甜杏仁6克（杵）　金银花9克

莲子心4.5克　马兜铃3克　瓜蒌皮6克　浙贝母6克

生冬瓜子9克　天花粉9克　金扁斛9克　鲜竹叶心6克

野茯苓9克

服二剂（每剂煎三次服）。

外用药：锡类散2支，涂敷舌中白腐及扁桃体化脓处。

因鲜石斛缺而改用金扁斛。

11月19日四诊：发热未反复，咳痰转淡，扁桃体肿消，舌中白腐亦退，舌质仍红。心肺火盛，阴津未复，再予养阴生津、清心肺之热。

北沙参9克　元参9克　牡丹皮4.5克　甜杏6克（杵）

浙贝母6克　桔梗3克　麦冬6克　瓜蒌皮6克

生冬瓜子9克　莲子心4.5克　野茯苓9克　杭菊4.5克

鲜枇杷叶（去毛）2片

服四剂。以米清汤代水煎药。

按： 本例冬温，温邪化燥肺火极盛，伤津耗液，逆传心包。西医会诊诊为：化脓性扁桃体炎合并肺炎，注射青链霉素三天。经采用甘寒生津、清热化痰法治，外用锡类散涂敷口腔白腐处，连诊四次，这一严重病例经中西医结合治疗，得获痊愈。

小儿风温高热

胡某，半岁，1976年4月29日初诊。

体温40℃，风温内袭，高热，咳嗽痰多，舌燥口干，面颈部遍布赤疹作痒，睡则惊悸不宁，风热交结，有逆传惊厥之势，亟宜化痰退热安神治。

薄荷0.9克　杏仁3克　炒牛蒡子2.4克　连翘4.5克

炒黄芩1.5克　银柴胡1.5克　浙贝母4.5克　橘衣1.2克

黄郁金2.4克　钩藤4.5克（后下）　朱茯神6克

服一剂（分数次喂服）。

4月30日二诊：体温正常，药后得汗，热从汗解，可免高热惊厥之险，咳嗽有痰鸣，舌尖红刺，口干燥，症由风温犯肺，再以清肺化痰安神续治。

薄荷0.9克　杏仁3克　桑叶2.4克　菊花4.5克

浙贝母4.5克　连翘6克　黄郁金2.4克　天竺黄2.4克

朱茯神6克　生甘草0.9克　钩藤4.5克（后下）

服二剂。

随访药后痊愈。

按： 婴儿高热由于无汗，热不得解而惊悸，经服解表化痰清热之剂，得汗，邪从表解，热退、神宁、痰亦消除，无复惊厥之患，连诊两次，服药三剂而愈。

风温犯肺（肺炎）

方某，男，3岁，1970年4月24日初诊。

体温39.5℃，温邪外侵首先犯肺，寒轻热重有汗不退，咳嗽痰稠，气急鼻煽，嗜睡，面赤，舌苔黄燥尖有红刺，口干，脉数。症历数日，属肺炎症候，亟须宣肺化痰清热治。

薄荷 0.9 克　杏仁 4.5 克（杵）　甘菊 3.6 克　炒黄芩 2.4 克

瓜蒌皮 4.5 克　　银柴胡 1.5 克　天竺黄 3.6 克　款冬花 4.5 克

连翘心 4.5 克　浙贝母 4.5 克

服二剂（分数次喂服）。

10 月 26 日二诊：体温正常。热退清，咳嗽减轻，呼吸平稳，舌转淡黄，尖红刺退，药效甚显，原法续治。

杏仁 4.5 克（杵）　橘衣 1.2 克　甘菊 3.6 克　瓜蒌皮 2.4 克

炙桑白皮 3.6 克　炙款冬花 4.5 克　天竺黄 3.6 克　黄郁金 2.4 克

桔梗 2.4 克　前胡 2.4 克　浙贝母 4.5 克

服三剂。

风温犯肺（上呼吸道感染）

戴某，男，3 岁，1971 年 3 月 9 日初诊。

体温 39.2℃，温邪入肺，发热数日不退，咳重痰多气闭，扁桃体炎肿，舌燥唇裂，口干渴饮，脉浮数。温邪化燥，肺胃热，拟清肺化痰退热治。

薄荷 1.2 克　杏仁 4.5 克（杵）　甘菊 4.5 克　橘衣 1.2 克

炒黄芩 2.4 克　带心连翘 6 克　桔梗 2.4 克　黄郁金 2.4 克

浙贝母 4.5 克　元参 6 克　钩藤 6 克（后下）

服二剂。

3 月 11 日二诊：体温 37.6℃，服上方两剂，得汗风温外达，发热减退，气闭减轻，由烦躁转为安定。舌苔仍黄燥，肺胃痰火尚盛，咳痰浓稠，再守前法治。

杏仁 4.5 克（杵）　元参 6 克　桑叶 2.4 克　桔梗 2.4 克

橘衣 1.2 克　前胡 2.4 克　炒黄芩 3 克　瓜蒌皮 3.6 克

浙贝母 4.5 克　茯神 6 克　天竺黄 4.5 克

服二剂。

3 月 13 日三诊：体温正常。咳嗽减轻痰转清，扁桃体炎肿亦退，舌淡黄，口仍干喜饮，脉数。症获好转，肺胃痰火未清，以清润化痰续治。

元参 6 克　牡丹皮 1.8 克　杭菊 4.5 克　浙贝母 4.5 克

瓜蒌皮 3.6 克　炒黄芩 1.5 克　桔梗 2.4 克　天竺黄 4.5 克

茯苓 6 克　杏仁 3.6 克　鲜枇杷叶（去毛）1 片

服三剂。

按：以上两例均为风温犯肺，高热咳嗽，气急，见症痰热并重。采用清肺化痰退热药味，获效甚捷，尤以例一，服药一剂即高热退清未有反复。风温犯肺易于化燥，不可投以辛温化痰药味。

温病夹湿

吴某，男，8岁，1975年5月19日初诊。

体温38℃，发热多日未退，服退热片得汗热解，药效过而热又复升，舌黄，不思饮，唇赤，脉数。温病发于初夏亦属伤寒之类。拟宣解化湿退热治。

炒半夏曲4.5克　银柴胡2.4克　连翘9克　炒黄芩2.4克

淡豆豉6克　佩兰4.5克　杭菊4.5克　陈皮2.4克

川朴2.4克　茯苓9克

服三剂。

5月22日二诊：体温36.8℃，热退，食纳增加，精神好转，舌淡黄，唇燥。再方清热化痰治。

炒半夏曲4.5克　藿梗3.6克　杭菊4.5克　银柴胡2.4克

青蒿梗4.5克　佩兰4.5克　广皮2.4克　川朴2.4克

车前子3.6克　生薏苡仁9克　茯苓9克

服三剂。

按：此症虽在春末夏初，发热稽延不退，不思饮，并非一般热证，为温病夹湿证，须宣解化湿退热并施，否则热不易解。经采用芳香化湿、苦寒清热等药物配伍治疗，相互协调，所以审证求因，治疗上取得显著效果。

小儿夏季热（一）

余某，女，9个月，1972年7月21日初诊。

体温38.6℃，暑邪外受，发热有汗不退，气管痰鸣，舌黄燥口干。症历两周，曾住某医院西药治疗，因热未退而自动出院。患儿神倦，治以清暑退热化痰法。

薄荷0.9克　杏仁3克　甘菊3.6克　橘红1.2克

带心连翘6克　炒黄芩1.5克　赤芍3克　黄郁金2.4克

佩兰2.4克　六一散4.5克（鲜荷叶包煎）

服三剂（每日分数次喂服）。

7月25日二诊：体温正常，神振，仍有痰鸣，便解溏薄，仍予清热化痰续治。

杏仁 3 克　黄郁金 2.4 克　橘红 1.2 克　款冬花 4.5 克

京半夏 0.9 克　浙贝母 4.5 克　前胡 2.4 克　炒扁豆衣 4.5 克

生莱菔子 3 克　六一散 4.5 克（鲜荷叶包煎）

服三剂。

按：患儿发热半月未退，由于暑热未解，前诊重在清暑热，采用佩兰、六一散等药，服三剂热退。二诊根据痰鸣等症重在化痰清热，以京半夏、生莱菔子化痰降气配伍处方，药后痊愈，药价低廉而效捷。

小儿夏季热（二）

余某，男，2 岁，1973 年 8 月 15 日初诊。

体温 39.5℃，发热多日持续不退，不时烦躁吵扰，舌淡红，口干唇燥渴饮，慎防热传厥阴变化。以生津清暑退热治。

元参 6 克　牡丹皮 3 克　麦冬 6 克　莲子心 3.6 克

甘菊 4.5 克　赤芍 4.5 克　银柴胡 1.8 克　炒黄芩 1.8 克

朱茯神 9 克　钩藤 6 克（后下）　六一散 9 克（鲜荷叶包煎）

服三剂。

8 月 18 日二诊：体温 3.8℃，热减轻，不复烦躁吵扰，舌淡红，口不甚干。症情好转，守原法甘寒生津退热续治。

南沙参 9 克　元参 9 克　麦冬 4.5 克　莲子心 3.6 克

鲜石斛 6 克　甘菊 4.5 克　天花粉 4.5 克　银柴胡 1.5 克

炒黄芩 1.5 克　朱茯神 9 克（鲜荷叶包煎）

服四剂。

按：患儿体质瘦弱，外感暑邪，高热多日不退，初诊见症已有化燥之象，须防逆传厥阴掀动肝风抽搐。采用甘寒生津退热平肝合治，连诊两次，热退津生而愈。

小儿夏季热（三）

汪某，女，2 岁，1972 年 9 月 12 日初诊。

体温 39.3℃，症起夏末发热至秋仍不退，迁延月余，暑邪内伏，热久化燥，舌赤口干，渴饮不已，汗多肤凉，烦扰不安，热深厥深，症情重危，有惊厥之变。拟生津清热、平肝固表兼顾治疗。

元参 6 克　带皮芪 4.5 克　麻黄根 1.2 克　麦冬 4.5 克

浮小麦 9 克　天花粉 6 克　莲子心 3.6 克　牡丹皮 2.4 克

青蒿珠 4.5 克　朱茯神 9 克　地骨皮 4.5 克

服三剂（每剂分数次喂下，并以鲜梨汁 1 杯冲药服）。

9 月 15 日二诊：虚汗止，肌肤转温，体温 37.4℃，舌质仍红，少津。症情虽有转机而津液未回，尚须加强观察慎防变化，守前法治。

北沙参 6 克　麦冬 4.5 克　天花粉 6 克　地骨皮 4.5 克

牡丹皮 2.4 克　小生地 6 克　甘菊 4.5 克　茯神 6 克

钩藤 6 克（后下）　莲子心 3.6 克　浮小麦 9 克　麻黄根 0.9 克

服三剂。

9 月 18 日三诊：体温 37.4℃，热仍未退清，暑温月余，热入于里，心火肆炎，舌赤口干渴饮不已。迭服生津清热平肝之剂，症情好转，但暑热未清，津液未复。尚须养阴生津清热续治。

北沙参 6 克　小生地 6 克　牡丹皮 2.4 克　地骨皮 4.5 克

金银花 6 克　莲子心 4.5 克　麦冬 4.5 克　川知母 2.4 克

生谷芽 9 克　白薇 4.5 克

服三剂。

另：鲜梨汁代水饮。

9 月 21 日四诊：体温 36.8℃，服上方三剂后低热退清，舌转淡红，口干见润。为防止反复，循原法养阴生津退热续治。

北沙参 6 克　生地黄 6 克　牡丹皮 2.4 克　麦冬 4.5 克

霍山石斛 4.5 克　莲子心 2.4 克　地骨皮 4.5 克　白芍 3 克

鲜竹叶心 3 克

服四剂。

另：鲜梨汁代水饮。

按：本例女孩高热月余，阴伤液耗，舌赤口干，虚汗肤凉，症情危重，连诊四次。首诊采用清热固表止汗为主，服药三剂，汗止肌肤回温，高热下降，而余热难清；再以养阴生津佐以退余热为治，连服十余剂获愈。根据症情原可采用西洋参以养阴生津退虚热，疗效更佳，因药源少，药费较高而未用，以北沙参等药养阴清热，虽药效稍逊，迭服数剂同样获效。本例若辨证不明，认为实热，投以苦寒或辛温药物则贻误病情。

小儿痰痹胀满

方某，男，3 岁，1967 年 11 月 4 日初诊。

外感风寒，咳嗽痰多，症起数日，因失治复未慎口，致咳重痰鸣，闭气不能着枕，痰壅肺络尿不利，水湿停滞而致面浮肢肿腹膨胀。以宣肺化痰利尿消肿胀治。

薄荷 1.5 克　杏仁 6 克（杵）　桔梗 3.6 克　陈皮 3.6 克

法半夏 2.4 克　麻黄 0.9 克　炒麦芽 6 克　炒六曲 6 克

五加皮 6 克　炒川牛膝 4.5 克　炒莱菔子 4.5 克（杵）　野苓皮 6 克

服二剂。忌盐，以秋石代。

11 月 8 日二诊：咳嗽减轻痰亦少，尿量增多，腹膨胀浮肿均消退大半，但夜晚有低热，外感未清，守原法治。

杏仁 4.5 克（杵）　薄荷 1.2 克　桔梗 3.6 克　广皮 3.6 克

炒麦芽 6 克　炒六曲 0.6 克　银柴胡 1.5 克　法半夏 2.4 克

野苓皮 6 克　炒车前子 4.5 克　槟榔 4.5 克　陈赤小豆 9 克

服三剂。

11 月 11 日三诊：夜晚发热已止，咳嗽亦轻，尿量多，全身浮肿渐消退，症向愈，再方巩固疗效。

杏仁 4.5 克（杵）　川朴 2.4 克　砂仁 1.2 克（杵）　青陈皮 2.4 克

炒麦芽 6 克　炒六曲 9 克　法半夏 2.4 克　槟榔 4.5 克

炒车前子 3 克　野苓皮 6 克　陈赤豆 9 克

服三剂。

按：患儿症起外感，因失治复不慎口，以致咳嗽增重，痰壅肺络，水道失于通调，小溲不利而致全身浮肿、腹膨作胀。治以化痰宣痹，上窍开则水道通，肿胀自消。忌盐及忌食生冷滋补之物。

风痰夹滞症

胡某，男，4 岁，1967 年 11 月 4 日初诊。

体温 38.8℃，风痰夹滞阻于肺胃，发热不退而汗多，咳嗽痰鸣作努，便秘，舌淡唇青口干，脉浮数。以化痰退热消滞合治，须防痹变。

杏仁 4.5 克（杵）　橘皮 1.8 克　白僵蚕 3.6 克　银柴胡 1.8 克

连翘 6 克　京半夏 1.8 克　浙贝母 4.5 克　黄郁金 4.5 克

炒麦芽 6 克　炒枳壳 3 克　朱茯神 6 克

服二剂。

11 月 6 日二诊：体温 36.8℃，咳嗽减轻，痰亦少不作努，便通，食滞消；稍有心悸，药既获效，原方加以宁心镇静药味续治。

杏仁 4.5 克（杵）　橘皮 1.5 克　前胡 2.4 克　黄郁金 2.4 克

款冬花4.5克　京半夏1.2克　白僵蚕3.6克　炒枳壳1.5克

朱茯神9克　钩藤6克（后下）

服二剂。

按：本例患儿因饮食不节，食滞生痰化热，外感引发，高热痰鸣作努，舌淡唇青，脉浮数，汗多。病不在表而在里，忌用表散药味，经采用化痰消滞退热法治，以防痹变。二诊热退食滞消，咳嗽俱少不作努，稍有惊悸不安神，改用化痰宁心镇惊之剂，前后两次门诊服药四剂而愈。

小儿腹泻发热

汪某，男，8岁，1970年7月17日初诊。

体温37.8℃，发热轻重靡定，月余不退，形体消瘦，加之食滞腹痛泄泻，无黏液。舌淡黄，口干唇赤，以和中止泻退热治。

广木香1.2克　炒麦芽4.5克　炒六曲4.5克　陈皮2.4克

炒鸡金2.4克　炒石榴皮4.5克　茯苓6克　炒川连0.9克

炒车前子2.4克　莲子心2.4克　佩兰3克

服三剂（每剂分数次喂服）。

7月20日二诊：发热腹泻均止，精神好转，食纳尚少。仍需调理胃肠功能。

太子参4.5克　广木香1.5克　砂仁壳1.2克　陈皮2.4克

炒谷芽6克　炒建曲4.5克　焙鸡金2.4克　炒薏苡仁6克

茯苓6克　炒石榴皮3.6克　炒车前子2.4克　佩兰3.6克

服三剂。

7月23日三诊：热退泻止多日，食纳增，能下地玩耍。再予调理脾胃，资助消化续治。

炒党参4.5克　炒白术3克　广皮2.4克　炒谷芽6克

炒建曲4.5克　炒薏苡仁6克　焙鸡金2.4克　小红枣3个

服四剂。

按：此症发于初夏，为一般暑湿夹滞消化不良的腹泻发热症状。初诊以和中止泻退热法治，服药三剂热退泻止；二、三诊续用参、术、苓、草、红枣、薏苡仁调理脾胃资助消化，促使食纳增加，自易恢复。

小儿久泻脾疳症

项某，男，2岁，1964年9月22日初诊。

体温37.8℃，腹泻数月，脾胃素虚，消化力弱，肠乏吸收功能，形肉瘦削，虚热蒸灼不退，舌红唇赤，脉濡细，证属脾疳。拟补脾养胃止泻退热治。

太子参 4.5 克　白术 3 克　炒薏苡仁 6 克　广皮 2.4 克

炒石榴皮 3 克　生谷芽 9 克　青蒿梗 3.6 克　银柴胡 1.5 克

茯神 6 克　车前子 1.5 克　炒荷叶蒂 2 个

服四剂。以米清汤代水煎药，频频喂服。

9 月 27 日二诊：体温 37.5℃，泄泻次数减少，虚热难退，舌红唇赤相似。久泻脾虚，虚热蒸灼，肠难吸收，再以上法续治。

太子参 4.5 克　白术 3 克　炒薏苡仁 6 克　银柴胡 1.5 克

炒石榴皮 2.4 克　煅牡蛎 6 克　山药 4.5 克　茯苓 9 克

炒谷芽 9 克　炒肉豆蔻 4.5 克　炒胡连 0.6 克

服四剂。以米清汤煎药，频服。

10 月 1 日三诊：两进前方泄泻渐少，下午仍有低热，舌质仍赤，形瘦，肌肤苍白。再以养阴补脾止泻法治。

西洋参 3 克（炖水频饮）　白芍 4.5 克　炒白术 3 克　山药 6 克

炒薏苡仁 9 克　炒木瓜 2.4 克　炒肉豆蔻 3 克　广皮白 2.4 克

干莱菔英 4.5 克　莲子心 3 克　野苓 6 克　炒胡连 0.6 克

服四剂。米汤煎服。

10 月 6 日四诊：腹泻渐止，低热亦退，虚火得降，舌质转淡，精神较振。形瘦肌黄，尚须从缓调理脾胃，食纳渐增，自能恢复。

党参 6 克　炒白术 3 克　橘白 3 克　炒薏苡仁 6 克

炒谷芽 9 克　焙鸡金 2.4 克　诃子肉 2.4 克　炒胡连 0.6 克

茯苓 9 克　莲子 4.5 克（不去心）　炙甘草 1.5 克

服五剂。忌食生冷油腻。

按：久泻伤脾，脾胃失其运化，饮食不充肌肤则骨蒸虚热，面黄肌瘦为疳积症。殊属难治，药味偏于养阴生津清热有碍脾胃；着重补脾止泻又虑消耗津液；配伍采取兼顾两者毋偏，连诊四次，热退泻止，疳疾得除。四诊仿四君子汤加味调治脾胃，以巩固疗效。

小儿脾虚泄泻

李某，女，5 岁，1974 年 11 月 9 日初诊。

3 年前患佝偻病治愈，目前走路迟缓，食纳不思，便解溏薄。脾主运化，胃主受纳，着重调治脾胃。

炒党参 6 克　炒白术 4.5 克　炒当归 4.5 克　鸡血藤 9 克

焙鸡金 4.5 克　炒谷芽 9 克　陈皮 2.4 克　广木香 1.2 克

砂仁 1.5 克（杵）　炒山药 9 克　茯苓 9 克　红枣 3 个

服五剂。

11 月 16 日二诊：药症适应，食纳增，便转实，精神好转，续予调理脾胃。

炒党参 6 克　炒白术 4.5 克　炒当归 4.5 克　陈皮 2.4 克

山药 6 克　炒补骨脂 4.5 克　夜交藤 9 克　茯苓 9 克

千年健 6 克　红枣 4 个　煨姜 1.2 克

服五至十剂。

按： 服完十剂后完全好转，能进食一大碗，活动如常。小儿泄泻，大致因饮食不节，积滞伤脾，或因体质虚弱，皆能影响脾胃的消化功能。治疗原则采用调补脾胃，资助消化，脾健则泻止，便转实，胃自强，食纳增进，体元恢复。

【 第四章 】

外科及皮肤科疾病

大头瘟（面部丹毒）

杨某，男，74岁，农民，1973年2月23日初诊。

体温38℃，瘟毒内袭肺胃二经，咳嗽痰稠，怯寒发热，头面部焮肿疼痛，目合不能张开，肿处表皮破裂渗出黏液，瘙痒无休，舌淡，脉弦。高龄患此实非小恙，仿普济消毒饮加减处方。

薄荷3克　炒牛蒡子6克　板蓝根9克　元参9克

牡丹皮4.5克　杏仁9克（杵）　桔梗4.5克　白僵蚕6克

连翘12克　炒川连1.5克　炒黄芩4.5克　浙贝母9克

金银花12克　生甘草2.4克

服三剂。

外用药：青蛤散60克，外洒敷患处，用以收水止痒。

2月26日二诊：体温37.3℃，头面赤肿稍消退，目能睁开，咳痰转清；肿处仍渗黏液作痒，瘟毒仍重，再以清热解毒消肿治。

薄荷3克　炒牛蒡子9克　板蓝根12克　金银花9克

元参9克　牡丹皮4.5克　马勃2.4克　连翘12克

杏仁9克（杵）　桔梗4.5克　炒川连1.2克　生甘草2.4克

服三剂。

3月1日三诊：体温36.8℃，头面部赤肿消退大半，肿处表皮创口结痂，异常作痒；温毒未清，续予清热解毒止痒治。

薄荷2.4克　炒牛蒡子6克　金银花12克　浙贝母9克

赤芍9克　紫花地丁12克　炒川连1.5克　桔梗3.6克

牡丹皮6克　小生地12克　紫荆皮9克　赤苓9克

生甘草 3 克

服四剂。

按：连诊三次肿消炎退痊愈。

风温时毒并发症（面部丹毒）

江某，农民，47 岁，1964 年 4 月 4 日初诊。

体温 41℃，时毒内蕴，外感风温而引发，恶寒高热，咽喉干痛，咳嗽痰稠，周身酸痛，面部焮肿，目合不能张，肿处皮肤密布甚大水疱，舌燥唇赤，口干多饮，脉浮数。风温时毒郁于上焦，症情颇重，亟须清热解毒，仿普济消毒饮加减。

薄荷 2.4 克　炒牛蒡子 9 克　板蓝根 12 克　蒲公英 12 克

元参 9 克　牡丹皮 6 克　连翘 12 克　桔梗 4.5 克

银柴胡 3 克　炒黄芩 4.5 克　杏仁 9 克（杵）　浙贝母 9 克

生甘草 2.4 克

服二剂（每剂煎三次服）。

4 月 6 日二诊：体温 38.5℃，面部焮肿稍消，症情仍重，再仿前法续治。

薄荷 3 克　炒牛蒡子 9 克　防风 3.6 克　元参 9 克

牡丹皮 4.5 克　杏仁 9 克（杵）　橘衣 2.4 克　炒黄芩 4.5 克

连翘 9 克　金银花 9 克　蒲公英 9 克　板蓝根 9 克

桔梗 4.5 克　全瓜蒌 9 克（杵）

服三剂。

4 月 11 日三诊：体温正常，面部红肿渐消退，目能睁开，表皮水疱破裂渗液，咳嗽痰稠，大便秘结，口干舌燥。时毒风温尚盛，再以清解化痰通腑治。

杏仁 9 克（杵）　元参 9 克　牡丹皮 6 克　甘菊 9 克

桔梗 4.5 克　连翘 9 克　炒黄芩 3 克　蒲公英 12 克

浙贝母 9 克　全瓜蒌 12 克（杵）　紫荆皮 9 克　生甘草 2.4 克

大黄片 4.5 克（另泡水分两次冲药服，便通即除）

服三剂。

4 月 14 日四诊：咳嗽减轻，痰转清，但痰量尚多；大便已通，面部红肿完全消退，表皮水疱结痂；舌苔黄燥，温毒未清，再以清解化痰续治。

小生地 12 克　牡丹皮 6 克　甘菊 9 克　赤芍 9 克

炒山栀 9 克　川连 1.2 克　瓜蒌皮 9 克　桔梗 4.5 克

浙贝母 9 克　生薏苡仁 12 克　生甘草 2.4 克　泽泻 9 克

鲜枇杷叶（去毛）2片

服四剂。

按： 以上两例均为面部丹毒症。主要症候为头面部红肿，表皮呈水疱或破溃渗黏液，伴怯寒发热，目合不能睁开，肿处疼痛难忍，瘙痒无休，症情急骤。例一称大头瘟；例二为风温时毒并发，高热41℃，已有热毒内传之势。两例均采用普济消毒饮加减主治，方中连翘、黄连、黄芩、板蓝根、金银花、生甘草清热解毒；薄荷、牛蒡子、僵蚕疏散风热；桔梗、元参、丹皮、浙贝母、杏仁清热化痰消肿。诸药共同起到清热解毒消肿、疏风解表、清肺化痰的作用，获效显著，连诊数次痊愈。

丹毒（湿毒下注）（一）

程某，女，54岁，工人，1976年4月10日初诊。

体温37.8℃，平素体健，年余以来常发流火，两足漫肿焮赤疼痛，不能举步，发热，尿赤微灼，舌淡中黄，脉弦数。此由湿毒下注所致，属热痹证，俗称流火。予以清热利湿解毒治。

小生地12克　牡丹皮6克　忍冬藤12克　生薏苡仁12克

海桐皮9克　槟榔9克　木防己9克　炒川牛膝9克

炒黄芩4.5克　连翘12克　赤芍9克　车前子9克

茯苓皮12克

服五剂。

4月15日二诊：发热退清，足胫红肿消退绉皮，痛势缓和，能下地移步，湿热毒有下泻趋势，原法续治。

小生地12克　牡丹皮9克　川萆薢9克　生薏苡仁12克

黄柏6克　车前子9克　茯苓皮12克　槟榔9克

木防己9克　川牛膝9克　赤芍9克　连翘12克

赤小豆15克

服五剂。

丹毒（湿毒下注）（二）

王某，男，26岁，司机，1964年8月18日初诊。

湿热下注，左腿筋络连及足胫足背均红肿，数日未消，疼痛不能行走，微有内热，舌淡黄，此流火症状，予以利湿通络消肿法治。

川萆薢9克　牡丹皮6克　生薏苡仁12克　天仙藤9克

炒川牛膝 6 克　木防己 9 克　车前子 9 克　赤苓皮 12 克

连翘 12 克　槟榔 9 克　炒黄柏 4.5 克　陈赤豆 15 克

海桐皮 9 克

服四剂。

8 月 22 日二诊：服清热利湿通络之剂，腿足炎肿消软大半，痛减，能下地缓步，湿热已获下泻，舌质淡黄不思饮，再以原法利湿清热通络续治。

炒归须 6 克　川萆薢 9 克　金银花 6 克　忍冬藤 6 克

生薏苡仁 12 克　连翘 12 克　浙贝母 9 克　炒黄柏 4.5 克

炒川牛膝 9 克　五加皮 9 克　天仙藤 12 克　牡丹皮 4.5 克

车前子 9 克　陈赤豆 15 克

服四剂。

按： 以上两例流火即下肢丹毒。中医诊为湿热毒下注腿足，致使腿足红肿灼热疼痛，亦属热痹之类。主要采用泻热利湿解毒佐以通络消肿法治疗，湿热下行，炎肿消退，疗效显著。

颐项肿痛（腮腺炎）（一）

吴某，男，27 岁，工人，1964 年 5 月 20 日初诊。

体温 39.2℃，风痰时毒蕴于阳明结于两颐，表寒高热，颐项肿痛甚剧，颊车开合不利，舌黄糙，脉弦数。症势不轻，有壅闭之险，仿普济消毒饮加减处方。

薄荷 3 克　炒牛蒡子 9 克　防风 2.4 克　连翘 12 克

毛柴胡 2.4 克　紫荆皮 9 克　板蓝根 12 克　浙贝母 9 克

炒黄芩 3.6 克　元参 9 克　牡丹皮 4.5 克　白僵蚕 6 克

桔梗 4.5 克

服三剂。

外用药：金黄散 30 克以醋拌敷患处，一天数次。

5 月 23 日二诊：发热已退，颐项漫肿未消，患处表皮泛赤，尿少，大便秘，舌黄燥前赤。风热时毒相互蕴结，仍以前法加以通腑，俾热毒得从下泻则轻。

薄荷 3 克　炒牛蒡子 9 克　甘菊 6 克　元参 12 克

牡丹皮 6 克　紫荆皮 9 克　浙贝母 9 克　川连 1.2 克

桔梗 4.5 克　赤芍 9 克　连翘 1.2 克　板蓝根 9 克

玄明粉 12 克（分两次冲药服，如峻泻即除）

服三剂。因病重恐药力不胜，嘱三剂分两日服下，上、下午晚间各服一次。

外用药：金黄散 30 克，浓茶拌敷，一天数次。

5月25日三诊：进辛凉消散佐以通腑之剂，便解已通，热从下泻，颐项漫肿消退大半，口能张开，药已获效，原法处方。

薄荷 2.4 克　炒牛蒡子 6 克　元参 9 克　牡丹皮 4.5 克

桔梗 4.5 克　浙贝母 9 克　连翘 12 克　川连 1.2 克

金银花 9 克　板蓝根 9 克　蒲公英 9 克　瓜蒌仁 9 克（杵）

服三剂。

5月30日四诊：颐项漫肿消退，舌燥转润有津，口能张大，食纳增进，二便通调，炎症渐消，再以原法续治。

元参 9 克　牡丹皮 4.5 克　甘菊 9 克　浙贝母 9 克

连翘 9 克　蒲公英 9 克　桔梗 4.5 克　生甘草 2.4 克

车前子 6 克　马勃 2.4 克　茯苓 9 克　刺蒺藜 6 克

服三剂。

6月2日五诊：颐顶漫肿完全消退，舌苔色正，纳食如常，温毒已从外泄，症愈。为巩固疗效，易以养阴清热和胃之剂处方。

南沙参 9 克　白芍 6 克　浙贝母 9 克　杭菊 9 克

牡丹皮 4.5 克　金扁斛 9 克　女贞子 9 克　茯苓 9 克

生谷芽 9 克　生甘草 2.4 克　生冬瓜子 12 克

服四剂。

颐项肿痛（腮腺炎）（二）

周某，男，8 岁，1974 年 4 月 14 日初诊。

体温 38.8℃，两腮漫肿，嘴难张开，吞咽颊车及咽喉俱痛，肿处坚硬泛赤，怯寒发热，咳有痰声，舌燥口干喜饮，脉弦数。为温邪时毒袭于太阴、阳明二经，予以清热化痰、消肿解毒治，仿普济消毒饮加减处方。

薄荷 2.4 克　炒牛蒡子 6 克　炙僵蚕 4.5 克　桔梗 4.5 克

金银花 4.5 克　连翘 9 克　马勃 2.4 克　炒黄芩 2.4 克

元参 9 克　牡丹皮 3.6 克　浙贝母 6 克　生甘草 2.4 克

板蓝根 9 克

服二剂。

外用药：金黄散 60 克，以醋拌敷患处，一日数次。

4月16日二诊：体温 37.8℃，服上方两剂，两腮漫肿消软，嘴能张大，吞咽不痛，能食薄粥半碗。温毒未清，再以原法续进。

薄荷 2.4 克　炒牛蒡子 4.5 克　板蓝根 9 克　甘菊 4.5 克

元参 9 克　　牡丹皮 3.6 克　　炒黄芩 2.4 克　　白芷 2.4 克

浙贝母 6 克　　连翘 9 克　　桔梗 4.5 克　　炙僵蚕 4.5 克

生甘草 2.4 克

服三剂。外用药同上方续敷。

按：流行性腮腺炎为一种急性传染病，中医学称痄腮，为小儿常见病，成人间亦有之。本病为风痰时毒蕴结于肺胃二经，怯寒发热，两腮漫肿疼痛，颊车开合不利，吞咽则咽喉作痛，如不及时治疗，肿处亦有化脓外溃可能。治则以祛风化痰解毒法，常采用普济消毒饮处方，效果显著。

小儿腮腺炎病例，首诊服药两剂，炎肿大部分消退，症情好转，二诊进药三剂得以痊愈。成人腮腺炎病例，首诊发热 39.2℃，两腮炎肿甚剧，服药三剂，发热退清，炎肿逐步消退。在温毒清除，炎肿完全消退之后则不宜续进苦寒药味，例一末诊时改以轻清养阴和胃之剂，巩固疗效。

颈项肿硬

程某，女，4 岁，1963 年 6 月 19 日初诊。

风痰交结，右后颈肿硬甚剧，坚硬如石，表皮不红，动掉不便[①]，微有内热，拟化痰软坚消肿治。

炒当归 2.4 克　　白僵蚕 3 克　　法半夏 2.4 克　　茨菇片 4.5 克

柴胡 2.4 克　　连翘 6 克　　薄荷 2.4 克　　浙贝母 4.5 克

羌活 3.6 克

服四剂。

6 月 23 日二诊：服上方四剂，右后颈肿硬消软，动掉比较活络，重按有痛感，舌淡黄，风痰交结阻于经络，上方化痰软坚消肿治获效，守原法续治。

炒当归 2.4 克　　薄荷 1.8 克　　法半夏 2.4 克　　陈皮 2.4 克

羌活 3 克　　柴胡 2.4 克　　浙贝母 6 克　　连翘 6 克

茨菇片 4.5 克　　桔梗 3 克

服四剂。

按：患儿右侧后颈炎肿坚硬如石，按之则痛，左右转动不便，中医称为风痰入络，而非颈淋巴结肿，注射青霉素无效。小儿纯阳之体，用药不宜寒凉或辛温，《素问·至真要大论》云"坚者软之"，仿祛风通络、化痰软坚法治，连续两诊，服药八剂，颈项肿硬完全消退，症愈。

---

① 动掉不便：即转动掉头不便。

颈淋巴结肿硬

李某，女，51岁，1972年12月25日初诊。

左侧颌下淋巴结肿块如桃核大，坚硬不移，症起月余，曾多次注射青霉素无效，肿块难消，左右盼顾受牵掣，舌淡白，脉沉缓。情绪不舒，痰气郁结。以舒郁化痰、软坚消肿法治。

制香附9克　黄郁金6克　淡海藻9克　法半夏4.5克

生牡蛎12克　茨菇片9克　夏枯草12克　白僵蚕6克

连翘9克　柴胡3.6克　浙贝母9克　陈皮2.4克

服四剂。

12月29日二诊：上方服四剂，淋巴结硬块消软，左右顾盼亦灵活不受牵制，药能获效，原方稍予增减续治。

浙贝母改为川贝母粉4.5克（分吞），除连翘，加柴胡3.6克，桔梗3.6克，服五剂。

按：本例颈部颌下淋巴结肿硬，皮外不红不突起，注射青霉素无效，似非淋巴腺炎。根据症状属于阴证，与瘰疬相似，为痰气郁结所致，经采用化痰开郁软坚消肿法治，奏效甚速，门诊两次服药九剂得以消散。外用硇砂膏、阳和膏皆可外贴，辅助消散，因无售而未用。

时毒（遍体疱疹）

李某，女，40岁，染织工，1972年7月16日初诊。

体温38.4℃，发热数日不退，面目焮肿泛赤，目合不能睁开，面部及周体皮肤遍布疱疹如豌豆大小，呈灼伤状，舌中黄边赤，口干，脉弦数。某医院疑为"天花"，曾住传染科治疗一周，未效，患者自动出院。当此酷暑行令，时毒郁蒸，症情严重，亟予清热解毒法治。

薄荷2.4克　炒牛蒡子9克　野菊9克　小生地12克

紫花地丁12克　牡丹皮4.5克　紫荆皮9克　赤芍9克

炒黄芩4.5克　金银花12克　连翘12克　车前子6克

生甘草3克

服四剂（每日服二剂）。

7月19日二诊：体温37.6℃，两日内服完上方四剂，面部及两手臂红肿稍退，目珠仍赤紫，周体皮肤密布大个疱疹，灼热感，舌赤，口干。症情仍重，再予苦寒清热解毒治。

小生地 12 克　牡丹皮 6 克　野菊 9 克　金银花 9 克

紫花地丁 12 克　炒黄芩 4.5 克　赤芍 9 克　连翘 12 克

大青叶 9 克　车前子 6 克　紫荆皮 9 克　薄荷 2.4 克

生甘草 3 克

服四剂（每日服二剂）。

7 月 22 日三诊：体温 36.8℃，面部赤肿消退，目珠仍充血，目合能睁开，周体疱疹大部分结痂，两手掌脱皮，大便已通，尿仍黄浊，可进稀粥，病获好转，热毒未戢，续以清热解毒治。

元参 12 克　牡丹皮 6 克　川连 1.5 克　紫花地丁 12 克

野菊 9 克　连翘 12 克　赤芍 9 克　生山栀 9 克

夏枯草 12 克　车前子 6 克　生甘草 3 克　赤苓 12 克

金银花 9 克

服四剂（每剂煎三次服）。

7 月 26 日四诊：面目赤肿完全消退，目能睁大，眼结膜仍充血，疱疹全部结痂，舌绛唇赤。肝肺二经热毒未清，再以清解泻热治。

元参 12 克　牡丹皮 6 克　甘菊 6 克　桑叶 6 克

夏枯草 12 克　决明子 9 克　炒黄芩 4.5 克　赤芍 9 克

薄荷 2.4 克　紫花地丁 12 克　赤苓 12 克　车前子 6 克

生甘草 3 克

服五剂。

8 月 1 日五诊：迭服清热解毒之剂，症情渐次好转，疱疹已脱痂，尿不黄浊；唯眼结膜尚充血，舌红，口干。炎势未息，仍以清泻肝肺二经热毒治。

薄荷 2.4 克　元参 12 克　牡丹皮 4.5 克　夏枯草 12 克

甘菊 9 克　桑叶 6 克　赤芍 9 克　炒黄芩 4.5 克

谷精珠 9 克　决明子 9 克　龙胆草 4.5 克　野茯苓 9 克

服四剂。

按：酷暑季节，时毒蕴蒸，以致热毒交结，首先犯上，患者头面焮赤漫肿，发热，疼痛，两目合缝不能睁开，目珠赤紫，周体皮肤遍布疱疹，呈灼伤状，舌赤，口干，唇敝。热毒极盛，症情严重，须防热毒内陷剧变，经采用重剂苦寒清热解毒药物，热毒得以渐解，头面焮肿消退，目能睁开，全身疱疹结痂，唯目珠充血呈赤紫色难退，此肝火肺热未戢，经续予清泻肝肺二经热毒，同时外用消炎眼膏而消退，此时毒重症连诊五次获愈。此类热毒重症，犀角地黄汤为适应症，因药源缺，价高而未用，以一般药物同样治好重症，治病处方亦应注意节约。

湿毒漫肿

陈某，男，56 岁，船工，1964 年 6 月 17 日初诊。

主诉半月前在某医院手术割除头顶外部瘤肿，曾出血盈盂，创口未复，日前因恣饮啖食荤腥辛热食物，突然头面四肢漫肿，足胫肿处表皮破裂渗水，行走不便，全身皮肤焮赤泛紫，舌淡白，尿浑赤，脉弦。患者平时嗜饮，且水上操舟，风湿毒内侵日久，加之术中失血较多，复因过食腥发之物，致湿毒暴发，症情严重。拟清上解毒消肿法治。

薄荷 3.6 克　青防风 4.5 克　连翘 12 克　浙贝母 9 克

忍冬藤 12 克　牡丹皮 6 克　五加皮 12 克　海桐皮 9 克

炒川牛膝 9 克　蝉蜕 3.6 克　炒车前子 6 克　桑枝 9 克

茯苓皮 12 克

服三剂（两日服完）。

切忌食荤腥辛热刺激食物。

6 月 19 日二诊：服上方三剂，湿毒上从表解，下从尿泻，焮肿消退其半，药症适应，再以原法续治。

薄荷 3.6 克　防风 4.5 克　连翘 12 克　浙贝母 9 克

忍冬藤 12 克　五加皮 9 克　牡丹皮 4.5 克　蒲公英 12 克

赤芍 6 克　炒冬瓜皮 9 克　炒川牛膝 9 克　车前子 9 克

野苓皮 12 克

服四剂。

6 月 22 日三诊：周身漫肿渐消退，唯湿毒未清，肌肤作痒搔抓不休，右眼珠泛赤，舌黄滑，脉弦。湿热并重，再以清上祛湿解毒法治。

薄荷 2.4 克　野菊花 9 克　牡丹皮 4.5 克　金银花 12 克

紫花地丁 9 克　川连 1.5 克　赤芍 9 克　茯苓皮 12 克

车前子 9 克　地肤子 9 克　生薏苡仁 12 克　甘草节 2.4 克

服四剂。

6 月 26 日四诊：迭服祛湿解毒消肿之剂，周身及下肢漫肿完全消退，肌肤不作痒。但余毒尚有流窜经络，左手背焮肿未消，并有抽掣作痛，手指不能屈伸，微有内热（37.3℃），脉细弦，舌苔淡黄。势防肿处酿脓外溃，再以祛湿通络、解毒消肿法治。

生当归 4.5 克　秦艽 9 克　生桑枝 9 克　牡丹皮 6 克

天仙藤 12 克　忍冬藤 12 克　连翘 12 克　蒲公英 9 克

生薏苡仁 12 克　带皮苓 12 克　车前子 6 克　甘草节 2.4 克

陈赤小豆 12 克

服三剂。

6 月 28 日五诊：左手背焮肿消退大半，不感抽痛，手指尚难屈伸，经络余毒未清，舌黄腻。以利湿消肿通络续治。

归须 3 克　忍冬藤 12 克　牡丹皮 4.5 克　生薏苡仁 12 克

带皮苓 12 克　秦艽 9 克　生桑枝 9 克　伸筋草 9 克

络石藤 9 克　天仙藤 9 克　连翘 12 克　赤小豆 12 克

服四剂。

7 月 3 日六诊：左手背红肿已消，手指渐能屈伸，再予祛湿搜毒、活血舒筋治。

炒当归 6 克　川芎 4.5 克　炒白芍 9 克　续断 9 克

牡丹皮 4.5 克　海桐皮 9 克　生桑枝 9 克　生薏苡仁 12 克

活血藤 12 克　宣木瓜 4.5 克　伸筋草 9 克　带皮苓 12 克

服五剂。

按： 患者湿毒暴发，头面四肢漫肿，表皮呈紫褐色，症情严重。前两诊均采用祛风利湿、解毒消肿药物处方，使湿毒上从表解，下从尿泻，周体漫肿渐次消退。三诊因并发眼结膜炎，易以辛凉祛风解毒之剂；在全身症状改善之后，唯独手背红肿未消且手指伸屈不利，此因湿毒残留经络未清除之故，如续用辛凉药物，气血呆滞，红肿反而难消。最后两次处方以当归、川芎、桑枝、活血藤辛温祛瘀、通络利关节，则手背肿消，手指屈伸渐利。先后六次诊治，湿毒始除，焮肿消退。本例为罕见之湿毒暴发症，分析病因，乃平时嗜饮，内湿较甚，业水上操舟，风湿毒内侵久蕴，复因手术失血较多，体虚未复，由于肆意饮酒，过食腥发动风之物而致湿毒暴发，症情险恶，经过细心辨证施治得以痊愈。本例亦说明治病配合慎口实属重要。

湿疮病（足癣继发感染）（一）

孙某，男，11 岁，1973 年 7 月 20 日初诊。

早晚牧牛，湿毒入侵，因失治迁延年余，不获外泄，从而下注，两足胫及足底漫肿焮赤疼痛，足底已酿脓因皮厚未溃破，不能行动，两脚趾间糜烂渗黏水、瘙痒无休，从利湿解毒消肿处方。

小生地 12 克　牡丹皮 4.5 克　川牛膝 9 克　连翘 9 克

川萆薢 9 克　五加皮 9 克　炒黄柏 4.5 克　蒲公英 9 克

忍冬藤 9 克　车前子 4.5 克　生薏苡仁 9 克　土茯苓 12 克

服四剂（每剂煎三次服）。

外用药：

东丹 4.5 克　轻粉 2.4 克　枯矾 4.5 克　黄柏 6 克

煅石膏 9 克　滑石粉 6 克　冰片 1.5 克

一剂。诸药共研极细粉，敷于脚趾间，一日数次，以收水止痒。

7 月 24 日二诊：两足胫焮肿消退其半，足底酿脓未溃，脚趾间仍糜烂渗黏液，面黄肌瘦。湿毒深蕴日久难获速解，再守前法治。

小生地 9 克　牡丹皮 4.5 克　川牛膝 9 克　赤芍 9 克

连翘 9 克　蒲公英 9 克　川萆薢 9 克　黄柏 4.5 克

炒川连 1.2 克　生薏苡仁 12 克　木防己 6 克　车前子 4.5 克

野苓皮 9 克　炒冬瓜皮 9 克

服五剂。

7 月 28 日三诊：足跟及足底化脓，经薰洗后刺破排脓，炎肿全消，但左脚背又红肿，再予加重清热利湿解毒治。

小生地 6 克　牡丹皮 4.5 克　怀牛膝 9 克　忍冬藤 12 克

蒲公英 9 克　紫荆皮 9 克　炒川连 1.5 克　赤芍 9 克

连翘 9 克　紫花地丁 12 克　野菊 6 克　生薏苡仁 12 克

服三剂。

外用药：金黄散 60 克，鲜丝瓜叶汁拌匀，敷于脚背红肿处，一日数次。脚趾间仍敷原药粉。

8 月 1 日四诊：左脚背红肿消退，可以缓步，两脚趾间渗水作痒亦减轻，续予清热利湿解毒治。

小生地 9 克　牡丹皮 4.5 克　当归 6 克　川牛膝 9 克

川萆薢 9 克　忍冬藤 12 克　川连 1.5 克　黄柏 4.5 克

连翘 9 克　生薏苡仁 12 克　土茯苓 12 克　白鲜皮 9 克

服五剂。

8 月 5 日五诊：足底多次排脓后，足踝、足背焮肿全消，能缓步行走，脚趾间亦干燥不渗黏水不作痒，症渐向愈，续方巩固，忌食腥发刺激食物 2 个月。

炒当归 6 克　炒白芍 4.5 克　牡丹皮 4.5 克　忍冬藤 9 克

生甘草 2.4 克　生薏苡仁 12 克　川萆薢 9 克　茯苓 12 克

陈赤豆 12 克　川断 9 克　鸡血藤 9 克

服四剂。

按：患孩经常在田野牧牛，感受湿毒较重，两脚癣糜烂渗水，由于湿毒内蕴日久未获外泄从而下注，致使两足漫肿，脚癣继发感染，脚底及后跟焮肿化脓。治则应以利湿解毒消肿为主。脚趾间糜烂渗水外用枯矾、黄柏、东丹等数药研粉，敷脚趾患处以收水止痒杀菌。足背红肿处因未化脓则用金黄散、丝瓜叶汁拌敷，可使红肿消退。共门诊治疗五次获愈。

湿疮病（外耳湿疹继发感染）（二）

叶某，女，63 岁，1973 年 1 月 5 日初诊。

一周前两耳廓作痒起红疙瘩，抓破流黄水，连及面颊泛赤焮肿，两目难睁开，舌淡红，风热客于上焦，以清上消肿解毒治。

薄荷 2.4 克　炒牛蒡子 6 克　牡丹皮 4.5 克　小生地 9 克

蒲公英 9 克　野菊 6 克　连翘 9 克　夏枯草 12 克

桔梗 3.6 克　炒黄芩 4.5 克　紫荆皮 9 克　板蓝根 9 克

服三剂。

外用方：青蛤散 15 克，黄柏粉 6 克，枯矾 6 克，拌匀以麻油调敷外耳患处，一日数次。

1 月 8 日二诊：面部红肿消退大半，皮肤溃破处收水结痂，药已获效，以原方加减。

薄荷 2.4 克　刺蒺藜 9 克　板蓝根 9 克　蝉蜕 3 克

小生地 9 克　牡丹皮 4.5 克　金银花 12 克　夏枯草 12 克

赤芍 9 克　连翘 9 克　川连 1.2 克　生甘草 2.4 克

服四剂。

按：本例外耳湿疹继发感染，采用疏风清上解毒法治，服药七剂已愈。外用青蛤散、黄柏等药敷患处，可达解毒收水止痒之效。

湿疮病（急性湿疹）（三）

吴某，男，44 岁，职员，1967 年 5 月 6 日初诊。

湿毒久侵，周身遍发湿疹，瘙痒无休，表皮糜烂流黄水，舌腻，口干，尿黄浊。病经月余，西医诊断为急性湿疹。治未获效，湿毒久蕴化燥，拟清热利湿解毒法治。

小生地 12 克　牡丹皮 6 克　炒川连 1.5 克　地肤子 9 克

土茯苓 12 克　车前子 9 克　蒲公英 12 克　生薏苡仁 12 克

川草薢 9 克　金银花 12 克　白鲜皮 9 克　威灵仙 4.5 克

生甘草 2.4 克

服四剂。

外洗方：制苍术 24 克，苦参 18 克，金银花 24 克，威灵仙 15 克，蛇床子 12 克。每日用药一剂，熬汤倾盆内，乘热洗患处，每天洗两次，然后外擦药粉以收水止痒。

外用收水止痒方：轻粉 4.5 克，制石膏 12 克，焙黄柏 9 克，枯矾 9 克，冰片 1.5 克。上药研细粉拌匀，外擦患处。

5 月 9 日二诊：服苦燥利湿解毒之剂，症情稍轻，由于湿毒太重，糜烂性湿疹遍布周体，难以速愈，须耐性慎口服药治疗，仍守原法处方。

小生地 12 克　牡丹皮 6 克　炒川连 1.8 克　地肤子 9 克

土茯苓 15 克　车前子 9 克　紫花地丁 12 克　金银花 12 克

蒲公英 12 克　制苍术 9 克　甘草节 2.4 克　生薏苡仁 15 克

服六剂。

外用方同前。

5 月 15 日三诊：两诊服药十剂，糜烂性湿疹获愈大半，糜烂处已结痂，瘙痒减轻，但抓破仍有黏水渗出，此湿毒未清，仍以苦燥利湿解毒法续治。

制苍术 9 克　小生地 12 克　牡丹皮 4.5 克　金银花 12 克

炒川连 1.5 克　生薏苡仁 12 克　车前子 9 克　白鲜皮 9 克

生甘草 3 克　川萆薢 9 克　土茯苓 15 克　地肤子 9 克

服六剂。

外用药同前。

5 月 20 日四诊：湿疹渐愈，疮痕痂脱，嫩肉作痒，舌黄腻，口干。再予清热利湿解毒之剂。

小生地 12 克　牡丹皮 6 克　川连 1.5 克　炒黄柏 4.5 克

地肤子 9 克　土茯苓 12 克　车前子 6 克　生薏苡仁 15 克

蒲公英 12 克　金银花 12 克　忍冬藤 12 克　白鲜皮 9 克

生甘草 2.4 克　川萆薢 9 克

服六剂。

湿疮病（湿疹继发感染）（四）

曹某，女，21 岁，农民，1973 年 7 月 2 日初诊。

湿毒久蕴血液，上体皮肤，两乳下、腋窝及胸背部疮疹层叠，满布搔痕，抓破流脓液，内热（37.2℃），舌黄腻，口干，脉细数。此湿毒疮疹并发症，病累三年，业已贫血，形瘦面黄，予以清热利湿解毒治。

　　小生地 12 克　牡丹皮 4.5 克　地肤子 9 克　炒川连 1.2 克

　　金银花 12 克　川萆薢 9 克　土茯苓 12 克　车前子 6 克

　　生甘草 2.4 克　白鲜皮 9 克　紫花地丁 12 克　生薏苡仁 12 克

　　服四剂。

　　7 月 6 日二诊：症情改善，内热退，皮肤搔破处已结痂，抓痒减轻，药已获效，原方续服五剂。

　　7 月 9 日三诊：上体疮疹渐次收敛，腋窝、乳下破溃处痂愈，已无脓液，痛痒减轻，湿毒已获下渗，症渐向愈，再予清余毒、养血调脾胃合治。

　　南沙参 12 克　牡丹皮 4.5 克　生甘草 2.4 克　炒谷芽 12 克

　　焙鸡金 6 克　生薏苡仁 12 克　炒川连 1.2 克　忍冬藤 12 克

　　茯苓 12 克　车前子 6 克　绿豆 12 克

　　服六剂。

　　按：以上两例湿疹患者，均因湿毒内侵而泛发疮疹，瘙痒无休，抓破处糜烂渗水，例二湿疹渗脓液为伴感染之征。两例均舌质红、苔腻，口干，尿黄浊，湿毒久蕴化燥，治疗应以清热利湿解毒为主，使湿毒下渗。常用生地黄、牡丹皮、金银花、蒲公英、川连、紫花地丁以清热解毒；地肤子、车前子、萆薢、生薏苡仁、土茯苓以渗湿解毒。例一周体遍布湿疹，患处糜烂渗水较多，故加用外洗及外敷药，以达解毒收水止痒之效。治疗期间切忌腥发、辛辣酒类食物，以杜迁延难愈。

药物性皮炎

　　陈某，男，56 岁，农民，1970 年 4 月 20 日初诊。

　　一周前因头痛吞服"止痛片"，翌日面部红肿且逐渐加剧，延及上肢皮肤亦红肿起水疱，脱皮流水，日夜不得安眠，舌赤唇裂，心火旺盛，为火毒症状，亟以清热泻火解毒治。

　　元参 12 克　小生地 6 克　牡丹皮 6 克　连翘 9 克

　　川连 1.2 克　金银花 12 克　生甘草 2.4 克　紫草 9 克

　　赤芍 9 克　紫花地丁 12 克　车前子 4.5 克　茯神 9 克

　　大黄片 4.5 克（另包，泡水冲药服，便泻甚则除）

　　服四剂。

　　外用药：青蛤散 15 克，黄柏粉 9 克，拌匀外敷患处，以收水止痒。

　　4 月 24 日二诊：服上方四剂已见效，面部红肿渐退，水疱收敛且陆续脱皮，能安眠。再守原法处方。

鲜小生地 12 克　牡丹皮 4.5 克　金银花 9 克　野菊花 9 克

紫草 9 克　赤芍 9 克　生山栀 9 克　川连 1.2 克

生甘草 2.4 克　车前子 4.5 克　野茯神 9 克

服四剂。

4 月 28 日三诊：面部及上肢红肿完全消退，水疱收敛脱皮，食增，能安寐，症渐好转，仍以清热解毒巩固疗效。

小生地 9 克　牡丹皮 4.5 克　金银花 12 克　大青叶 9 克

赤芍 9 克　生山栀 9 克　生薏苡仁 12 克　生甘草 2.4 克

车前子 4.5 克

服四剂。

按：中医典籍虽无西药过敏之记载，但医理相通，患者服西药"止痛片"后发生过敏反应面部红肿起水疱，两上肢散在性脱皮流水，舌质红。《素问·至真要大论》云"诸痛痒疮皆属于心"，不外心火与血热交炽，相互蕴结，按辨证施治对症用药，以苦寒清热、泻火解毒处方。鲜小生地、元参、牡丹皮、赤芍等凉血清营；金银花、野菊、紫草、连翘、地丁、甘草、川连、山栀、苡仁、大青叶清热解毒；大黄、车前子通利二便，火毒从下而泻。连诊三次痊愈。

药物性口腔糜烂

方某，女，30 岁，干部，1970 年 10 月 14 日初诊。

日前患扁桃体炎，在某医院诊治，嘱服长效磺胺。服药后口腔炎赤逐渐加剧，上腭脱皮一大块，口腔连及牙龈溃烂，满布秽腐，肿痛不能进食，发热（38.5℃），诊为磺胺药过敏引起口腔剥脱性皮炎，治拟清泻胃热解毒。

薄荷 2.4 克　元参 9 克　小生地 12 克　牡丹皮 4.5 克

金银花 9 克　蒲公英 12 克　连翘 9 克　川连 1.2 克

生石膏 24 克（杵）　车前子 2.4 克　赤芍 9 克　野菊花 9 克

服三剂。

外用药：硼酸水漱口。喉症散 2 瓶，锡类散 4 支，拌匀，一日数次吹敷患处。

10 月 17 日二诊：口腔脱皮溃烂好转，发热减退（37.5℃），稍可进流质食物，药症适应，原方续服三剂，外用药同前。

10 月 20 日三诊：发热退清，口腔糜烂已结痂，秽腐已脱落，上腭脱皮开始新生，牙龈溃烂渐愈合，进食半流质已不疼痛，病渐向愈，嘱忌食香燥腥发刺激之物，续用硼酸水漱口。另用元参 9 克，金银花 9 克，牡丹皮 4.5 克，每日一剂，泡水代茶饮，连服五剂以肃余毒。

按：患者扁桃体炎，去某医院诊治时服长效磺胺过敏反应，口腔炎赤加剧，上腭脱皮、牙龈口腔糜烂，满布秽腐，发热（38.5℃），不能进食，症转严重。口腔属于肺胃，经采用寒凉重剂清泻肺胃，以降火解毒，并配合外用硼酸水漱口，以及锡类散、喉症散拌匀吹敷患处一日数次，治疗一周应手而愈。三诊改用元参、金银花、牡丹皮泡水代茶饮，以肃余毒，同时续用硼酸水漱口，加强口腔消毒去腐生新。

骨疽

姚某，女，16 岁，农民，1973 年 9 月 8 日初诊。

左腿腹股沟肿硬一大块，皮色不变，也不隆起，疼痛不能行动，历时两月经中西医治疗未效，形瘦面黄，舌淡白，脉濡细，证属气血瘀结（或有宿伤积瘀），骨疽阴证。拟温阳活血化瘀，仿阳和汤加减处方。

炒当归 9 克　熟地黄 12 克　白芥子 4.5 克　酒炒川牛膝 9 克

川芎 4.5 克　炮山甲 9 克　制乳香 4.5 克　制没药 4.5 克

炮姜炭 2.4 克　肉桂 1.8 克　鹿角片 9 克（先煎）　麻黄 1.5 克

服六剂（每剂煎三次服）。

鹿角胶缺，改用鹿角片代。

9 月 18 日二诊：上方服后有显著效果，共服九剂，腿肿硬消软，可行走，痛亦减轻，食纳增，原法处方。

炒当归 9 克　熟地黄 12 克　白芥子 4.5 克　酒炒川牛膝 9 克

制乳香 4.5 克　制没药 4.5 克　活血藤 12 克　麻黄 1.5 克

煨姜 1.8 克　陈皮 4.5 克　肉桂片 1.8 克　炒川断 9 克

鹿角片 9 克　生甘草 3 克

服六剂。

按：患者左腿腹股沟深处气血凝滞，结一甚大硬块，不红不肿，皮色不变而疼痛拒按，不能下地行动，历时两月余，经中西医治疗未效，贫血面容，舌苔淡白，脉濡细，属于骨疽重症。经采用阳和汤加味处方，温阳散寒活血通络，消散之功甚大，服药十余剂而愈。如辨证不明，妄用清热凉血药物则凝固愈甚，气血不能流通，症更难愈。阳和汤这张古方，对阴疽的治疗非常有效，但不适用于红肿的痈证，用则可致症情加重。

第五章

五官科疾病

角膜翳膜

徐某，男，55 岁，工人，1965 年 1 月 5 日初诊。

右眼球被机器碰伤出血甚多，住院治疗数月得愈，但瞳孔散大，角膜有翳膜遮盖，视近尚可，视远欠明，舌苔黄。五脏精华皆上注于目，目得血而能视。以养血明目退翳膜治。

当归 9 克　白芍 6 克　沙苑子 9 克　甘菊 4.5 克

牡丹皮 3 克　蝉蜕 3 克　桑叶 4.5 克　熟地黄 9 克

谷精珠 9 克　枸杞子 9 克　蒸山萸肉 9 克　五味子 2.4 克

服五剂。

1 月 9 日二诊：视力稍明，药症适应，原方续服五剂。

1 月 15 日三诊：右眼翳膜渐次退缩至边缘，巩膜尚有血丝，前两诊投以养血、补益肝肾、明目退翳膜药物尚能获效，再守原法续治。

蒸当归 9 克　白芍 6 克　大生地 9 克　牡丹皮 4.5 克

决明子 3 克　夜明砂 9 克　菊花 9 克　枸杞子 9 克

沙苑子 9 克　谷精珠 9 克　茯苓 9 克　夏枯草 9 克

桑椹 9 克

服七剂。

按：本例患者右眼珠外伤，出血过多，阴血损耗，瞳孔散大，角膜翳膜遮盖，视力欠明。目为肝窍，瞳仁属肾，大出血之后，肝肾并虚，精气无以收藏。五脏精华皆上注于目，目得血而能视，翳膜遮盖为肝肾经之水火并衰，此为内因之症（不宜外用药），治从养血明目退翳膜兼补肝肾自能获益。方中配伍的药物具有养血明目、益肝肾、收缩瞳孔、退翳膜的作用，门诊三次，服药十余剂效果尚显，停药后改服成药明目地黄丸一月，早晚各服9克以资巩固。

红眼睛（急性眼结膜炎）

吴某，女，31岁，工人，1960年1月11日初诊。

两目珠绯红，畏光，疼痛多泪，历时两旬，有长翳膜视物模糊感觉，舌边红，脉弦。此肝肺积热、虚火交并升腾于上，亟以清泻肝肺积热治。

蒸当归4.5克　小生地9克　牡丹皮4.5克　夏枯草6克

薄荷2.4克　桑叶6克　杭菊6克　炒川连1.2克

蝉蜕3.6克　密蒙花6克　赤芍9克　车前子2.4克

赤苓9克

服五剂。

1月19日二诊：目珠泛赤完全消退，也不作痛，原方续服三剂。

按：此风火眼实证，属肝肺两经积热上攻，采用清泻肝肺积热，疗效显著。

急性中耳炎

郭某，男，9岁，1975年12月3日初诊。

风热上扰，怯寒发热，体温38℃，头痛，左耳聤炎肿作痒，并有抽掣感，内应咽喉，外及腮腺俱痛，口难张大，舌苔黄，脉弦。症经多日，以疏风清热治。

薄荷3克　元参9克　牡丹皮4.5克　甘菊3克

连翘9克　桔梗4.5克　板蓝根9克　防风3克

炒牛蒡子6克　刺蒺藜9克　浙贝母6克　白芷3克

服三剂。

12月6日二诊：体温36.8℃，服上方后得汗，寒热除，耳聤炎肿掣痛减轻，口能张开，仍以疏风清热消肿治。

薄荷2.4克　元参9克　牡丹皮4.5克　桑叶4.5克

甘菊4.5克　连翘9克　桔梗4.5克　炒夏枯草9克

浙贝母6克　苦丁茶4.5克　蝉蜕3克　生甘草2.4克

服三剂。

按：中耳炎一症，中医学称耳脓或耳疡，属于风热引起。轻则耳聤作痒炎肿，重则抽掣疼痛，内溃流脓液，妨碍听觉。本例采用清上疏风消肿法治，得免于化脓，门诊两次获愈。

唇疡（茧唇）

周某，男，26 岁，铁工，1976 年 8 月 6 日初诊。

近炉火工作，火毒熏蒸脾胃积热上攻，下唇焮肿泛赤时而疼痛，夜晚寒热交作已数日，舌黄燥，脉弦数，患处有酿脓外溃之势，此为茧唇。拟清热泻火解毒治。

薄荷 3 克　炒牛蒡子 9 克　元参 12 克　牡丹皮 4.5 克

桔梗 6 克　连翘 12 克　赤芍 9 克　紫花地丁 12 克

浙贝母 9 克　甘草节 2.4 克　半枝莲 9 克　野菊花 9 克

生石膏 15 克（杵）

服三剂。

外用药：金黄散 9 克，用浓茶拌调外敷。

3 月 9 日二诊：下唇红肿消退大半，痛亦减轻，脾胃火毒蕴结已从外泄，症情好转，原法续治。

小生地 12 克　元参 9 克　牡丹皮 6 克　紫花地丁 12 克

草河车 9 克　连翘 12 克　桔梗 6 克　赤芍 9 克

甘草节 3 克　浙贝母 9 克　野菊花 9 克　生石膏 15 克（杵）

服三剂。

3 月 13 日三诊：茧唇赤肿全部消失，不作痛，舌黄唇燥，再方以肃余毒。

元参 12 克　牡丹皮 6 克　赤芍 9 克　紫花地丁 12 克

草河车 9 克　杭菊 6 克　连翘 9 克　浙贝母 9 克

生甘草 2.4 克　炒黄芩 3.6 克　茯苓 12 克

服三剂。

按：茧唇证属脾胃积热，患者近火工作吸收火毒，与脾胃积热上攻下唇赤肿疼痛，寒热交作，名为茧唇。以清热泻火解毒之剂，连诊三次，肿消火降，加之外敷消肿清热药而获痊愈。

喉症（扁桃体周围炎并牙龈炎）

胡某，女，24 岁，农民，1975 年 12 月 4 日初诊。

体温 37.8℃，冬温外袭肺胃，初起怯寒发热不显，邪闭未从表解，致温从燥化，热毒愈盛，咽喉周围炎肿充血，延及牙龈内外化脓，口有秽臭，嘴难开合，妨碍吞咽，舌黄，唇燥，口干，症情不轻。最虑伤阴，化脓起腐，以辛凉解表、消肿利咽治。

薄荷 3 克　炒牛蒡子 9 克　桔梗 4.5 克　甘菊 9 克

板蓝根 9 克　蒲公英 12 克　山豆根 9 克　元参 12 克

牡丹皮 6 克　生石膏 15 克（打）　连翘 12 克　浙贝母 9 克

川连 1.2 克

服三剂（每剂煎三次服）。

外用药：珠黄散、锡类散各 2 支，喉症散一瓶，拌匀，频频吹患处。

忌食糖和辛燥刺激腥发之物。

12 月 6 日二诊：体温正常，咽喉周围红肿及牙龈内外炎肿化脓均见消退，口能张开，流质可以缓缓吞咽。肺胃积热得获下降，症势缓解，大便多日未通，亦属阳明腑实，再以原法加以通腑泻热，以期速效。

元参 12 克　牡丹皮 6 克　薄荷 2.4 克　金银花 9 克

桔梗 4.5 克　山豆根 9 克　生石膏 15 克（打）　连翘 12 克

川连 1.2 克　麦冬 9 克　浙贝母 9 克　生甘草 2.4 克

大黄片 4.5 克（另包，泡水饮，如便泻即除）

服四剂。

外用药照前。

按： 患者属于冬温症状，温邪内郁肺胃，未及时治疗致咽喉周围红肿，连及牙龈炎肿化脓，妨碍吞咽。按喉症治法，须辨明虚实，本例属于实证。初诊以辛凉解表消肿利咽，使热毒外泄，则炎消肿退不致酿脓起白膜。二诊体温正常，牙龈肿消痛止，症情得以好转；唯大便数日不解，亦阳明腑实之征，参以通腑泻热药味。连续门诊两次而愈。

急性扁桃体炎（一）

胡某，女，26 岁，农民，1968 年 11 月 22 日初诊。

体温 38℃，温邪入肺，肺热上蒸，扁桃体炎肿如杨梅，吞咽碍痛，声哑，口难张大，势防化脓，拟清热消肿解毒治。

薄荷 3 克　炒牛蒡子 9 克　桔梗 3.6 克　山豆根 9 克

射干 4.5 克　元参 12 克　牡丹皮 4.5 克　防风 2.4 克

炒川连 1.5 克　连翘 9 克　金银花 12 克　马勃 3 克

服四剂。

外用药：锡类散 2 支，喉症散一瓶，拌匀吹敷患处，一日数次。

11 月 26 日二诊：体温 37℃，扁桃体炎肿消退大半，吞咽不痛，声哑稍扬，但口仍难张大，肺火未戢，仍以原法清泻苦降治。

薄荷 2.4 克　炒牛蒡子 6 克　霜桑叶 9 克　甘菊 4.5 克
山豆根 9 克　射干 4.5 克　元参 12 克　牡丹皮 4.5 克
炒川连 1.2 克　连翘 9 克　麦冬 6 克　金银花 12 克
服四剂。

急性扁桃体炎（二）

刘某，女，23 岁，工人，1968 年 11 月 6 日初诊。

体温 37.8℃，温邪入肺，咳嗽不重而痰稠，咽喉炎赤，两侧扁桃体焮肿并有白腐两块如蚕豆大，吞咽碍痛，大便秘结，舌淡红，脉弦数。拟辛凉解表佐以甘寒养阴消肿合治。

薄荷 2.4 克　炒牛蒡子 4.5 克　桔梗 2.4 克　元参 12 克
牡丹皮 4.5 克　甘菊 9 克　桑叶 6 克　麦冬 9 克
连翘 9 克　炒黄芩 4.5 克　浙贝母 9 克　鲜芦根 12 克
马勃 2.4 克　生甘草 2.4 克
服三剂。

外用药：珠黄散、锡类散各 2 支，喉症散 1 瓶，各药拌匀吹敷患处，一日数次。

11 月 9 日二诊：发热已退，扁桃体亦消肿，白腐全部脱落，吞咽已不痛，症情减轻，大便尚未通。守原法处方。

元参 12 克　牡丹皮 4.5 克　桔梗 2.4 克　金银花 12 克
麦冬 9 克　桑叶 6 克　马勃 2.4 克　生山栀 9 克
炒川连 1.2 克　鲜芦根 12 克　全瓜蒌 9 克（杆）　浙贝母 9 克
生甘草 2.4 克
服三剂。

按：以上两例急性扁桃体炎，由于冬温犯肺，肺热上蒸，热毒上攻咽喉引起扁桃体红肿，发热，吞咽碍痛，口难张大，炎势甚重，例二扁桃体已化脓。采用辛凉解表佐以甘寒养阴解毒法治，方中药物薄荷、牛蒡、防风、山豆根、射干、马勃、知母、甘菊、桑叶、金银花、桔梗、连翘等具有清热散结、消肿利咽解毒之效；黄芩、黄连苦降泻心肺二经之火；元参、牡丹皮、石膏、芦根、麦冬养阴生津、清泻肺胃热毒，促使白腐脱落，有利于表皮新生；瓜蒌、大黄通腑气、泻阳明之实热。病变虽在咽喉局部，治疗需从整体出发始能获效。外用珠黄散、锡类散、喉症散，可加强局部消炎，去腐生新。

牙痛（一）

吴某，男，50 岁，工人，1969 年 1 月 17 日初诊。

胃火上攻，牙龈肿痛，偏右头经抽掣不能安睡。舌苔黄燥，脉细弦。以清泻消肿定痛治。

元参 9 克　牡丹皮 4.5 克　川连 1.2 克　甘菊 6 克

薄荷 2.4 克　谷精珠 9 克　生石膏 15 克（杵）　夏枯草 9 克

连翘 9 克　炒山栀 9 克　茯神 9 克

服三剂。

1 月 20 日二诊：牙龈炎肿作痛减轻大半，头痛如箍，此风热胃火未清，仍以原法续治。

元参 12 克　牡丹皮 4.5 克　甘菊 6 克　白芍 6 克

生石膏 18 克（杵）　薄荷 2.4 克　连翘 9 克　夏枯草 12 克

川连 1.2 克　桔梗 2.4 克　炒山栀 9 克　浙贝母 9 克

服三剂。

1 月 23 日三诊：右头掣痛已愈，牙龈肿痛亦消失，舌仍干燥，可以安睡，再方续予甘寒清泻脾胃。

小生地 12 克　牡丹皮 4.5 克　甘菊 9 克　白芍 6 克

炙升麻 2.4 克　炒山栀 9 克　浙贝母 9 克　连翘 9 克

生石膏 15 克（杵）　谷精珠 9 克　夏枯草 12 克

服四剂。

按：牙龈属胃，患者胃火上攻，致牙龈肿痛。治疗原则主以清泻脾胃瘀热、消肿定痛。方中药物配伍：元参、丹皮、石膏、生地滋阴降火、泻脾胃瘀热；黄连、甘菊、谷精珠、山栀、薄荷、连翘、夏枯草、贝母、桔梗清上焦风热，消牙龈炎肿，肿能消则牙痛、头痛可止；白芍、茯神敛阴安神。牙痛虽属局部疾患，治疗仍须从整体施治，本例治疗三次获愈。

牙痛（二）

周某，男，46 岁，工人，1967 年 4 月 24 日初诊。

肾阴素亏，温气上蒸，胃火内炽，牙痛牵及头颠，舌黄唇赤，脉细数，仿玉女煎加味处方。

大熟地 12 克　牡丹皮 4.5 克　杭菊 6 克　麦冬 9 克

川知母 4.5 克　怀牛膝 9 克　生石膏 15 克（杵）　生甘草 2.4 克

茯苓9克　钩藤12克（后下）　女贞子9克

服五剂。

按： 患者肾阴亏虚，以温气胃热交蒸引起牙痛，牵及头颠亦痛，治则采用滋阴清泻胃热定痛法，仿玉女煎加味处方，疗效甚著，服五剂而愈。故治疗牙痛亦须辨明虚实，因症用药。

口腔炎

黄某，男，14天，1968年11月14日初诊。

出生十四天，胎火炽盛，口腔炎赤，吮乳疼痛，上腭及舌密布小溃疡，舌质紫瘀，症情颇重，以凉血清热治。

元参4.5克　小生地6克　牡丹皮1.8克　金银花4.5克

人中黄2.4克　川连0.6克　莲子心2.4克　干芦根4.5克

服二剂（频频喂服）。

外用药：锡类散2支，吹敷患处，一日数次。

按： 新生儿不宜多服药，上方服二剂，炎症减退，能吮乳，即停内服药，续用锡类散外敷自可愈。

鼻衄

毕某，女，18岁，职工，1970年8月23日初诊。

秋燥迫肺，肺火上蒸，连续多次流鼻血，舌干，唇赤，脉弦。以甘寒清泻上焦治。

元参9克　牡丹皮3.6克　炒山栀9克　甘菊9克

仙鹤草9克　桑叶6克　白芍4.5克　炒黄芩2.4克

连翘9克　怀牛膝6克　钩藤9克（后下）　带心麦冬9克

车前子4.5克

服四剂。

8月29日二诊：鼻衄已止，头昏，咽喉干燥，再以清肺平肝泻火续治。

北沙参9克　小生地12克　牡丹皮3.6克　炒山栀9克

白芍4.5克　钩藤9克（后下）　麦冬9克　怀牛膝6克

女贞子9克　茯苓9克　珍珠母15克（先煎）　甘菊6克

服四剂。

按： 鼻衄常由于肺热上蒸引起，治则清泻肺热为主配合止血药物。首诊服药四剂鼻衄即止，二诊续予清肺泻火佐以平肝药物，头昏自可愈。

慢性咽炎（一）

许某，男，30 岁，教师，1970 年 9 月 11 日初诊。

肺肾阴虚之体，咳不重而呼吸道常有稠痰，胸透两肺清晰无殊。肾脉循咽喉，肾虚而致咽喉经常炎赤干燥欠润。眠食正常，但精神疲倦不耐烦劳。舌中黄边红，脉细弱。肾虚真阴不足，津液无以上供，慢性咽炎症。从甘润养阴、生津化痰法处方。

北沙参 9 克　元参 9 克　牡丹皮 4.5 克　女贞子 9 克

杭菊 9 克　川贝母粉 4.5 克（分吞）　甜杏 9 克（杵）　天冬 4.5 克

麦冬 4.5 克　地骨皮 9 克　莲子心 4.5 克　桔梗 4.2 克

茯苓 9 克　胖大海 2 个

服七剂（缓火煎，每剂煎三次服）。

9 月 18 日二诊：服上方七剂后喉头较润，痰少且痰质转清，咽炎减轻，宗原法清养肺肾二阴，俾进一步获效。

北沙参 9 克　生地黄 12 克　牡丹皮 4.5 克　杭菊 9 克

天麦冬 9 克　莲子心 6 克　马兜铃 4.5 克　川贝母粉 4.5 克（分吞）

白芍 6 克　茯苓 12 克　胖大海 2 个　鲜枇杷叶（去毛）2 片

金扁斛 9 克

服十剂。

服十剂后改服养肺滋肾丸一个月，每日早晚各服 9 克，以淡盐水吞服。平时忌食辛燥刺激、烟酒等物。

慢性咽炎（二）

赵某，男，40 岁，干部，1971 年 4 月 8 日初诊。

平时咽喉干燥欠润，多讲话则音嘶，头晕睡眠梦扰，舌质淡红，脉细，此体虚肾阴不足，虚火上泛，为慢性咽炎症。治难速愈，以养阴清润之剂处方。

元参 12 克　牡丹皮 6 克　杭菊 9 克　麦冬 9 克

桔梗 4.5 克　霍山石斛 9 克　远志 6 克　白芍 6 克

冬瓜子 12 克　莲子心 4.5 克　朱茯神 9 克　雪梨膏 30 克（分三次冲药服）

服十剂（每剂缓火煎三次服）。

4 月 21 日二诊：上方药症适应，睡眠能安，津生喉润，症获好转，仍以滋补肾阴、清润生津法续进。

北沙参 9 克　大生地 9 克　牡丹皮 6 克　杭菊 9 克

桔梗 4.5 克　白芍 6 克　莲子心 6 克　霍山石斛 9 克

远志 6 克　朱茯神 9 克　川知母 4.5 克　西青果 9 克

雪梨膏 30 克（分三次冲药服）

服十剂（缓火煎三次服）。

停药后改服养肺滋肾丸一个月，每日早晚各 9 克，以淡盐水吞服。平时忌食辛燥刺激、烟酒等物。

按：慢性咽炎，临床表现为咽喉炎赤、干燥欠润。本病的产生有多方面的因素，如先天不足、纵欲肾亏、嗜烟酒辛热刺激等物，或咽喉部、呼吸道等急性疾患后导致本病，患者恒以男性青壮年居多，证属虚而非实，治疗难获速效。本病属于内科范畴，从病理上而言，肾脉循咽喉，喉头即肺系，不外肺肾虚，虚火炎上，真阴不足，津少上供，肺津难以输布。

以上两例慢性咽炎，症情稍有不同。例一呼吸道常有稠痰，而睡眠正常，治疗采用滋养肾阴、清肺祛痰。肺乃水之上源，使肾水充盈，津液得以上济，则咽喉得润，炎症自能消失。例二伴有头晕、睡眠梦扰，亦为肾水不足，虚火有余，心肾失交，津液难以上供，是以咽喉经常炎赤干燥，用药必须从整体出发，以滋肾养阴、清润生津并予养心安神合治，务使肾水得养，使之阴平阳秘，水升火降则神宁喉润。两例均治疗两次而获愈，为巩固疗效，停药后以成药养肺滋肾丸服一月。

缅怀我们的爸爸

方瑞英　方元勋　方瑾英

（此文原载于《黄山日报》天都周末 2004 年 3 月 6 日第 7590 期）

　　今年 3 月 9 日是爸爸百岁诞辰。爸爸生前是黄山市中医医院的一名资深的中医师。1979 年 9 月 9 日，一个令我们心碎的日子，就在这一天，亲爱的爸爸永远离开了我们。爸爸是 76 岁时走的，走得太突然，太让人感到意外，以至于许多从四邻八乡赶来请爸爸看病的群众竟失声痛哭。

　　"方咏涛真是一个好人，一个好医生。"尽管爸爸离开我们 25 年了，可每当我们听到人们对爸爸的评价时，心里除了欣慰外，更增加了我们对爸爸的怀念。

　　爸爸毕生以治病救人为己任，在从医的五十余年里一直把"仁心为上，术业求精"当作行医的准则。爸爸是从农村来的，农民的生活状况爸爸是非常清楚的，多数农民因为家庭贫困而看不起病，病很重实在拖不起了才来找医生。因此，爸爸总是千方百计替病人着想，本着少花钱治好病的原则，在用药上精打细算。开了药方还非常仔细地告诉病人如何煎服，如何在保证药效的情况下省钱。三年困难时期，有些病人看完病取完药后就身无分文了，爸爸就把病人带到家中，亲自熬粥给他们吃。

　　爸爸成名后，找他看病的人更多了，常常上午挂的号中午还看不完，爸爸总会宽慰病人："放心，我就是不吃饭也要把你们的病看好。"往往有些远途而来的病人看完病不能赶回去，爸爸就带着他们到街上找费用便宜而且安全的旅馆。对于当日诊疗的危重病人，凡是住在城区的，爸爸都要在夜晚进行随访，观察病情，给病家交待注意事项。几十年来爸爸一直都在坚持着这样做。

"文革"期间，爸爸所在的中医院在 1967 年被迫停诊，可病人要看病呀！情急之下，爸爸把家当作了诊所，从挂号到诊断都由他一人承担。找来一本本子把病人的姓名、住址以及收取的挂号费、诊金一一详细记载下来，在动乱的日子里，爸爸用他博大的仁爱之心和精湛的医术救治了数百位患者。几个月后，医院恢复了门诊，当爸爸将整洁的登记本以及分文不少的诊金与挂号费交给医院的领导时，在场的人无不感叹不已。

爸爸一生以医为业，刻苦钻研，不断总结临床经验，使新安医学得以继承发展，是他最大的愿望与追求。"十年动乱"时期，外面乱哄哄，吵翻天，爸爸却心静如水，每天夜里认真细致地钻研借来的新安名医《王仲奇医案》以及经典中医著作，从中汲取养分。在此期间，他精选出自己行医数十年里的二百余例特效医案，并逐一进行了总结。1976 年，凝聚着爸爸心血的近 20 万字的《方咏涛医案》一书在内部印发。晚年的爸爸并未停止学习和追求，他仍手不释卷，由他精心记录下来的特效医案验方至其临终前已达数十册。另外，高等院校《中医妇科学》教材收录了爸爸的医案，这些宝贵的医学遗产不知惠及了多少人！在爸爸的医案中有一个产后催乳验方，我们将其研发为中药新药，命名为"麦当乳通"。2002 年这个药由浙江亚东制药有限公司生产，2003 年被列入"国家重点新产品计划"，即将获得国家专利证书。假如爸爸在天之灵有知，该多高兴呀！

爸爸的医案中还有这样一个案例，一位三十余岁的农村妇女妊娠合并肝癌，曾在某医院住院诊治，未果，家属将病情危重的产妇抬到了爸爸这儿诊治。爸爸从内外环境分析入手，综合考虑时令季节与致病因素等外因与病人体质、病程长短等内因进行辨证施治。病人连续四诊服药三十余剂之后，黄疸减退，肝肿胀减轻，五诊前日顺利产下一女婴。第十诊时，病人已能步行数十里山路来医院门诊。经过连续三个多月的治疗，病人服药百余剂，"不治之症"痊愈。病人愈后又生下了一个健康的男孩。之后爸爸对病人进行了十余年的随访，病人最终恢复了健康，并且可以参加农业生产劳动。

爸爸学医是师从叔父——歙县名医方乾九老先生，师恩深似海，爸爸永远都不会忘记，经常去看望老师已成为爸爸生活中的一部分。为了不耽误工作，爸爸总在下班后骑着自行车到篁墩，然后再走十几里的夜路到老家忠堂村看望叔父，第二天清早，又匆匆赶回单位上班。

爸爸不仅尊师而且十分爱徒，他对从医学徒除了不遗余力热心指导外，平时严格要求，就连细节也不放松，他从不许学生抄处方字迹潦草，决不允许学生接受病人所递的香烟及其他物品。

爸爸对我们影响最大的是他的高尚品德，他爱党爱国，为人正直善良，工作认真负责，学习勤奋刻苦。作为农工民主党员，他在各个时期都始终与中国共产党肝胆相照。在单位他曾连年被评为先进工作者，他还是多届的市、县人大代表。作为一位名医、一位社会名流，他从来不甩派头、摆架子，而是平易近人，乐于助人，因而深受群众的尊敬与爱戴。

爸爸出殡那天，我们特意护送灵柩经过爸爸所工作的医院，让他再看一眼自己热爱的岗位，自己熟悉的同事。不少同事和患者倚立在医院门前依依惜别，难舍难分，此情此景让我们终生难忘。在爸爸百年诞辰之际，我们这些做子女的不仅仅只是用这些文字来纪念爸爸，更重要的是要用爸爸的精神、品行来激励我们去做个正直、善良的人，充满爱心的人，一个对社会有益的人。

爸爸，您说对吗？

烽火中的良医

方瑞英

（此文原载于 2005 年 8 月 15 日《黄山日报》）

忆抗日战争年代敌机不断空袭屯溪，我的父亲——方咏涛奋不顾身，以治病救人为己任。

战争，意味着血与火，意味着恐怖与死亡。一段岁月，波澜壮阔，刻骨铭心。一种精神，穿越历史，辉映未来。68 年前，日本"七七"事变后开始全面、大规模地侵略中国，从此点燃了全民族抗日战争的烈火。当时，贫穷落后的中国，要战胜武装精悍、不可一世的日本，需要全国人民同仇敌忾，共赴国难。一种强大的爱国主义激情，把四万万五千万同胞凝聚了起来，大家万众一心，形成了极强的向心力，在中国共产党建立的抗日民族统一战线下，中国实现了空前的团结，汇成了浩浩荡荡的抗日洪流。

在前方，爱国男女浴血疆场，中华大地到处是杀敌的战场。

在后方，各界民众也在用激情、热血来表达着他们抗日的决心，以不同方式支持前方的战士。正是这种伟大不屈的民族精神，激励着中国人民克服了武器装备等物资方面的劣势，团结一致，抗战到底，粉碎了日本帝国主义妄图三个月灭华的梦想。终于在 1945 年 9 月 2 日举行的日本无条件投降签字仪式上签下了字。这就是日本侵略历史的铁证。

今年 9 月 2 日是抗日战争胜利 60 周年纪念日，回顾历史，令人难忘。我是在屯溪长大的，在抗日战争的年代正值上小学和初中阶段。屯溪这个山城是抗战的后方，当时日本侵略军没敢踏进皖南山区，一是因为这里有新四军带领群众抗日，力量强大；二是地处深山密林，日本鬼子怕困死在这里。所以，屯溪没有沦陷，而成为敌后根据地，当时沪、江、浙一带敌占区的机关纷纷转移到屯溪，老百姓也纷纷来此避难。短时间内屯溪人口骤增，使这一寂静的小山城"热闹"起来，竟有"小上海"之称。记得在我们租住的柏树街一幢胡氏住宅中，就有来自上海、无锡、平湖等地逃难来的住户，楼上楼下住满了人，父亲的诊所就开设在一楼大厅内。

当时，敌后的屯溪由于人口繁杂，物资匮乏，生活条件十分艰苦。为了抗日救国，人人自觉地尽自己一份力支持前方抗战，我的父亲方咏涛是屯溪的一位名中医，在抗战的烽火中，他没有一天停诊，以治病救人为己任，为后方的医疗保健事业做出了贡献。当时日寇的飞机不断地轰炸屯溪，使百姓深受灾难，天天处在恐慌之中，逃避空袭是每家每户性命攸关的大事，家家都在附近的山边挖有一个防空洞，当空袭警报一响就躲进防空洞。后来，敌机空袭越来越频繁，学校不能正常开课，爸爸的诊所也不能正常开诊。

记得在我读高小阶段（1941—1942 年），就读的屯溪率口乡中心小学就是每天早上 6:30—8:30 上课，然后放学，学生随家长疏散到乡村逃避敌机空袭，下午 4:00—6:00 再到学校上课。父亲在此非常时期却没有停诊，他在对岸黄口村一户农家租了一间房子，作为白天的临时诊所。他每天早晨在市内柏树街的诊所诊治病人，大约要忙上两个多小时，在上午 9:00 匆匆忙忙赶到黄口村临时诊所时，那里已挤满了等候诊治的病人。他顾不上休息片刻就应诊，一直要忙到傍晚再回屯溪的诊所，又要应诊到晚上。他就是这样"避难"式巡回医疗，在危难时期使病人得到及时诊治，又安全地避免敌机白昼空袭造成人员的伤亡。

当时在屯溪，由于缺医少药，疾病滋生，如疟疾、血吸虫病、结核病、伤寒等感染性疾病流行，还有疥疮在人群中蔓延。而医疗条件又很差，那时屯溪的医疗机构只有一所屯溪市民医院（现黄山市人民医院前身）、一所教会诊所，还有几处私人诊所，父亲的诊所也是中医私人诊所之一。由于他的医术精湛又体恤病人，深受当地群众信赖，他在抗日战争艰苦岁月中，敌机不断轰炸的日子里，没有一天停诊，而且不论他在哪里应诊都挤满了待诊病人。

使我难忘的是爸爸忙于为乡亲治病，也顾不上自己家人。在 1941 年 5 月，妈妈由于天天逃避敌机空袭，当时身孕七个多月就早产了，妈妈带着早产儿（我的妹妹）和我避到老家歙县忠堂村去暂居。而爸爸为了病人需要，仍坚持一人在屯溪应诊。早产的妹妹出生后 40 天时，突发急病，高热，惊厥，呈角弓反张，病情十分危急，妈妈绝望地痛哭，我在旁痛心地望着病危的小妹，盼爸爸能回来救小妹。妈妈托人急告父亲，终于在深夜，盼到爸爸赶到老家。他说"可能太晚了，只能死马当活马医"，给妹妹喂服了一小杯中药羚羊角煎液。不久，竟奇迹般地药到病除，使惊厥平息而得救。在妹妹度过危险期的第二天，他提出了进一步治疗措施后，就匆忙回屯溪诊所去应诊了。妈妈和我都希望爸爸多留一时半刻，而爸爸说："屯溪还有更多、更严重的病人在等我，十万火急，我必须及时赶回。"看着父亲远去的背影，在我幼小的心灵里深深印下了爸爸是个好医生的形象。

在屯溪这一块小小后方，当时的国民政府却依然腐败，以各种手段欺压百姓，民不聊生。例如，以"抓壮丁"为名，敲诈勒索，使百姓怨声载道，就连我父亲这样一位治病救人的名医也不放过。有一天深夜，一群伪保甲长和狗腿子急速来敲打我家的门，家人闻声惊恐不已。敲开门后，这些家伙凶狠地说要抓方咏涛这个"壮丁"去当兵，并说你不去就出钱去买一名"壮丁"作顶替。父亲理直气壮地说："我白天都在诊所看病你们为何不来？而半夜却破门来抓我这个医生，我每天忙于治病救人，难道不是为抗战出力吗？我们可以找当局评理。"鉴于当时他们的上司们找爸爸看病的也不少，这伙人怕我父亲去告发，纠缠了很久，没有捞到"好处"，终于没趣地走了。在那国难当头的日子，竟有人以抗日为名，欺压百姓，幼年时目睹的这一切，在我心中留下深深的忿恨。

今年抗日战争胜利已经 60 周年，父亲逝世已 26 年了。但他不顾个人安危，冒着战火救死扶伤的高度责任感，令人深深缅怀。正是这种奋不顾身、不屈不挠的精神，使中华民族历经八年抗战，挫败了日本的疯狂侵略、屠杀和掠夺。我们经历了落后挨打的耻辱，我们更证明了中华儿女的顽强和抗争，印证了民族的生存勇气。今天触摸中国人民在日本侵略者面前受难、抗争与凯旋的历史痕迹，疼痛与胜利都将成为中华民族经久不忘的记忆。

献给母亲的爱——麦当乳通诞生 20 周年志

方元勋

（此文原载于《黄山日报》2021 年 7 月 26 日第 7 版）

"妈妈呀！妈妈，亲爱的妈妈！你用那甘甜的乳汁哺养我长大……"，一曲历久弥新的红歌，在中国共产党百年华诞之际，更是唱响神州大地，把中国共产党喻为母亲，把党的培养比作母亲乳汁的哺育，亲切、感人、真挚！今年 8 月 7 日是"麦当乳通颗粒"诞生 20 周年纪念日，正值第 30 次"世界母乳喂养周"（国际母乳喂养行动联盟 WABA 将每年 8 月 1—7 日确定为世界母乳喂养周）。几十年来，这个凝集着几代人心血的国药，造福了千千万万个家庭，承载着历史的使命。下面我将讲述它的创始人——一位光荣在党 50 年的老共产党员、药理学家，也是我的大姐，她与母乳的故事。

一、母乳的营养，母爱的伟大

十月怀胎，一朝分娩，历经阵痛，母亲瞩目的第一眼是孩子，孩子啼哭后的第一口是母乳。有道是"初乳贵如金"，母乳喂养的益处是不言而喻的。权威医学期刊《柳叶刀》2016 年发布母乳喂养系列报告，报告指出，母乳喂养可以促进婴儿成长发育，包括降低婴儿日后超重和肥胖的风险、改善早期肠道微生物菌群等好处。

母乳喂养还可以促进婴儿早期认知能力和非认知能力的发展，母乳中所含有的各种氨基酸对婴儿大脑发育、智商的提高和学习能力的提升都至关重要，母亲在哺乳过程中的声音、拥抱和肌肤的接触，也能刺激婴儿的大脑反射，促进婴儿早期智力发展、心理发育和外界适应能力的提高。此外，乳汁的成分会在一个相对较窄的范围内变动，适应婴儿各阶段的生长发育需求。美国公共卫生协会负责人乔治·本杰明接受媒体采访时表示："母乳喂养是提高母婴健康水平最划算的干预举措之一。"据《柳叶刀》报告，对母亲而言，母乳喂养可以预防乳腺癌，延长生育间隔，还可能预防卵巢癌和 II 型糖尿病。对于整个社会来说，不选择母乳喂养与社会整体智力水平的降低有关，带来的年均经济损失大约是全球生产总值的 0.5%。

二、儿童优先，母亲安全

1994 年 3 月，安徽省卫生厅部署旨在大力推进母乳喂养的爱婴医院创建工作，黄山市人民医院是全市省 15 家创建单位之一。年底检查验收，符合世界卫生组织、联合国儿童基金会的"儿童优先，母亲安全"标准的医院，将被授予卫生部、世界卫生组织、联合国儿童基金会"爱婴医院"称号。任务意义重大，时间紧迫，医院成立了以时任院党委书记、院长胡以棣为组长的创建领导小组，由我具体负责此项工作。

我们很快拟定了创建计划，按照世界卫生组织、联合国儿童基金会教材要求，儿科程士樟主任医师深入浅出、声情并茂地对全院千名员工分批次，进行了 3 小时的母乳喂养培训；妇产科、儿科员工进行 72 小时脱产培训、考试；在推行母乳喂养的硬件设施上，加大了投入力度；拟定了母婴同室、新生儿病房母乳喂养工作制度、规范操作流程；妇产科、儿科医护人员对住院产妇、乳母认真进行母乳喂养宣教，指导正确的哺乳技术……

但我在对产科推进母乳喂养工作的巡查中，发现常有产妇因产时、产后出血较多，或因脾胃虚弱，乳汁生化之源不足；乳脉不通，乳汁运行不畅，导致产妇缺乳、少乳甚或根本无乳。硬性规定不允许产妇给新生儿喂糖水或配方奶粉，或因新生儿自身原因不能及时吸吮，往往会造成孩子低血糖，甚或发生惊厥。如何改善产妇少乳的情况，明确其生理性、病理性原因？情急之下，我找到了从事药学教研的大姐方瑞英，她告诉我，父亲医案中有许多催乳验方，可以试用看看，起初选择几例少乳产妇服用，三五剂后均取得较好效果。于是大姐优化父亲催乳验方，暂命名为"催乳 1 号"，由医院制剂中心主任吴雪龙药师监制，在院内推广应用，获得成功。经过省级、国家级严格评审，我院于当年底被国家卫生部、世界卫生组织、联合国儿童基金会授予"爱婴医院"称号铜牌。

三、方咏涛——歙县忠堂小山村走出的一代名医

家父方咏涛（1903.3.9—1979.9.9），生前系黄山市中医医院中医内、妇科医师，是该院主要创始人之一。他出生于歙县忠堂（现属徽州区虹光村）这个小山村，1920—1927 年拜师我叔公方乾九学习中医，出师后在我叔公、堂伯方建

光（1956年奉调合肥，任安徽省立医院中医科主任、农工民主党安徽省副主委）的鼓励、帮扶下，于1933年来屯溪柏树街开设诊所，悬壶济世，由于他医德高尚，医术精湛，体恤病家疾苦，很快名闻皖浙赣毗邻城乡。抗战期间，屯溪尚未沦陷，沪、浙、苏敌占区机关、单位纷纷转移至屯溪，老百姓也来此避难，当时日寇飞机频频空袭山城，父亲以治病救人为己任，在黄口村开设临时诊所接诊病人，空袭后又回到柏树街医寓应诊，人们称赞方咏涛为"烽火中的良医"。1938年4月，一·二八淞沪抗战第十九路军爱国将领戴戟任皖南行署主任，团结开明绅士，积极发动民众，主张抗日，戴戟将军题书墨宝赠我父亲："咏涛同志：大道之行，天下为公。戴戟。"中华人民共和国成立后，父亲拥护中国共产党领导，爱国爱党，敬业爱岗，屡屡被评为市、县先进工作者，1967年夏天，"文革"期间，中医院停诊长达三四个月之久，父亲就在家接诊病人，挂号费、诊费一一登记在册，中医院复诊后，所收费用悉数交给医院，分毫不少，一时成为医院上下佳话。父亲在1949年后，一直被选为人民代表，历任屯溪市、休宁县人大常委会委员、农工民主党安徽省委候补委员、徽州地区中医药学会副理事长。在半世纪中医临床工作中，他勤于学习，善于钻研，积累了数十册临床验案，晚年抱病撰写完成近20万字的《方咏涛医案》，他的妇科验案被选入国家中医高校教材。在他的医案中记有多例产后各种病症，如产妇缺乳、少乳症，经辨证论治，催乳奏效验案，按现时真可称为"儿童优先，母亲安全"之诊疗典范。

四、"麦当乳通"颗粒，从名医验方到国家新药

1994年创建爱婴医院时，十分强调母乳喂养率，不仅不允许产科病房有各种配方奶粉，连院内"三产"小店及医院周边母婴店、药房也不许出售各种婴幼儿奶粉。但又确实有产妇缺乳、少乳的情况。因此，我大姐方瑞英在建议我院试用父亲的催乳验方的同时，又将各种催乳验方一一分析研究，开启了催乳中成药的研发。

方瑞英1948年高中毕业于屯溪隆阜女子中学，1949年秉承父训，考入浙江医学院药学系，1953年毕业后留校任教，退休前一直在校从事药学教育、科研工作，曾任浙江大学药学系主持工作的副主任、药理教研室主任、中国医学科学院浙江分院药物研究所所长、浙江药学会副理事长，《现代应用药学》杂志副主编。1995年后，方瑞英教授率领何俏军硕士生（现任浙江大学药学院教授、党委副书记）等人的科研团队，对催乳验方进行了现代化的药学分析研究，历经五载寒暑。麦当乳通原来的组方里有穿山甲，属于国家二级保护动物，不利于大规

模的产业化，需要进行调整，经过仔细的分析研究，考虑到穿山甲的通络下乳作用已有组方里的其他成分发挥相关作用，而产妇缺乳往往存在气血两虚的问题，组方的君药当归有补血的功能，所以增加了黄芪补气，使组方更加科学合理。

药效的研究：催乳的功效在实验动物上验证，甚为困难，方瑞英研发团队克服了种种困难，建立了大鼠缺乳模型，优化了大鼠泌乳量的检测方法，形成了乳鼠减重法，乳腺组织学检查，乳鼠发育里程检测，泌乳素的检测等一整套的药效学评价方法，为麦当乳通的研发提供了保障。

任何一款新药，要想上市，都要进行人体临床试验，而在此之前，必须在实验动物身上做安全性评价，猴子就是用来做安全性评价的主要实验动物之一。麦当乳通服用后，关乎母婴两代人的安全，对实验动物的要求就更为严格！猴子从出生到性成熟，一般需要 5 年，从怀孕到分娩还需约 5 个半月，通常情况下每胎 1 仔，幼猴生长缓慢，整个哺乳期就像个小挂件一样爬在母猴身上。为了动物实验的准确、无误，方瑞英率团队研究人员几度往返福州非人类灵长类实验动物基地，为实验猴喂饲研发药物，观察、记录哺乳猴的泌乳量，行经情况、乳猴的体格发育等，其个中甘苦显而易见。2000 年麦当乳通颗粒顺利通过国家新药评审，2001 年 8 月 7 日国家药品监督管理局颁发新药证书（国药证字乙 20010084），批准生产，2003 年列入国家重点新产品计划，2006 年 1 月获得国家知识产权局优秀专利证书（专利号 021106487），2020 年 7 月人民卫生出版社第 3 版《新编国家中成药》再次收录麦当乳通颗粒。

大姐方瑞英 1957 年加入中国共产党，1996 年建党 75 周年时，被评为"浙江省优秀共产党员"；2019 年新中国成立 70 华诞时，9 月 20 日《人民日报》新媒体平台《人民号》报道了方瑞英的事迹"从'小专家'到活字典'"；2021 年党的百年华诞前夕，方瑞英喜获"光荣在党 50 年"纪念章。今天当我们回顾麦当乳通颗粒从"新安名医验方"向"新安名药"转换的历程，更觉习近平总书记在南阳调研中医药发展时的指示无比正确！他指出：要做好守正创新、传承发展工作，积极推进中医药科研和创新，注重用现代科学解读中医药学原理，推动传统中医药和现代科学相结合、相促进，推动中西医药相互补充、协调发展，为人民群众提供更加优质的健康服务。

麦当乳通颗粒原由浙江省一家主要研发妇科中成药的企业生产，20 年来畅销全国，近些年来，该药已转由安庆某药厂生产，麦当乳通颗粒终于"回娘家"了！如今，一代名医故乡——忠堂村已是省级美丽乡村示范村，放眼百亩药园盛开的金银花，满满的文化自信油然而生。我们衷心祝愿有更多的中医药瑰宝，守正创新，传承发展，去粗取精，激浊扬清，在社会主义新时代焕发出更加璀璨的光彩！

在外公身边的日子

方向明

（此文原载于《黄山日报》2004 年 4 月 7 日第 7622 期第 3 版）

我的童年是在屯溪度过的。在外公外婆呵护下长大的我，有一个温馨的童年。

外公方咏涛是一位受人尊敬的名中医，因为他不仅医术高明，更是医德高尚。每天请外公看病的人很多，外公从来不能按时下班。我小时候常做的事，便是在外公下班的时候去医院接他。中医院的楼里其他诊室已很少有人了，只有外公还在为几个人看病。下班的时间早已过了，他仍是不慌不忙地诊脉搏、看苔色，仔仔细细地查问病情，并不厌其烦地关照病人怎样煎药、服药，以及饮食起居的注意事项，直到送走最后一个病人后，祖孙俩才牵着手回家。

上了中学及大学，寒暑假里回到屯溪，我还是常常去接外公，外公还是那样看病。那时我最喜欢做的是帮外公誊抄处方。长年累月的耳闻目睹，我已经熟悉了不少的药名和用量的写法，外公把处方写在病历里，我再抄写到处方笺上，外公过目后，签上名，再交给病人去买药。外公写的病历和处方，字迹整齐清晰，外公常说，医生的字要让人看得懂，绝不能潦草。每一天都是平平凡凡、普普通通，而几十年的沉淀，造就了一代名医的风范。外公注重写字，毛笔字是一定要练的，我从描红到临帖，当年写得愁眉苦脸，可后来听到别人称赞我的字写得好时，我无法不感激外公早年的教诲。外公自己也一直坚持练字，因而直到去世时，写字手都不抖。

从小在外公身边的熏陶，也决定了我后来对职业的选择和事业的追求。1977年恢复高考，我毫不犹豫地选择了医学院，再后来出国留学，从事生物基础理论的研究。获得博士学位后，我先后参与了数种基因治疗产品的研发，有的进入临床试验，有的已获药检部门批准成为第一代抗肿瘤的基因治疗药物。

家中的小院子里种过许多种花，红月季花是外公的最爱，一棵花朵大，但容易掉瓣，另一棵花朵小，却不易凋谢，外公常浇水、施肥、修枝，花儿总是开得很艳美茂盛。路过的行人，或挑水路过我家门口在石阶上歇脚的人，都会赞美一声。外公还有一小盆不知名的草，绿葱葱的，年复一年静静地待在月季花旁的石墩上，不那么起眼。外公去世后，那盆草竟枯死了，舅舅说，那草通人性，伴随外公而去了。

听京戏也是外公的爱好，外公有一架手摇留声机，还有几十张名家唱片，如梅兰芳、周信芳等。相对而言，外公比较喜欢老生唱段，记得常和外公在楼上的房间里，打开留声机，放上一张唱片，摇一阵把手，唱片转起来了，再把唱针轻轻地放在唱片的边缘，房间里就会响起一代名优的唱腔，外公会闭着眼睛，醉心欣赏，也会随着哼唱。当时，离家不远就是京剧院，在楼上的房间里就能听见剧院里传来的锣鼓声。有时外公会带我去剧院听戏，小时候的我听不懂演唱的是什么，只觉得花花绿绿的演出服很好看。也许是小时候不经意的熏陶，竟培养了些文艺细胞，从唱歌、跳舞到朗诵、话剧和节目主持，虽没有进入专业，倒也在业余舞台上着实过了些瘾。如今在美国，我还参加了当地华人的合唱团，在紧张的工作之余调谐生活。

我常想在外公身边的日子，似乎是那么平平常常，可在我心中的分量却那么重，岁月流逝了，儿时的记忆却没有淡忘。这个世界变了很多，我也走过了很多地方；物质的诱惑越来越大，商业的竞争愈演愈烈，人们越来越不容易把握自己，连治病救人这样崇高的事业，也蒙上了许多商业的色彩。外公若还在世，或许也会感到困惑。但我知道外公的爱心不会变，他还会用他那颗平常心去做他该做的事。不论放在什么地方、什么时代，外公的人格都是闪光的。

外公，我永远地怀念您，崇敬您。

忠堂村的老屋

韩加宁

（此文原载于《黄山日报》2015 年 10 月 14 日第 3 版）

（一）

在徽州区忠堂村，唯一能见到的这幢老屋，也已坍圮了一半，用竹子搭成的脚手架绕着外墙一圈，不是为了保护、修缮，只是怕老屋倒塌砸了行人。

老屋建于清代中期，位于村中心，坐东朝西。

这是一幢三开间的老屋。前两厅已经无法分辨出模样，只是一片废墟、一块宅基地而已。前厅地坪上找不见一块石板，只有坚硬的泥地。当然，我们还是能在这块地上看到半陷土中的几个石础。这些石础是用来撑白果柱子的，村里人叫它"白果厅"。

前两厅没了，最后一厅没有彻底倒下去。

光溜溜的三块茶园石搭建成的门框，左右上下空无一物，孤独而顽强地守护着诗书诵读之所。内厅两厢房板壁、窗棂自是破败、断裂可见的，硕大的黑魆魆的冬瓜梁把两侧的立柱抓着、拽着，一点不松。就这样，几根梁柱撑起了两层楼房。杉木制成的呈赭褐色的雕花窗格、门框、护栏，连同一根断了的枋梁，不失沉静中的苍凉之气。

虽是断壁残垣，可我总感觉到这儿有一种魂魄般的力量。

前厅地坪上栽种的南瓜，也在这废墟上长得蓬蓬勃勃。瓜叶碧绿，上面的绒毛细密如霜。叶片密密匝匝，层层叠叠，撑张开来，嫩嫩的南瓜藤头努力斜横地抬举着，已经靠着内、外厅分界的门楣上了，它还要向上走。黄黄的南瓜，涂抹着暖暖秋阳。几株柔弱的植物，竟令老屋生动起来。

（二）

屋有其主。老屋主人谁？

屋主方氏。不是一个人，而是一个家族。

出老屋大门往左向西不足十五米，有一座单间一楼两柱冲天式明代牌坊。坊为旌表明代进士方贵文。他是忠堂村第一位进士，中进士那年为明正统元年——1436 年。坊额镌刻"绣衣"二字。在明代，"绣衣"是监察御史的别称。

经"绣衣坊"下花岗岩石板道，缓步上坡。两山夹一坞。山，西东走向，不高。南山名"日头山"，北山称"来龙山"。

在这风水宝地处，有一明代民宅遗迹，断垣残壁，占地三四百平方米。这里就是老屋，方氏的祖辈方良曙居所。

方良曙的名望比他的前贤方贵文大，明嘉靖 32 年（1553 年）中进士，授南京刑部主事，历任湖广按察使、布政使，云南布政使，应天府尹等职。

据史载，方良曙于万历初任云南左布政使。其为人厚道严谨，施政宽仁，明察秋毫，凡职责内工作均能高效率完成。时遇战乱，其为朝廷军队提供后勤保障，从无拖延，为平定叛乱贡献颇著。

此外，方良曙与其同僚用历年库存余金，亲率夫役治理滇池水患，事毕，所剩工程款，锱铢归库。

方良曙为官清正，被称作"清白吏"。旌表方良曙的牌坊就在忠堂村北入口处。

（三）

还是回到那幢清代老屋吧。说说方良曙的后人。

先说生于 1876 年的方乾九。

乾九先生 20 岁时拜苏北名医苏成斋为师，24 岁返里应诊。擅治内科杂病，尤精调治肺痨咯血，人称"忠堂肺科"。长子方建光，14 岁随父习医，师满，考入杭州省立医专，23 岁返里行医。精治肺疾、胀，与其父同被称为"忠堂先生"。

方乾九父子及其传人长期在忠堂行医，名旺声扬。方圆数百里的百姓一遇疑难重病，便用竹床竹椅将病人抬至忠堂。白果厅往往挤满了病人。久而久之，当地遂形成一口头语"抬忠堂"。足见人们对"忠堂先生"仁术济世的笃信。

"忠堂先生"对于穷苦病人从不收受诊费，还垫资赠药。

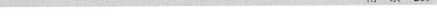

　　方乾九先生卒于 1961 年。

　　如果他多活上五六年，命运如何？我们只知道方建光在"文革"期间，被造反派从外地揪回了忠堂村。不要你望闻问切，只要你每天竹畚箕一个、钉耙一把，拾牲畜粪……

　　即使受尽凌辱，方建光还会避开造反派去为需要救治的病人诊疗。

　　再来说说方咏涛先生吧。他 20 岁时从二叔乾九先生学医，得其真传。由于天性聪颖又精于研修，终成名医。

　　他于 1932 年在屯溪开业应诊，擅内、妇、儿科。

　　抗日战争期间，在日寇飞机不断对屯溪狂轰滥炸的日子里，方咏涛的医寓没一天停诊，经他救治的难民无数，诊费全免并得其生活资助的患者，众。

　　"文革"期间，中医院停诊，病人怎么办？方咏涛只得在家诊治病人。方子开了一沓又一沓，病家姓名写了一行又一行，诊费收了一毛又一毛，及至中医院大门复开，方咏涛将数百名病人的挂号费、诊费分文不少地交给了单位。

　　造反派可以不顾病人，却不会漏掉你方咏涛。造反派五次三番地找到方家，威逼方咏涛揭发同事的"反动罪行"。方咏涛不为所动，始终就一句话：我只知道济世救人，不会暗箭伤人！

　　方良曙的后裔们的所作所为，给了我们什么样的启迪？老屋是否就是忠堂村的精神坐标？

　　其实，世上没有不老的人，没有不倒的屋，这些不可怕！可怕的是魂魄老去、倒掉。一个人、一个家族乃至一个国家是不能没有魂魄的。

　　善良、刚正、高贵、忠义、坚毅、守节……

　　这是方氏家族的魂魄、忠堂村的魂魄、徽州人的魂魄……

　　百年，千年，万年，不会倒！

仁医惠我一生

吴镇中（原空军某研究所总工程师、所长）
（此文原载于 2005 年 7 月 17 日《黄山日报》）

新安名医方咏涛老医师离开我们已经 26 年了，但其音容笑貌、待人的真诚和精湛的医术，从童年至今一直留在我的心中。回想起来，20 世纪 40 年代我在安徽屯溪度过的童年和少年时期，方医师给了我难以磨灭的深刻印象。

1941 年我 6 岁时，全家来到屯溪。父亲告诉我，1937 年（我 3 岁），在日本攻占南京前一个多月时，全家人随着逃难的人群仓促逃离南京，辗转到了歙县农村的亲戚家。抗战时期，逃难生活异常困苦。开始那两年多时间里，贫病交加，父亲没有工作，母亲病重身亡。那段时间在我的记忆里，母亲的身影非常模糊，只留下父亲的愁困不语；还有就是跟随引魂的纸幡去山脚墓地的凄苦和对亲人重病的恐惧。

到屯溪时，父亲有了工作，我也有了继母。租住的房子在柏树街东尽头外北侧的房子里，恰好离方医师在街东头临街所开设的诊所不远。对诊所的记忆，至今仍然清晰。诊所坐北朝南，门口挂着"方咏涛医寓"的铜牌，大门内是木质的影壁，紧接着是门廊、天井、大堂，东侧是前后厢房。大堂上临天井处，左侧是先生的诊桌，右侧是待客的方桌，后面的门通向房东和其他人家居住的内厅。那时家人有病都是去先生诊所看视求治的。细说起来，先生和我父亲同岁，和继母在徽州有着共同的亲戚，现在又是邻居，由此两家就多了一层亲近和关心。

那几年每次去先生诊所看病或是去探望时，总能见到天井里众多待诊的病人和陪护的亲属。还有躺着的重症病人，这往往是远乡用竹床或藤椅抬来的。病人虽多但先生的诊治非常从容，逐个把脉询问病情，开了药方之后，又细细嘱咐对病人饮食起居的禁忌和用药的注意事项，特别是病情变化的症状表现。候诊的病人都很耐心地等待着，因为谁都看得出先生诊治的认真细致和对病人的深切关心。父亲告诉我，先生从医多年，名声和威望很高。不单是医术精，所以四邻八乡来求治的人很多；还因为待人善，不论贫富一样细心诊治；尤其可贵的是对贫苦人群由衷的关怀，为了减轻他们的负担，在药方中尽量选用价格低廉却一样有效的药材入药，甚至不收他们的诊金。果然在诊所的墙上，只有排序的纸签而没有其他诊所常见的价目表，先生的仁心感人至深。

特别令我难以忘怀的，是那两年里先生对我和我父亲的诊治。

我 7 岁时得了一场大病。前面的情况都记不清了，只记得病了好多天，一天我在床上醒来时，听得先生对母亲说："好了，危险过去了，再调养几天，就会慢慢复元了。"我的姐姐跑来告诉我："前两天你总是发烧不退，迷迷糊糊的，什么东西都不吃，药都是硬灌进去的，方医生都到家里来看过你好几次了。"我知道先生帮我闯过了一关。

我 9 岁时，我父亲得了伤寒病，这是重症。父亲身体极度虚弱，在家卧床一个多月，几乎不治。那时我家已搬到靠近老大桥和天主堂的一条弄堂里，柏树和这里是屯溪市的东西两头，相距比较远。那一段时间里，先生每两三天里都要远道赶来诊视探望一次，斟酌再三才下笔开出药方。经过先生精心诊治，父亲终于病愈复元，父母亲从心底里感念先生。

我知道先生是非常忙碌的。诊所没有休息日，先生不仅天天在诊所诊治病人，下午往往还要按约去病家出诊。我从柏树小学转到镇上小学后，不论寒冬酷暑，在老街上、渡口边，多次见到先生匆匆步行而过的身影。不仅如此，先生自己有病时也依然坚持诊治病人。一次我去柏树诊所时，见到正上初中的表姐恰坐在诊桌旁，按先生的口述写出药方子，先生仔细看过又签名以后，才交给病人亲属。那是因为先生手部疾患无法握笔书写，才把正在上学的女儿叫回来帮他写方子。表姐大我五岁，当时见她的字写得特别好，又知道那么多药名，能写出药方，这使我非常佩服。先生待人谦和而治家严谨，表姐和表弟、表妹三人均先后从事医药工作且均事业有成。

我上完初中一年级时离开了屯溪，高中毕业后又参军进了军校，就很难有机会再见到先生了。然而先生的敬业精神，先生的为人品德，却时时启我心智，潜移默化之中，不断地影响着我、激励着我，并使我终生受益。先生的勤奋，诊治病人时的细心周密与深入思考，使我在军校时和在工作后，能够认真学习、刻苦钻研，能够较好地完成各项保障和科研的任务；先生的风范，在人际交往中的以诚待人、以善待人，使我在"十年动乱"迷人心性的环境里，以及后来担负一定的领导职务后，能保持平常的心态，以诚心和善意待人待事，对自己、对别人都没有留下些微的伤害和遗憾。

1975 年，我妻子和她的父亲在杭州，有幸见到了先生和表姐。把脉问病，她们同样感受到先生的热忱与仁心。先生平常事，受者感受深。

先生一生，医人无数，助人无数，良医治病救人，仁医启人良知，二者都能惠人一生。先生风范永存。

怀念我的舅舅

潘美英（上海交通大学教授）

2004 年 3 月 9 日

如果我的舅舅还健在，今年 3 月 9 日，是他 100 周岁生日。舅舅百岁诞辰之际，我特写下这篇短文，以示怀念。

25 年前的一个夏日，舅舅忙完了上午的工作，他告诉舅妈要小睡一会儿，然而他永远不会醒来了，他甚至还来不及吃舅妈做好的午饭，也来不及看完下午预约好的病人。他离去时已经 75 岁了，他也未来得及享受哪怕是一天清静悠闲的退休生活。

这种意外失去亲人的悲痛，一直萦绕在我的心头。几十年来，我那可敬可亲的舅舅—— 一代名医方咏涛的音容笑貌，经常浮现在我的脑海中，我总觉得他老人家未曾离开我们。

舅舅医术高明。他是一名行医 50 余年的老中医，不仅在屯溪市很有名气，而且名扬临近省份。舅舅对疑难杂症的诊治，常会收到意想不到的效果：他能使"晚期妊娠合并肝癌"（某医院诊断）病情危重的孕妇痊愈，健康产子，正常生活和劳动；又能使危在旦夕高烧不退的小儿转危为安……除此之外，舅舅还在诊病之余，勤奋钻研祖国的传统医学，著书立说几十万字，丰富中医中药医学宝库，以传后人。

舅舅医德高尚，他把治病救人作为终生的事业，心系病人，处处为病人着想。不管病人是干部还是普通的工人、农民，也不管是熟悉的还是素未谋面的，他都一视同仁，悉心诊治。特别是对那些家庭困难的病人，他尽量精打细算，开的药不仅效果好而且十分经济。舅舅对待病人，既热情又耐心，他会对家属和病人详细讲解病情，他总是不厌其烦地回答他们的问题。舅舅还会教他们如何煎服中药，并注意饮食调理。由于舅舅名气大，每天找他看病的人很多，中午常常顾不上吃饭，直到把已挂号的病人全部看完才告一段落。我还记得，小时候在舅舅家时，有时都快下午一点了，舅舅还未回来吃饭。饭菜早就凉了，于是舅妈就把饭菜热了又热。同时我不时走到家门口，向着小巷的尽头一遍又一遍张望，却总也看不到舅舅的身影。即使是节假日，舅舅也总是忙于诊病，无暇休息。因为常有病人上门求诊，家里就成了诊所。舅舅业余时间给人看病，是义务的，从不收诊费。有些病人痊愈后，为了感谢舅舅，便从乡间送来时令果蔬及土特产，以表谢意，舅舅都一一婉拒。实在推辞不掉，舅舅必定让舅妈回赠一些礼物，如布料、奶粉、饼干等实用物品。并嘱其以后不得再这样做。舅舅对于自己所带的徒弟，总是悉心指导，毫无保留地把技术传授给他们，但从不要求他们对自己回报什么。

舅舅从不以自己是名医自居，他也是一个普通人，是一位慈祥、善良、热心、富有爱心和同情心、受人尊敬的老人。小时候，我常随父亲和母亲到舅舅家做客。舅舅对小辈总是耐心教育，以理服人，我从未看到过舅舅责骂小辈。舅舅很关心我的学习和生活，一直资助我读书，直至我大学毕业。如果我身体偶有不适，他总会让我伸出舌头看舌苔，并给我搭脉搏，给我服一些对症的药，病总是好得很快。他经常和我父母拉家常，主动询问农事和收成，并总是聊起一些大家都熟悉和关心的人的健康状况。舅舅偶尔有空，也会带我到街上去逛逛，一路上总会碰到很多熟人（大多是病人和家属），他总是微笑着主动打招呼。事隔40多年，我的耳边仍好像听到大家同他打招呼："方先生（即方医师），上街呀！"

这就是一代名医方咏涛，他拥有精湛医术和高尚医德。他更是我的可亲可敬的舅舅，他的人格魅力一直感召着我，我从心底里深深感激和怀念他。他慈祥的面容、宽广的胸怀、高尚的人品，将永远铭刻在我的记忆里！我们是多么希望他能强健地活到科学家所说的人类生命的极限，让他的医术和人格照亮他所关爱的千千万万人的心。

方咏涛医师的医德医术

汪行之（已故黄山市中医医院中医师、著名书法家）

中医师方咏涛（1903—1979年），安徽歙县人，幼随其叔父方乾九医师习医，学成后在屯溪柏树悬壶行医。屯溪中医院成立后，笔者和他是同事，对他的医德医术以及应事接物各方面比较了解。兹将他的事迹分述如下。

一、高尚医德

作为一位人民医生，在党的卫生政策方针指导下，救死扶伤，发扬革命人道主义，为广大人民服务，是医务人员应尽的天职，医术固然重要，而医德尤应提倡。关于此点，方医师做得很好。他平日谦虚谨慎，待人和蔼，尤其关心病人，无微不至。除医院供应茶水外，每日上午开诊，他经常不受作息时间限制，特别是中午病员待诊，他看完工诊号才回家进午餐，这种"忘餐"精神，值得钦佩！晚上出诊，有请必到，真正做到对待病人，急病先看，不分亲疏，不分等级，官民就医，一视同仁，数十年如一日，真是难能可贵！

有一次榆村病人因高处跌仆导致小便点滴不通，慕名求治。他耐心说服病人，我是内科医生，不谙伤科医术。这充分说明他实事求是，对病人高度负责，使人更加敬仰。

二、医术高超

方医师行医五十余年，有深厚的群众基础，远近病人来屯医者络绎不绝，门庭若市。他擅长内、妇、儿科，对温病的诊治更有独到之处。他用中医四诊，八纲辨证，对症用药，随证治疗，药到病除，效如桴鼓。积数十年的临床经验，刊行《方咏涛医案》问世。

综上所述，方医师医德、医术，达到"两高"境界，久为大众所景仰。他对病情，细心观察，明确诊断，谓之"明医"可也。行医年久，医名大振，谓之

"名医"亦可也。他于 1979 年辞世，享年七十有六。我挽以联云：

　　望重医林，岂唯才德兼优，更有良方传后世。

　　年登寿域，讵料音容遽渺，频挥老泪哭先生。

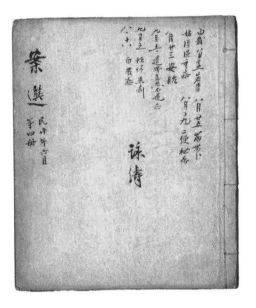
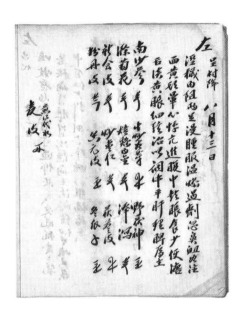
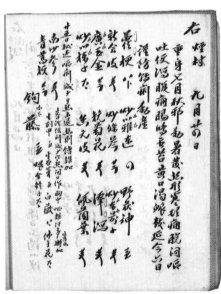
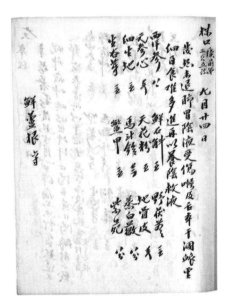

方咏涛毛笔处方

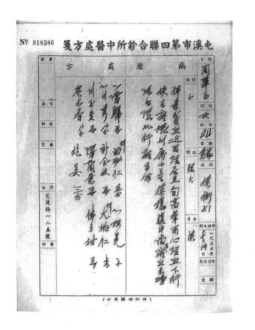
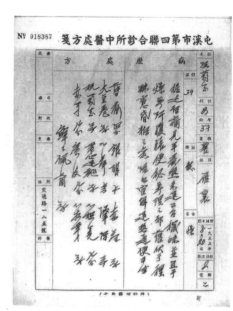
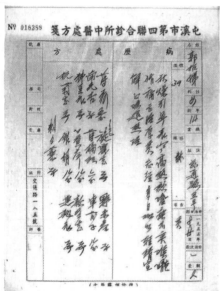
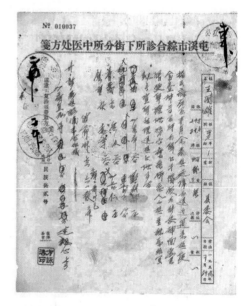

方咏涛 20 世纪 50 年代的处方

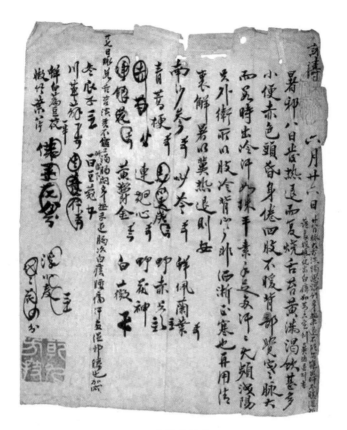

方乾九处方

（方咏涛17岁开始随叔父、恩师方乾九先生学习中医，在其22～25岁时半耕半读，患咳喘病三年，方乾九先生为其诊治处方）

咏涛，六月廿六日。

暑邪八日，发热退而复烧。舌苔黄满，渴饮甚多，小便赤色，头晕身倦，四肢不暖，背部觉寒，脉大而濡，时出冷汗如珠，平素手足多汗，汗失频洩，阳先外卫，所以肢冷背寒，非洒淅正寒也。再用清里解暑以冀热退则安。

南沙参一钱半，炒芩一钱半，鲜佩兰叶一钱半，青蒿梗一钱半，野赤苓三钱，连翘心一钱半，野茯神三钱，黄郁金七分，白薇一钱。

（复诊）廿七日，脉濡，舌苔淡黄不□，口渴胸闷，身热未退，胸次白㾦，腰痛汗多，湿邪胜矣。加减：冬瓜子三钱，白豆蔻五分（研、后下），川草薢一钱半，鲜白扁豆花一串（疑），鲜竹叶八片。

（复诊）廿八日，脉大舌淡，渴思温饮，身热未退，不能安寐，出汗不暖，湿邪蕴里，从气化出白㾦，加芎、香宣利，冀热退则吉。

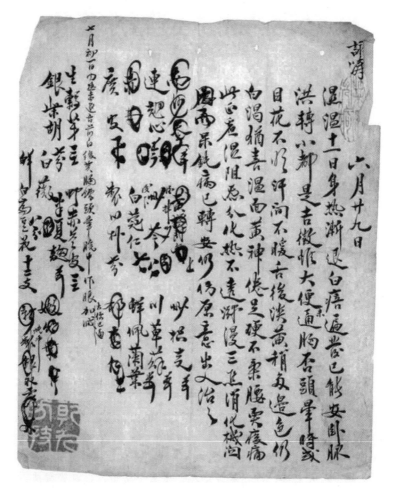

咏涛，六月廿九日。

湿温十一日，身热渐退，白痦遍发，已能安卧。脉洪转小，都是吉征。惟大便未通，胸痞头晕，时或目花不明，汗间不暖，舌后淡黄稍多，边色仍白，渴犹喜温，面黄神倦，足硬不柔，腰眦痠痛，此正虚湿阻，烝分化热不透，弥漫三焦，消化机关困而呆钝，病已转安，仍仿原意出入治之。

炒枳壳一钱半，连翘心七分，炒芩八分，川草薢一钱半，白蔻仁七分（后下），鲜佩兰叶一钱半，广皮一钱，制川朴七分。

（复诊）七月初七日，内热未退，舌前白后黄，胸懵头晕，脘中作胀，大便已通，加减：

生谷芽三分，野赤苓皮三分，银柴胡七分，半夏曲一钱半，白薇八分，鲜白扁豆花十二支。

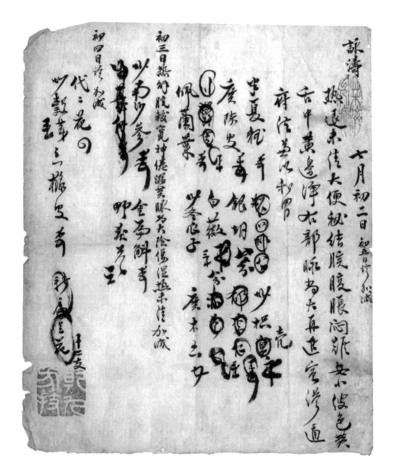

咏涛，七月初二日。

热退未清，大便秘结，脘腹胀闷难安；小溲色黄，舌中黄、边净；右部脉当大。再进宣渗通腑法，兼以和胃。

半夏曲一钱半，炒枳壳一钱，广陈皮一钱半，银胡八分，白薇八分，佩兰叶一钱半，炒冬瓜子三钱，广木香五分。

（复诊）初三日，热解、脘较宽，神倦溺黄，脉当大。阴伤，湿热未清。加减：

炒南沙参一钱半，金扁斛一钱半，野茯苓二钱。

（复诊）初四日加减：玳玳花四分，炒谷芽三钱，香橼皮一钱半。

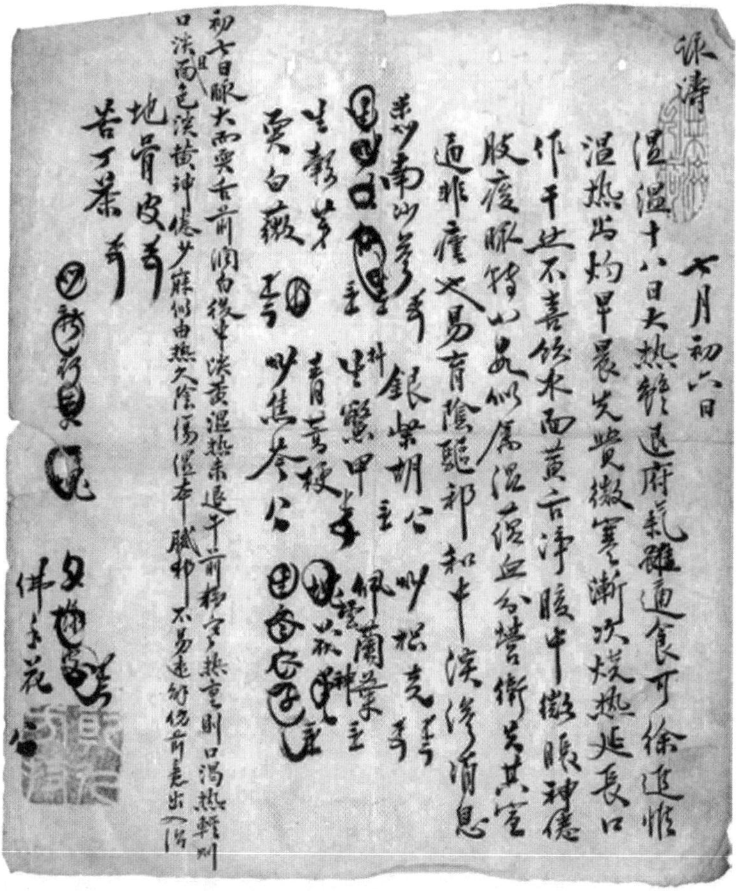

咏涛，七月初六日。

湿温十八日，大热虽退，腑气虽通，食可徐进，惟温热尚灼。早晨先觉微寒，渐次烧热延长。口作干，然不喜饮水，面黄舌净，腹中微胀，神倦肢疲。脉转小濡，似属湿蕴血分，营卫失其宣通，非疟也。易育阴驱邪，和中淡渗消息。

米炒南沙参一钱半，银柴胡八分，炒枳壳七分，生鳖甲三钱（杵），佩兰叶一钱半，生谷芽三钱，青蒿梗一钱半，云茯神三钱，熨白薇七分，炒焦芩八分。

（复诊）初七日，脉大而耎。舌前润白、后中淡黄，温热未退，午前独寒，热重则口渴，热轻则口淡。且面色淡黄，神疲少寐，似由热久阴伤。湿本腻邪，不易速解。仿前意出入治。

地骨皮一钱半，苦丁茶一钱半，佛手花八分。

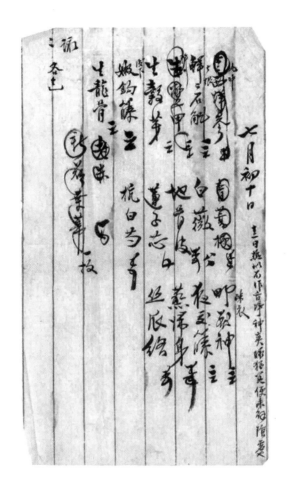

七月初十日。

野茯神三钱，鲜石斛三钱，白薇八分，夜交藤三钱，地骨皮一钱半，蒸归身一钱半，生谷芽二钱，莲子芯五分，丝瓜络一钱半，嫩勾藤二钱（后下），杭白芍一钱半，生龙骨二钱。

（复诊）十二日，热似不作，舌净神爽，脉犹芤，便未解，阴虚也。

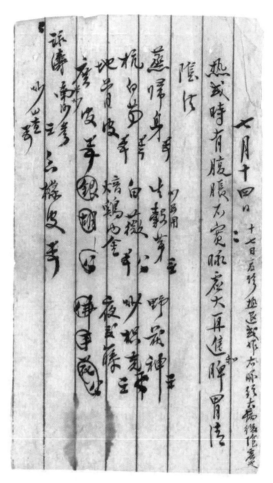

七月十四日，热或时有，腹胀不宽，脉虚大，再进和脾胃清阴法。

蒸归身一钱半，生谷芽二钱，野茯神二钱，杭白芍一钱半，白薇八分，炒枳壳一钱，地骨皮一钱半，焙鸡内金一钱半，夜交藤二钱，广皮一钱半。

咏涛：南沙参二钱，香橼皮一钱半，炒山楂一钱半。

十七日复诊：热退或作，右脉弦大，属复阴虚也。

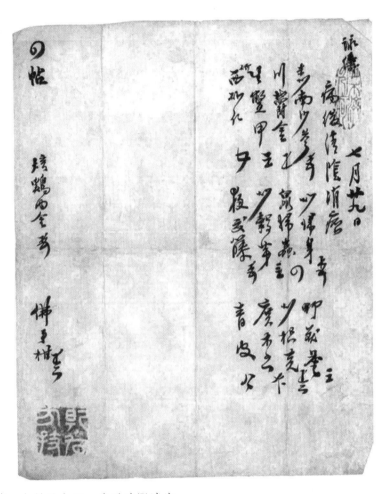

咏涛，七月廿九日，病后清阴消痞。

土炒南沙参一钱半，炒归身一钱半，野茯苓二钱，川郁金一钱，鼠妇虫四分，炒枳壳一钱二分，生鳖甲二钱，炒谷芽三钱，广木香七分，西砂仁五分，夜交藤一钱半，青皮八分，炒鸡内金一钱半，佛手柑一钱二分。四帖。

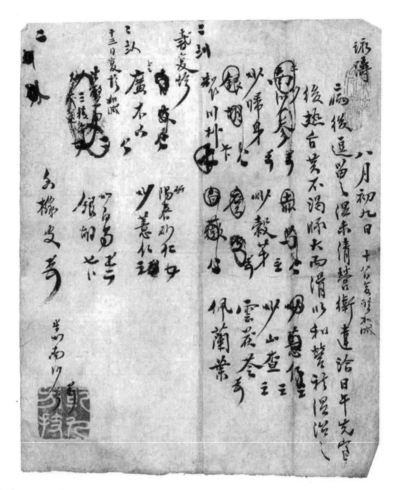

咏涛，八月初九日，病后逗留之湿未清，营卫违洽，日午先寒后热，舌黄不渴，脉大而滑，以和营祛湿治之。

炒归身一钱半，炒谷芽二钱，炒山楂二钱，云茯苓二钱，制川朴七分，佩兰叶一钱半。

十二日复诊：阳春砂仁（打碎）五分，广木香八分，炒薏仁二钱。

十三日复诊加减：炒白芍一钱二分，银胡七分，香橼皮一钱半，米炒南沙参一钱半。

十八日复诊加减（未附）。

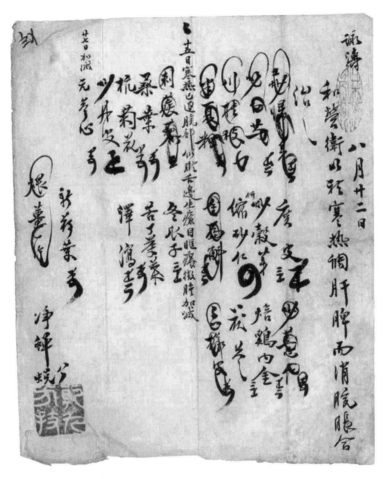

咏涛，八月廿二日，和营卫以祛寒热，调肝脾而消脘胀，合治之。

广皮一钱，炒谷芽三钱，焙鸡内金一钱二分，缩砂仁四分（打碎），茯苓三钱

（复诊）十五日，寒热已退，腹部仍膨，舌边生疮，目眶痒、微肿，加减：

冬瓜子三钱，桑叶一钱半，苦丁茶一钱，杭菊花一钱半，泽泻一钱半，炒丹皮一钱。

（复诊）廿七日加减：元参心一钱半，新荷叶一钱半，净蝉衣八分。

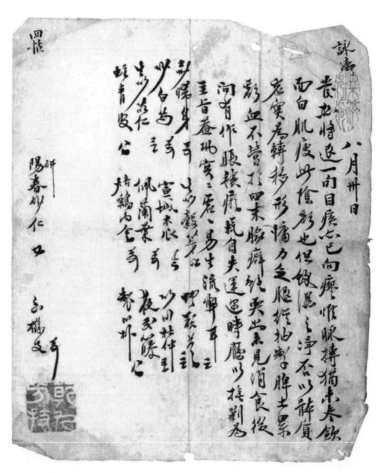

咏涛，八月卅日，发热将退一旬，目疾亦向瘥。惟脉搏犹未尽敛，面白肌瘦，此阴亏也。但余湿之净否以体质虚实为转移。形惝力乏，腿软抽掣，脾土累亏，血不盈于四末，胁癖□软出，未见消，食后向有作胀□瘀，气自失运，运时应以抚剿为主旨，盖巩实实虚虚，易生流弊耳。

炒归身一钱半，生炒谷芽各一钱，野茯苓二钱，炒白芍一钱半，宣城木瓜一钱二分，炒川杜仲二钱，土炒薏仁三钱，佩兰叶一钱半，夜交藤二钱，蛀青皮八分，焙鸡内金一钱半，制川朴八分，阳春砂仁五分（研），香橼皮一钱半。四帖。

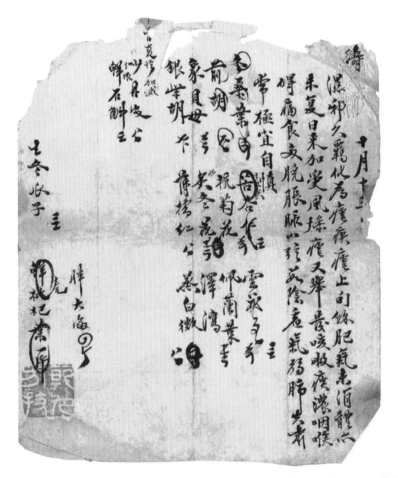

咏涛，十月十二日，湿邪久羁，化为疟疾。疟止旬余，肥气未消，体亦未复。日来加受风燥，疟又举发，咳嗽痰浓，咽喉碍痛，食每脘胀。脉小弦芤，阴虚气弱，肺失肃常，极宜自慎。

云茯苓二钱，杭菊花一钱半，佩兰叶一钱半，象贝母一钱二分，炙冬花一钱二分，泽泻一钱二分，银柴胡七分，薄橘红八分，蒸白薇八分，生冬瓜子三钱，胖大海四分。

复诊加减：炒丹皮八分，鲜石斛二钱。

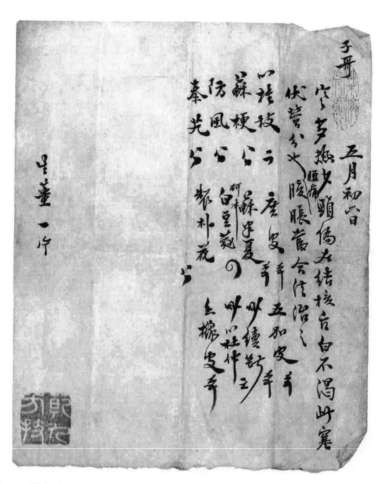

子哥，五月初六日。

寒多热少，颈偏左结核。苔白不渴，此寒伏营分也。腰痛腹胀，当合法治之。

川桂枝二分，广皮一钱半，五加皮一钱半，苏梗八分，苏半夏一钱半，川续断一钱半，防风八分，白豆蔻四分（研冲），炒川杜仲二钱，秦艽八分，制朴花八分，香橼皮一钱半，生姜一片。

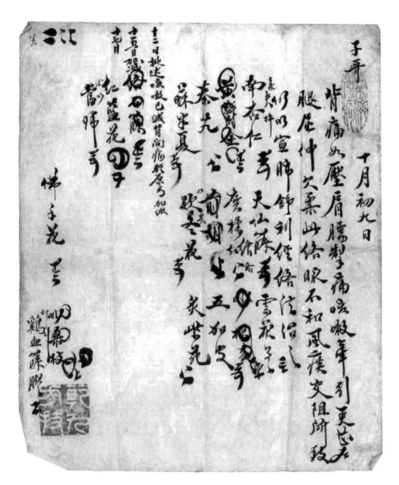

子哥，十月初九日。

背痛如压，肩臑掣痛，咳嗽牵引更甚。左腿屈伸欠柔，此络脉不和，风痰交阻所致。仍以宣肺、舒利经络法治之。

南杏仁（去皮尖杵）一钱半，天仙藤一钱半，云茯苓三钱，广橘红、络各八分，秦艽八分，五加皮一钱半，苏半夏一钱半，款冬花一钱半，炙紫菀八分。

（复诊）十二日拟述咳嗽已减，背间痛轻，原方加减。

（复诊）十五日加减。

（复诊）十七日：红蓝花五分，当归（酒炒）一钱半，佛手花一钱二分，炒桑枝一钱，鸡血藤胶一钱（研冲）。

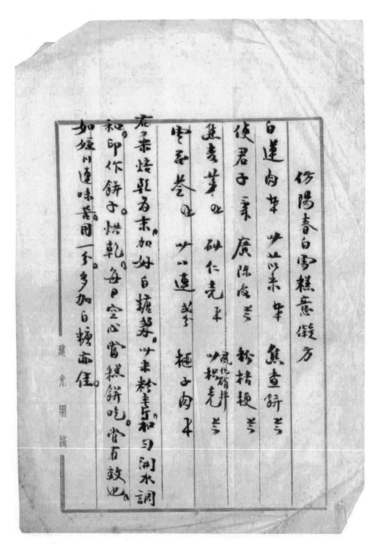

仿阳春白雪糕意拟方：

白莲肉五钱，炒苡仁五钱，焦楂饼七分，使君子三钱，广陈皮七分，粉桔梗七分，焦麦芽四钱，砂仁壳一钱，炒枳壳（风化硝拌）七分，云茯苓四钱，炒川连二分，榧子肉一钱。

右药焙干为末，加好白糖二两，炒米粉半斤，和匀，开水调和。印作饼子，烘干。每日空心当糕饼吃，当有效也。如嫌川连味苦，用一分，多加白糖亦佳。